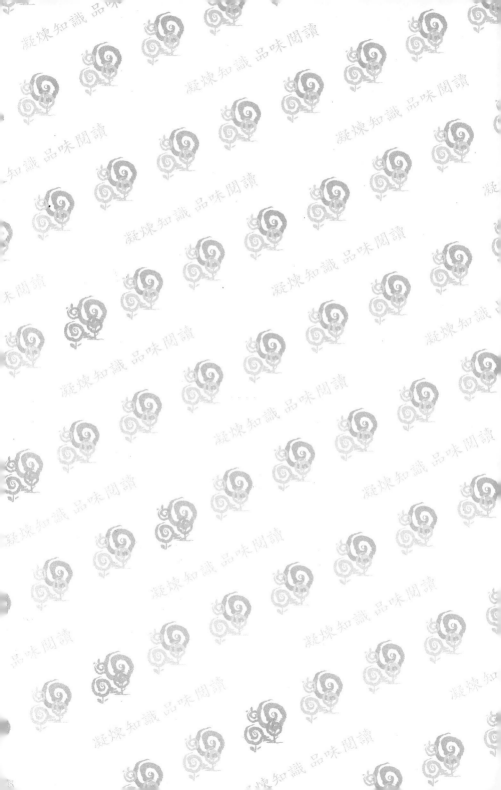

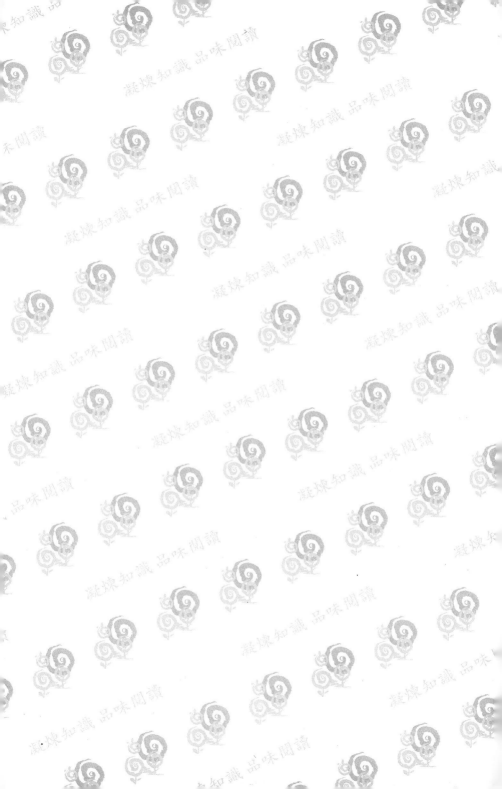

生物醫學的科學哲學

黃達三 著

五南圖書出版公司 印行

謹以本書獻給在天上的父親與高齡九十二歲的親愛母親，感謝他們含辛茹苦地「生我育我」之恩澤。

⌀ 自序

不一樣的體會

十年前，在偶然的因緣際會之下，離開工作 30 多年培育師資的師範教育體系，進入中山醫學院繼續教學與研究的生涯。當時，在中小師資培育多元化訴求的氛圍之下，全國的大學院校，大舉「進攻」中小學師資培育的市場，而本校也跟上此風潮成立特殊與小學教育學程。由於筆者有多年在小學與中學師資職前與在職教育的教學與研究經驗，因而被學校安排在教育學程中心擔任教學的工作。後來，因應學校通識教育開課的需求與學校加強醫學人文教育的醫學教育策略。因此，除了於教育學程中心授課外，並在通識教育中心開設「科學哲學導論」與「環境倫理」等跨領域課程供學生選修。爾後，學校由醫學院改制為中山醫學大學，改制後教學單位也跟著調整及擴充，俾以因應學校的發展與經營策略的遞嬗。而通識教育是培育學生多元智能 (multiple intelligence) 為訴求的大學教育課程的重要區塊。當時本校通識教育主管，為了通識教育課程的更多樣化及跨領域化，透過學校聘任機制，將作者所屬的教學單位由教育學程中心（後改為師資培育中心），改隸屬於通識教育中心的專任教授，而所開設的課程，除了研究方法論的課程外，都是跨領域的學習內涵。例如：「演化與社會演化」(Evolution and Social Evolution)，其課程的內容是以達爾文

的生物演化學說作為基本的立論，來討論人類社會的各個層面或制度的演替與遞嬗的機制 (mechanism)；又如，「動物、人和性」(Animal, Human and Sex)，課程主旨是由達爾文演化論的觀點來討論人類的性問題的來源和替演，以及所衍生的文化、社會、性教育…等等議題。

　　對我個人來說，教學工作單位由臺灣師範大學轉變到了中山醫學大學，但是工作的實質內涵上並未有太大的改變，因為接受師資教育和醫學教育的學生，畢業後所服務的對象都是人。依我個人的認知來說，醫療工作者的天賦職責在於治療病患讓病人恢復健康，進而維護全體人類的健康；而教育工作者的職責，則在於協助學習者的自我身心發展與成長，進而成為具有理性思維的公民與專業素養的社會公民。另外，在學校教育的教學上，雖採分領域或分科教學，但基本的教育理念仍然以「全人觀」(holistic view) 的教育為主要的訴求，因為人類的社會雖然由個別的科學人、醫療人、音樂人、藝術人、政治人、法律人、工程人…等等所組成，但每個公民都要面對和自身、家庭、社會利益攸關的共同公民議題。因此，各級學校的教師不只是「教書」而已，而是在教育學生如何成為一個理性的「人」，也就是協助學生發展德、智、體、群、美等五育的素養與實踐的情操。在醫學教育上，雖然也一樣採取分科教學，而醫療上也是醫師進行分科看診，但基本的診療理念上，仍然應把病人視為「全人」來醫治，換言之，就是醫生是醫人而不只是醫病而已。由於教師與醫師所面對的學生或病人都是所謂的「全人」，前者涉及學生的教育權，而後者更涉及病人的生命權，因此不論教學的處置或醫療的處置 (treatment)，都會採取比較保守但周延而對受教者或患者比較有利的學習或醫療的策

略。例如：在教室的經營管理上，教師於處理學生違規的行為時，通常教師不會為了求「立竿見影」的時效，而採用言語或肢體暴力，影響到受體罰學生的身心發展與健康，進而造成學生終身學習的缺憾；醫師對病人診療上，除非絕對的需要，醫師是不會以侵入性的激烈方式進行診療，或開列不是絕對需要的抗生素等藥物的處方簽給病人。職是之故，師資教育與醫學教育的本質上，有相當多雷同之處，因此作者在教學上，儘量採取開放的教學策略，藉以營造師生間能親近接觸與和諧互動的教室氛圍，冀望在此氛圍之下，幫助學生建構以人為本位的醫療理念。因此，醫學教育學者，如何以全知識 (holism) 的知識論 (epistemology) 取向，來幫助學生建構全知識的醫學的素養與能力，是當下醫學教育不得不面對的挑戰課題。

就臺灣的整體的教育的發展來說，自 1987 年政治解嚴後，教育改革的步伐越走越快，各種教育的思想和知識論的主張，逐漸滲透我國的整個教育體系的每一個層面。從科學與數學教育來說，建構主義 (constructivism) 的知識論思潮漸漸地深化到師資培育、課程設計理念、課程目標、教學、評量等面向。就以國小數學的 83 年的課程標準所標榜的「建構式數學」而言，就是在這個思潮主導下的產物。後來建構數學在小學實施時，受到社會大眾的嚴厲詬病，漸漸地無疾而終而香消玉殞。以作者當時參與國小科學課程編撰工作的經驗，「建構式數學」實施的「失敗」，並不是「建構式數學」的理念有什麼不對，對當時國小數學的編輯小組而言，真的是「非戰之罪」。作者認為失敗的主要原因在於社會大眾對什麼是「建構主義的知識論」和「建構式數學」完全沒有任何概念，就連當時師範學院（現在的教育大學）數理教育系（當時是培育國小數學和科學師資）的教授群，

仍然有不少對建構主義是一知半解,教授本身就不完全認同「建構式數學」的理念,更遑論站在第一線的國小教師,他們絕大多數更是一知半解地「照本宣科」,實施的「失敗」乃是預料中的事。事實上,當時國小自然科學教科書編撰(國立編譯館本)所植基的知識論和數學科同樣是以建構主義的知識論為主要的理論,只是我們沒有在編輯大意上,舉著「建構式科學」的大纛,只是把「建構主義」的旨意融入活動設計之中,建構的理念滲透進入活動的每一個教學進程:探討時師生的對話、評量、習作設計等等。因此,當國民小學新課程實施後,國立編譯館本的國小自然科學教科書,不但沒有受到社會大眾的質疑和排斥,第一、二年的市場佔有率高達 70% 以上。若單純以銷售量來看,當時國編版的國小自然科學教科書算是編得成功的教科書。當然教科書的好壞的評鑑,要建立客觀性的評鑑指標來衡量,不能單看市佔率的高低。

若從自然科學史的故事來看,就如康德 (Immanuel, Kant, 1724-1804) 在其鉅著《純粹理性批判》中,呈現了他對自然科學和一切人類知識的主體性理念。他指出:與經驗有關的知識(後驗的知識)是隨時可能會錯。進一步地,他又指出:人類的視覺經驗並非單純地被動接收外界的刺激,它還會主動把感官所接收到的訊息,放到一個可以理解的架構去彙整成為可以解釋的感官現象。若以當下的視覺生理學的知識,是可以呼應康德的人類視覺生理反應的理念。作者認為康德的這種理念是存有「建構主義」的原基 (primodium),對往後知識論的百家爭鳴而發展出建構主義的知識論點燃了「星星之火」。當然,有人認為「建構主義」的濫觴者,應是瑞士的生物學家、認知心理學家、知識論學者 (epistemologist) 及兒童心理學家皮亞

傑 (Piaget,1889-1980) 莫屬，這是觀點和切入點不同的差異而無關對錯。有關建構主義的知識論，作者將於第九章再詳細論述。

最重要的，也是作者寫作本書的主要目的之一，就是從科學知識是由科學家所建構出來的科學本質之一，以及從建構主義的知識論為基礎所發展出來的教學和學習的策略，來協助學習者可以「事半功倍」地學習科學，而且能建構自我的多維度科學素養，俾能作為自己專業生涯發展的科學基礎。特別是以普通生物學、普通化學、普通物理學、有機化學、生物化學、解剖學、生理學、遺傳學、細胞生物學、分子生物學、分子遺傳學等學門知識架構為基礎的生命科學、生物醫學、農業科學、食品科學、藥物科學的主修者，為未來的理論和應用研究，奠定了堅實的科學基礎。尤其在生物科技和資訊科技是二十一世紀兩大明星科技產業的時代，舉凡以生物科技為基礎的生物醫學、醫療科學、農業科學、食品科學、藥物科學，更顯示出來這些領域的學生或研究者具備多維度科學素養的必要性和意義性。以我們臺灣而言，國家的幅員小、自然資源不豐，但人力資源的素質則在世界上名列前茅，是最適合發展生物科技產業的國家。只要產、官、學界的通力合作，連貫成一條堅強的生物科技產業發展鏈，那麼，臺灣的生物科技產業絕對可以接受世界上任何一個國家的挑戰！

雖然，作者設定本書的主要讀者群是主修生物醫學、醫療科學、農業科學、食品科學、藥物科學的學生。由於作者於論述任何科學哲學議題時，所舉的科學實例不但是以生物科學為主，而且實例的知識深度盡量以高中第三類組的學生學習過的生物學知識為首選。例如：孟德爾的遺傳定律、連鎖與互換、DNA 的結構、達爾文的演化論、蘇瑟蘭的第二傳信者等，這些生物科學知識對現代的知識分子來說，

應是必須要有相當理解的生物科學知識吧！更有甚者，第二章：科學與醫學的最後一節-醫學的起源，則更是現代的國民要了解的醫學的素養之一。現代人應具有的最重要的觀念就是：任何在身強體壯的人都可能生病，病人就醫時是病人和醫生間的交互作用，醫病間的真誠的對話才能產生良性互動，也才能給醫生於最經濟的時間內，作出最合乎病情的醫療處置。這種觀念的建立的基礎，就是病人或其家屬是否有正確的醫療普通知識 (common knowledge)，而本書的內容是相當淺顯易懂，只要具備一點耐心的去閱讀，一般人都可以透過閱讀本書建立正確的醫療普通知識，為自己和家人的健康作出初步的把關！因此，只要是關心自己和家人健康，以及想理解正確的醫療普通知識的人，本書都是值得詳細加以閱讀的。

最後，作者必須要提醒一下讀者要如何使用本書？讀者於閱讀完作者的「自序」後，跳到本書的附錄，先自我測驗一下自己對科學的想法或科學哲學的理念。用心並耐心地做完五種量表，附錄一：醫學院學生的科學態度量表、附錄二：醫學院學生的科學過程量表、附錄三：醫學院學生的科學思考智能的本質量表、附錄四：醫學院學生的科學本質量表、附錄伍：醫學院學生的科學應用的本質量表。作答完把答案留下來，看完本書之後再作一次，把兩次的答案比較一下有何不同？不同之處對自己的「科學自我概念」的改變有何意義？假設大學通識教育的教授們要以拙著作為教材，在此說一說作者如何安排一學期的學生學習活動。由於科學哲學的思維 (thought) 因個人的理念、世界觀（宇宙觀）不同而相異，沒有「對或錯」之別、而有「適宜或不適宜」之論。因此，在我的一學期兩學分「科學哲學導論」教室活動分成兩部份。期中考前的 8 週由作者舉科學、特別是生物醫學

的實例，並以問題導向的方式，闡述本書第 2 章至第 9 章的理念，於闡述理念時，作者隨時接受學生的質疑、爭論和批判等；期中考以後的 8 週，以分組（3-6 人為一組）進行專題報告，專題報告的主題由各組和作者討論後確定。每一組報告後進行班級的討論活動，俾能釐清報告者的理念或提問者間的爭議。除非確實需要作者的介入，否則作者把自己直接置入於論證的情境活動中，也就是把自己作為學習者群體的一份子。當然，此一學習活動的安排，作者是植基於建構主義的知識論，知識、特別是科學知識是人類主動建構的而不是經由傳授的，對自我科學理念的建構尤然。因此，作者才以這種方式，引導學生成為主動的學習者，進行整個學習的進程，俾以協助學習者建構自己對「何謂科學的自我概念」。

目錄

1 導論

　　美國的醫學教育普遍採用醫預科 (premed) 制度，醫預科學生所要學習的領域，幾乎是所謂的文理 (liberal arts) 教育的內涵，和我國的大學通識教育 (general education) 在內涵上又有本質上的不同。作者於多年前在美國愛荷華大學 (University of Iowa) 求學時的經驗，以科學領域來說，物理、化學、生命科學等相關科目，是申請醫學院入學許可的絕對必要的學科。這些學科的教學與學習內容的廣度與難度，都等同於相關專業學系學生的學習內容。在當時，愛荷華大學校園由天文物理系流出的一則校園趣談是這樣說的：一位想申請進入愛荷華大學醫學院就讀的大學部學生，物理學一直是困擾他的學科，有一次上課，教授在講解他難以理解的物理概念，忍不住問教授，說道「物理學可以救人嗎？」教授回答說：物理學雖然不能直接救人，但可以阻止邏輯推理能力差的學生進入醫學院而導致將來害人性命！無獨有偶的，作者也在 1996 年 5 月號的《讀者文摘》的看到一則異曲同工之妙的校園趣聞。今原文敘列如下，以彰顯美國醫學教育對學生的科學素養 (scientific literacy) 重視之一斑。

　　醫學院預科生必須修讀艱深的物理課。某日教授講解一個複雜的概念時，有個學生冒失地，打斷他的話問到：「我們為什麼要學這些東西？」

　　「救人性命！」教授回答後並繼續講課。過了幾分鐘，那學生又發問：「物理學怎能救人性命？」

教授答道：「讓那些渾噩無知的人進不了醫學院！」

　　當然，上述的校園趣聞與校園趣談，在某種程度上顯示出隱函的意義 (implication) 有二：一是在美國要申請進入醫學院就讀，和我國一樣是不易通過的窄門；另一則是科學素養的成就表現不高的申請者，一定會被拚棄於醫學院的大門之外。我國是採用七年制的醫學教育，前兩年大概是定位為通識教育 (general literacy education)、或稱為博雅教育 (liberal arts education) 為主要的內涵。若按中世紀 (medieval times) 的說法，博雅領域的內涵包括三進路 (Trivium) 和四進路 (Quadrivium)，其中三進路的三大領域 (realms) 為文法 (grammar)、修辭 (rhetoric)、邏輯 (logic)；而四進路則有下列領域：數學 (arithmetic)、幾何 (geometry)、音樂 (music, harmonics, tuning theory)、天文學或宇宙學 (astronomy or cosmology)。因此，按中世紀博雅教育的內涵，國內的醫學院（醫學系），把基本科學課程安排於一、二年級授課，科學與數學領域的科目有普通生物學、普通化學、有機化學、生物化學、普通物理學與微積分等必修課程，另開設有若干選修的科學課程，如細胞與分子生物學、生物醫學導論等。就科學領域課程的必修課程的要求情形而論，國內的醫學院是頗重視醫學生的科學素養。爾後，醫學教育或醫療教育（廣義的醫學教育）的科學教育上，應持續給予關注的議題是：關於教學的課程設計的內涵、教學方法和策略、教學評量，能否導向培育學生的多元科學素養。所謂多元科學素養作者認為，應包函下列維度 (dimensions)：科學知識-概念、原理、定律和學說、科學方法與過程、科學的本質、科學應用的本質、科學態度和對科學的態度、科學思考智能的本質等六個

面向。

　　若檢視我國由國中基測與高中學測和指考題目的內涵來看，似乎顯示出國、高中的科學教育太過重視科學知識層面的學習成就，而嚴重地忽略了其他面向的科學素養。因此，本書將由什麼是科學？(What is a thing called science?) 談起，並簡單論述科學、尤其是生命科學和醫學的關係。再依序於往後的各章中討論：科學知識的結構、觀察與理論、科學的客觀性、科學的解釋與預測、科學的進步、科學的實體、科學的學習，最後一章作者將作個較為精緻的結論。再者，作者寫本書的原始用意是給主修醫療科學、生物醫學、農業科學、食品科學、藥物科學等相關科學領域的學生，一本科學哲學的入門書籍來協助他們學習科學，冀望他們能打下深邃的多元科學素養，作為發展未來專業的理論和應用研究與從業生涯的科學基礎。為了達到此一意圖，書中所舉的例子儘可能以生物醫學有關的研究故事，在不得已的情況下或有絕對必要時，再舉理化科學、天文學和地球科學的科學事例。再者，過去探討科學哲學的論著，幾乎都以理化科學的故事為典範所建構的科學哲學的理論，此一導向所建構的理論有些實在乖離了生命科學與醫學科學發展史的史實，也與生物醫學研究進展的本質不能完全符應。這也是本書作者儘量以生物醫學的故事為典範來論述的心智偏見，在此衷心地冀望讀者們不會排斥作者的小小偏見罷！當然，作者更衷心地期待讀者們依自己的科學知識的既有架構系統，能提出不同的科學學門的科學理論來評論、批判作者對科學的立論、理念等藉以建立自己對何謂科學的詮釋或想法。

　　在本章的最後，作者要交代一下，科學哲學是什麼？簡單地說科學哲學要探討的問題有兩大類，第一類：就是研究科學知識的知

識論 (epistemology)，例如：何謂科學的真理、科學的證據、科學理性？以及如何評鑑科學理論的優劣？第二類的問題，則是比較形上學 (metaphysic) 導向，例如：自然界或宇宙是什麼？其本質是什麼？什麼是真實？科學理論所假定的事物是真的存在，或只是人類的理智為了組織實驗和解釋及預測科學現象才有的人為建構？。從人類演化出來後，為了生存和繁衍後代，就開始發展科學知識，就此一角度而言，我們可以這麼說：科學知識是人類演化的產物。人類文明的演化到了十七世紀，科學因隨著科學革命而蓬勃發展，對知識論的研究就幾乎完全以科學知識、方法論的考察和反省作為哲學的中心議題，也就是通過對科學知識的分析來探討知識論的問題。再者，因腦科學 (brain science) 的研究進展快速，帶動人類對認知科學的深入了解，對人類「如何知？」 (How do we know?) 的問題，更能從實證科學的角度切入來進行整體的理解。因此，我們在思考科學哲學的問題時，應該不能忽視腦科學與認知科學所帶來的影響和衝擊。作者認為21 世紀在生物醫學領域的重點科技，除了生物技術之外，腦科學與認知科學的結合，是不可忽視的、絕對重要的醫學研究的範疇。在此一範疇的醫療研究執世界牛耳的美國，早在 40 年前許多有名的大學就成立了「生物學與認知研究中心」進行跨領域的整合研究和人才的培育，而近年來腦科學和知識論的整合型研究也在哲學和神經科學研究所，積極地合作開發新的研究領域中。我們可以確定的說，這方面的整合研究成果一定會為醫療事業帶來新的思維、新的醫療理論和技術、與新的服務，尤其對幼兒與兒童身心發展和健康的提昇，一定有無限的發展潛力，也可以為全民提供更前瞻性的醫療服務，讓全民享受更健康幸福的生活。其實在醫學高度科技化的當下，就是一般科系

的大學生或普羅大眾，本書所揭示對科學、特別是生物醫學的理念、想法和詮釋，也是具有深入理解的價值，這些理解的價值對個人來說，理應可以發揮兩種功能：一是可以滿足讀者的認知上的好奇心，也就是智性的效能；其二是把理解應用於維護個人及家人的身心健康。

延伸問題：

(一)醫學生學習物理學是必須的嗎？請說出你／妳的觀點並評論之。

(二)學習科學是否可培育學生的邏輯推理能力？為什麼？其他的學門就不可以嗎？請詳細論述之。

(三)你過去及當下在學校所學習的科學課程，能否真正地讓你學習到真正的科學 (authentic science)？請說出你的觀點並評論之。

(四)你認為多元的科學素養對醫療專業的發展是否有助益？請論述之。

(五)生命科學和理化科學是否有本質上的不同？試從你自己學過的高中科學課程，舉例來論證之。

延伸閱讀：

[1]　江天驥 (1987)：*當代西方科學哲學*。臺北縣新店市：谷風。

[2]　涂可欣譯 (1999)：*看！這就是生物學* (This is Biology, Ernst Mayr 原著）。台北市：天下文化。

[3]　教育部 (2003)：*九年一貫課程自然與生活科技領域課程綱要*。台北市：教育部。

[4]　教育部 (2005)：*九年一貫課程自然與生活科技領域：科學素養的內涵與解析*。台北市：國立台灣師範大學。

[5]　蕭明慧譯 (1991)，*科學哲學與實驗* (Representing and Intervening, Ian Hacking 原著）。台北市：桂冠。

[6]   Broad, C.D. (1923): *Scientific thought*. First published in 1923 by Kegan Paul, trench, Trubner & Co Ltd. Reprinted 2000 & 2001 by Routledge.

[7]   Buchanan, S. (1938): *The doctrine of signatures*. First published in 1938 by Kegan Paul, Trench, Trubner & Co Ltd. Reprinted 2000, 2001 & 2002 by Routledge. London: Routledge.

2 科學與醫學

現代人不論是從事哪一種行業，「科學」這個詞都可能會朗朗上口，藉以推銷自己的貨品或服務。有一次作者到傳統市場採購，走到豬肉攤前隨口向老闆問道：「今天的豬肉好吃嗎？」老闆回應道：「這一批豬是由『科學』養豬場出的貨，不但好吃而且安全衛生。」我不置可否的笑笑，但心裡在琢磨的是：「老闆心中的『科學』的指涉 (denotation) 是什麼？」換言之，就是想知道他腦中「科學」這個概念的內涵是什麼？也就是他對「科學」這個抽象名詞的概念化 (conceptualization) 是什麼？本章作者將從科學的起源、現代科學的起源、科學與生命科學、生命是什麼？醫學的起源等面向，來探討科學與醫學的起源、發展與相互間的關係。

一、科學的起源

我們可以這樣說，自人類演化出來後，為了適應環境以求生存，就以「試誤」(trial and error) 的心智操作過程，就初步建構了和個體生存與族群繁衍相關的知識起，人類的科學就開始啟蒙而發展了。當然，一定有人對上述的說法提出異議，說道：「原生生物的草履蟲，也會透過『試誤』操作過程，趨向食物源等有利生存的環境，或逃離對生存有害的環境，如強光、強鹼與強酸等。」但是，同樣的「試誤」操作過程，兩者之間有本質上的差異，人的「試誤」是心智操作的認知過程，也是一種知識建構過程；而草履蟲的「試誤」操作

過程，只是刺激-反應 (stimulus-response) 連結的習性 (habits) 罷了。當然，亦有學者認為刺激-反應的連結，也是一種神經原和神經原 (neuron) 間的連結操作，可以歸類為初級 (primitive) 的心智運作（事實上，草履蟲是單細胞生物沒有神經原）。至於讀者們要相信哪一種說法，就由讀者、尤其是對幼兒和兒童心智發展有高度研究和診療意願的讀者、自己根據腦科學、神經科學與認知科學的理論，去解讀與詮釋及建構自己的「心智操作」的理論內涵了。

論及科學的起源，自有文獻的記載應可追朔到古希臘時代，於西元前第五世紀的前半段，希臘哲學家劉希帕斯 (Leucippus) 就提出原子學說 (theory of atomism)。接著西元前第四世紀的哲學家安匹多希斯 (Empedoceles) 提出宇宙形成學說 (cosmogenic theory)，他認為宇宙是由土 (earth)、水 (water)、空氣 (air) 與火 (fire) 等四種元素組成，後來亞里斯多德 (Aristotle) 再加上另一元素，稱之為乙太 (aether)，而此一宇宙組成的理論，影響哲學家與科學研究工作者的思維長達一千多年之久。也許有人會好奇地想知道，為什麼古代的希臘會在短短幾百年間，創造（建構）了完整體系的數學，物理學與哲學呢？按照法國哲學家也是作家的雷南 (Enerst Renan, 1823-1892) 的說法：這是人類文明發展史上的唯一歷史奇蹟，而創造此歷史奇蹟也唯有希臘而已。其實比雷南更早的的權威學者，就認為：當時的希臘人保有孩童的赤子之心，事事都會問「為什麼？」(Why?)。顯然地，希臘人、雖不是全部但至少有些人、具有抗拒權威的心理特質，因此對於神職人員 (Priests)、統治者 (Kings) 或長者 (Elders) 的論說 (discourse)，不論論說是如何神秘地或誇大地，會一律加以拒斥，除非敘說者 (narrators) 能提出充分的證據來支持他的論說。作者的解讀與詮釋

則認為：古希臘人所具有的人格特質所使然，其特質包括了褻瀆性 (blasphemy)、反叛性 (rebellion)、質疑的精神 (doubtfulness)、浪漫情懷 (romance)、易感性 (susceptibility) 等。因此，有了褻瀆性就不會相信神諭 (oracle)；有了反叛性就不會相信統治者與長者的告諭；有了質疑的精神就不會相信學說的唯一性；有了浪漫情懷與易感性就會感受與知覺到自然和人為情境的美麗與奧妙，而引發了想去理解的好奇心及求其「甚解」的認知衝動，進而創造了學說去解釋自然和人為情境背後運作機制的奧妙及規律性。

由此可見，教育不是培育學生的順從性 (conformity)，更不是中國傳統所奢言的「君君臣臣，父父子子，君要臣死，臣不敢不死」的盲目的順從教育。在此，必須澄清的觀點就是，作者不是全盤否定孔孟的儒家思想，而是要讀者在研讀任何所謂的聖人或大師或學者的學說及思想時，一定要帶著懷疑批判的情懷和態度。這在 21 世紀的第一個 10 年即將走入歷史，古希臘人的人格特質：褻瀆性 (blasphemy)、反叛性 (rebellion)、質疑的精神 (doubtfulness)、浪漫情懷 (romance)、易感性 (susceptibility) 等，能給臺灣人帶來什麼樣的教育啟示，是值得我們一起加以認真地深入的檢討、批判、反思或借鏡。但是，從北北基（台北市、台北縣、基隆市）的一綱一本的國民教育政策，這種藐視教師專業的回頭路，實在令人不敢苟同；另一方面，中小學的校長與學務主管們仍然在學生的髮型和鞋襪上大作文章的普遍現象；再者，教官仍然大辣辣地出現在高中和大學的校園的情形，臺灣的教育是否真能走出過去「黨國」教育的陰霾，而培育出具有多元價值觀的真正人才，真的還有一段漫漫的改革長路需要我們全國所有的教育工作者和社會大眾一起同心協力努力地走下去。

二、現代科學的起源

就科學發展史來看，科學的發展是連續性的，真要截然區分古希臘的科學、中古世紀的科學與現代的科學有何本質的差異，是不切實際的做法。事實上，希臘與阿拉伯的數學及亞里斯多德的邏輯和其他方法論的著作，對中古世紀的科學發展深具影響，而後者又為十七世紀的科學革命，奠定穩固的邏輯思想的基礎。現代科學除了應用「數學-演繹法」(mathematical-deductive method) 的科學分析法外；實際上，亞里斯多德主義 (Aristotelianism) 也啟蒙了觀察與實驗的經驗方法論，在科學研究上的盛行至今未減風潮。職是之故，所謂的古希臘的科學、中古世紀的科學與現代的科學，也只是為了方便論述而作的人為主觀的歸類罷了。

現代科學的起源始自哥白尼革命 (Copernican revolution)，哥白尼 (Copernicus) 是德國天文學家，於 1543 年出版了一本名為《天體革命》(The Revolution of the Heavenly Bodies) 的名著，於書中哥白尼提出「太陽為中心說」(heliocentrism) 的理論，他主張：地球與行星繞著太陽而運動，並非托勒密 (Ptolemy, 90-168) 的「地球中心說」(geocentrism) 所主張的，天空中的所有天體在一系列的領域裡，繞行不動的地球。哥白尼革命對科學、更確切地說是物理學的貢獻，是淘汰了亞里斯多德主義的物理學，也就是亞里斯多德的運動理論的預設-物體的自然狀態皆處於靜止之中；另一貢獻，則是打破了「眼見為憑」的迷思。科學思想家的研究認為，就當時的情境而論，「地球中心說」比「以太陽為中心」的理論，有更多的證據與想法支持，而哥白尼憑著其高度的想像力，創造這種不是光靠觀察可以歸納出來的

理論，封他為科學天才一點也不為過。這也可以提醒我們，科學教育的實施要特別注重學生想像力-創造力的泉源和發展，當然其他領域的教育培育學生的想像力也是同樣地重要，醫學教育與醫療相關的專業教育則更是不在話下了。

　　現代科學的發展在哥白尼的革命之後，科學革命持續進展，伽利略 (Galilei,1564-1642)、柯普勒 (Kepler, 1571-1630)、培根 (Bacon, 1561-1626)、笛卡爾 (Descartes,1596-1650)、牛頓 (Newton, 1643-1727)、萊布尼茲 (Leibniz, 1646-1716) 等人的科學上的成就，不但建構許多科學方法的基本法則，同時期也建立了機械論的宇宙觀。上述的兩個面向的科學發展成果，當然是科學革命時期，經由數學、物理學和天文學的進展而所建構出來。同時，中古世紀 (1100-1500 AD) 的經院 (scholastic) 哲學，其辯證推理 (dialectical reasoning) 的邏輯思維，亦對科學方法論的發軔與精緻化發揮不可忽視的啟發 (heuristics) 作用。

　　雖然，上述科學家與思想家以接力的方式推動科學的革命，基本上他們都是虔誠的基督教徒，其腦海中有著牢固的理念就是：我們所處的世界是由上帝所創造，並遵循著祂的律法運作，因此一定具有共通性，而不會有失序混亂的運作。在這種宇宙觀的預設 (assumption) 之下，機械論 (mechanism) 的世界觀或宇宙觀就自然而然地演化出來，並且頗受當時的學界精英所青睞。他們總是認為：只要簡單的幾個原理、原則，以及一些簡單的數學模型和方程式，就可以證明與預測所有的自然事物。因此，當時的科學、特別是物理學中的力學、主要任務就是要發現那些共通的原則，並經由預測與實驗來驗證其真實性。同時，在這種機械論的學術思想氛圍之下，在他們的腦海中也孕

育著所謂「絕對真理」(absolute truth) 的真理觀。

　　機械論的思想對當時物理學的力學研究，雖然成就了在科學發展史上無可抹煞的貢獻。但是，若按爾後其他科學領域的發展的梗概來看，機械論的力學定律並不能應用在複雜的自然系統的解釋與預測。例如：氣象學與海洋學的中長期的天氣預報上，因為氣象與海況時常伴隨水汽運動所產生的擾流 (turbulence) 而劇烈地改變，也常因隨機過程而「突現」(emergence) 出來原系統所無的特性。而我們臺灣四周環海且東臨太平洋，影響氣象與海況的擾流更加深臺灣天氣系統的複雜性。因此只要略有科學素養的知識份子應該知道，要準確地預報臺灣氣象的困難度是相當的高，以芭瑪颱風所引致 88 水災為例（發生於 2009 年 8 月），其行進路徑的詭譎，堪稱自有颱風紀錄以來，是非常罕見的颱風之一。平心而論，就鄰近國家所預報風勢與雨量的強度而言，我國氣象局的預報算是相當接近事實了。至於有官員、院長、甚至總統要求氣象局所預報的數值不要改來改去，則是強人所難的不合理及科學上無知的要求。但對人民來說，要求氣象預報 100% 的準確，是他們應有的權利來做此要求，因為中央氣象局的官員是人民的公僕而人民是主人。若從機率論的世界觀來看，要求氣象預報 100% 的準確，這是集合全體人類的聰明才智都無法辦到的事，這不是作者看「扁」人類智慧的偏見，這是牛頓的睿智之言，他於近 300 年前就已經看出：「真實的世界是個多體系統，其中任何兩物體都會互相吸引。」因此，他認為：「這樣的多體系統是人類的智慧所無法解決的。」處在臺灣這個價值觀怪異的國度裡，其中最怪異的該算是「官大學問大」的惡習，因此高官們、甚至總統對於 88 水災救災不力的推諉卸責的論調，有這些怪異的高官權貴與監察委員的怪異發言

並不足怪異！但是作為臺灣人民的一份子，心中只能吶喊「位高權重祿厚的官員加油吧！不要自己無能就怨天尤人！天佑臺灣！」自求多福了。也許，以後新政權 (administration) 上任前，總統、副總統、總統府和政府全體政務官就任前，應該要先上一課由作者所開設的「科學哲學導論」才能正式就職！讓他們真正理解一下「什麼叫做科學？」以上的論述只是博讀者一笑而已，千萬不可當真！

三、科學與生命科學

自哥白尼革命之後，學者所泛稱之科學，被窄化為物理學的力學而已。事實上，古希臘的亞里斯多德就建構了生物學的分類系統，他把動物分成陸生與水生動物兩大類。以現代生物分類學的架構把生物分成五界 (Kingdoms) 的分類系統看，雖然初淺 (primitive)，但以系統生物學 (biosystematics) 發展的歷史來看，亞里斯多德確實是系統生物學研究的始祖。雖然生物學的研究自古希臘的亞里斯多德時代即已開始，但是若要以機械論的宇宙觀所建構的力學原理及定律應於生命現象的解釋與預測上，可能就會「黔驢技窮」而格格不入了。

就如前述，中世紀以降的科學革命，是一場對迷信和神學教條思想的革命，但是這些科學家或思想家並未背離了基督教的基本教義。換言之，宇宙萬物都是出自上帝之手的理念 (rationale) 或意識型態 (ideology) 之下，對科學家研究生命起源的主題時，會遭受有形與無形的阻力，嚴重地影響生命科學的發展。而機械論受到生機論 (vitalism) 的強力挑戰，其實早在古埃及時代就已經上路了，當時的學者們就認為：生機原理 (vitalistic principle) 普遍存在於有機生命

體的功能上。爾後，古希臘時代的希波克拉帝斯（Hippocrates，約 460-377BC）把生機力 (vital forces) 和四體液說 (four humors) 及四氣質說 (four temperaments) 結合在一起，成為西方醫學哲學的理論主幹，而不再以超自然的力量作為醫學理論，此醫學理論對發展出現代醫學有深遠的影響，希波克拉帝斯的此項成就也為他贏得了「醫學之父」的美名而流傳於醫學發展的青史上。

由於以力學為科學的典範 (paradigm) 而衍生出來的機械論之宇宙觀，認為：「生物和無生命物質沒有區別」的信念，以為生命現象可用物理與化學的定律與學說來解釋、規範與預測。當然，這種信念在導引功能生物學 (functional biology) 研究的面向做出了顯著的貢獻，例如：生理學、細胞生物學、分子生物學、分子遺傳學、生物化學等。但是機械論的思維之下，所孕育出來的定律、學說與方法論的研究綱領 (research programme) 或稱之為研究派典 (paradigm) 或研究傳統 (research tradition)，對探討生物的起源、物種的演化、人類生物學等學科是毫無用武之地。因此，就生命科學來說，機械論最後被拋棄，而由有機生物論（organicism，或稱機體論）取代，進而不但引領生物學的蓬勃發展，同時也大大地提昇了生物學在科學界的整體地位。

時序推回二十個世紀之前，研究生命世界的科學，大概都是隸屬於醫學的範疇底下，例如：希臘的嘉倫 (Galen, 129-200 AD) 是羅馬時期的醫生也是哲學家，他的醫學理論影響了西方醫學科學超過千年，更是有名的解剖學家。雖然當時進行人體解剖是不被允許的，他以解剖猴子所完成的解剖學鉅著，直到西元 1543 年維沙利烏斯 (Vesalius, 1514-1564 AD) 的人體解剖學問世後才被超越。到了二十世紀中葉，

生物學仍然被質疑是不是一個獨立學門 (discipline) 的科學，當然反對最屬者認為生物學應排除在科學之外，他們所持的論點是：因為它欠缺真正科學所具備的共通性、定律的結構性、和嚴謹的定量性，其實這些都是以物理學為派典，所建構的科學判定準則 (rubric)。上述的觀點是否值得科學界的認同？若我們參考摩爾 (Moore) 所臚列的科學活動判準的八項條件，一一來檢視生物學的研究歷程的話，大部分的科學家應會同意生物學是和物理科學 (physical science) 一樣，合於科學判準的嚴謹科學，也一舉打破了物理科學是唯一嚴謹科學的神話。

四、生命是什麼？

　　人類的文明有紀錄之前，在日常的活動之中經歷無數「生老病死」的自然現象，想當然爾，在我們先祖的腦海中，也一定會縈繞著「生命是什麼？」的疑問。

　　若我們翻開大學普通生物學的教科書，在開宗明義的第一章都會討論到「生命是什麼？」(What is Life?)。當然，各版本因作者的理念的差異，所定義「生命」的概念化意義會有些歧異，最常見對生命的定義是：「有生命的物體會表現生命現象。」致於「何謂生命現象？」生物學家也有一些判準作為「生命現象」概念化 (conceptualization) 的具體指標，作者舉美國的大學教科書的某一版本普通生物學所建構的指標如下：

　　1. 有生命的物體會表現複雜的體制 (complex organization)；
　　2. 有生命的物體會攝取與利用能量；

3. 有生命的物體會表現生長與發育的現象；

4. 有生命的物體會表現生殖的現象；

5. 有生命的物體居於遺傳的原理會表現變異 (variation) 的現象；

6. 有生命的物體會表現適應環境與生活方式的現象；

7. 有生命的物體會表現對刺激產生反應的現象。

　　無可諱言地，就算「生命是什麼？」這在常人看起來很簡單而常見的問題會有這麼冗長的定義，其實這就是科學是由人所建構的科學本質 (nature of science) 的一項特徵罷了。假如一個研究生命的起源的學者，而他相信第一個生命是起源於地球的化學起源說 (chemical origin) 的話，他會認為：「所有的生命的化學起源方式都是相同的。」持此一信念或預設 (assumption) 的學者、如波南帕魯瑪 (Cyril Ponnamperuma)，他認為「生命」可定義為：「由碳化合物所組成，能夠自行複製或繁殖，而且具有食物及能量的新陳代謝功能的大分子。簡言之，生命就是大分子、新陳代謝和複製行為。」上述的生命定義對於的研究化學演化的波南帕魯瑪而言，是他研究事業的中心教條 (central dogma)，就如 DNA→mRNA→多胜在分子遺傳學、分子生物學和基因工程等生命科學研究領域的中心教條一樣，是不可放棄的信仰。因此，波南帕魯瑪在接受 OMNI（美國出版的通俗科學雜誌）的專訪時，當被問到，您本人對於「生命」的定義是否有什麼改變？他說道：前述的大分子、新陳代謝和複製行為，只是我們到其他星球探測時，所用的一套較為公式化的判準。若涉及到實驗研究方面的工作時，只要觀察到複製行為 (duplication) 的時候，他就會決定這個東西是有生命的。由上述有關「生命」的定義因科學家所持的信念、學說和研究工作的實質內涵的差異，會有相當大的不同，這可以清

楚地顯示科學事業 (scientific entrepreneur) 是人所創造的，因個別科學家或科學社群 (scientific community) 的需要，而修正前人所建構的學說、定律和概念，甚至自己所創造定義或概念，以配合研究工作的需要。這也可以符應了前蘇格拉底 (pre-Socratic) 的希臘哲學家赫拉克利塔斯 (Heraclitus, ca.535-ca.475) 所說過的名言：「*You can not step twice into the same river.*」也就是所謂的：「世界上唯一不變的真理就是改變！」尤其是人所組成的社會、國家，更是沒有什麼法律、制度、政策、國旗、國號……等等是不能改變的。

五、醫學的起源

醫學的英文-medicine 是從拉丁文 *ars medicina* 衍生而來，原意為醫治的藝術 (the art of healing)。因此，以當代的意義而言，醫學是結合藝術與科學的療治病人和維持人類健康的事業，它包括了一連串預防與治療疾病以保持與恢復健康的實際醫療作為。事實上，在有歷史記載之前，人類就以植物、動物和礦物 (minerals) 作為治病的藥物。基本上，這些藥物使用的信念（可以說是學說），是根據泛靈論 (animism)、精神／心靈論 (spiritualism)、黃教／薩滿教神秘論 (shamanism) 等理論，但不是真正的科學的醫學理論而已。

早期醫療的歷史紀錄有發源於印度的亞維達醫學 (Ayurveda medicine)、古埃及的醫學、傳統的中國醫學以及古希臘的醫學。其中被稱為「醫學之父」(Father of Medicine) 的古希臘的醫生希波克拉帝斯 (Hippocrates, ca460-377 B.C.)，他和一位羅馬的醫生、嘉倫 (Galen, 129-200／217 AD) 先後共同奠下爾後理性進路 (rational approach) 的

醫學發展的基礎。到了西羅馬帝國衰落，黑暗時代 (dark age) 的來臨，古希臘的醫學傳統，雖然在東羅馬帝國仍然繼續傳承下去，但在西歐逐漸式微。西元 750 年後，穆斯蘭阿拉伯 (Muslim Arab) 世界把希波克拉帝斯與嘉倫的著作譯成阿拉伯文，並有阿拉伯醫生參與重要的醫學研究。當時的穆斯蘭阿拉伯世界出了一些有名的穆斯蘭的醫學先驅，阿維斯納 (Avicenna, ca981-1037 A.D.) 寫了兩本著有名聲的醫學著作流傳於世：《The Book of Healing》和《The Canon of Medicine》，也因此與希波克拉帝斯共享「醫學之父」的令譽。另外，阿不卡西斯 (Albucasis, 936-1013 A.D.) 在解剖學上的成就，被尊稱為現代「解剖學之父」，阿凡若爾 (Avenzoar, 1091-1161A.D.) 則被稱為實驗解剖學 (experimental surgery) 之父，伊班‧愛爾那費斯 (Ibn al-Nafis, 1213-1288 A.D.) 出生於敘利亞的大馬士革，他發現肺循環 (pulmonary circulation)，並建構血液在肺部轉運的理論，所以醫學界稱他為循環生理學之父，而阿維羅司 (Averroes, 1126-1198 A.D.) 在穆斯蘭醫學的生理學、病理學、診斷學和衛生學的貢獻，則被他在哲學的卓越成就所掩蓋，否則光是在生理學上的貢獻就可以和伊班‧愛爾那費斯等量齊觀。

在眾多的穆斯蘭醫生中，以作者的偏好來說，拉濟茲 (Rhazes, 865-925 A.D.) 是一位值得特別稱頌的傑出穆斯蘭醫生，他是第一個把天花 (smallpox) 作詳細描述的醫學研究者，也是神經解剖學 (neurosurgery) 和眼科學 (ophthalmology) 的先驅，同時被稱為小兒科 (pediatrics) 之父。最難能可貴的，是他第一個跳出來質疑古希臘的醫學理論-體液學說 (Greek theory of humorism) 的醫生，雖然他的質疑無法撼動體液說在中古西方與穆斯蘭醫學的主導地位，但敢於挑戰盛

行一千多年的學說，值得我們醫學、科學與科學教育界的反思與檢討外，也啟示了我們，學說或模型的建構才是推動科學大步前進的原動力。例如：細胞膜結構的理論，二十世紀的 70 年代，流體鑲嵌模型 (fluid mosaic model) 取代了三明治模型 (sandwich model)，可說是帶動生物學全面性地往分子生物學的方向研究發展的動力之一。以賀爾蒙的作用機制理論而言，蘇瑟蘭 (Sutherland, 1915-1974 A.D.,1971 諾貝爾生理醫學獎) 創建了第二傳信者 (second messenger) 的學說，在他的構思學說的過程中，想當然爾，考慮到流體鑲嵌模型的細胞膜，是會阻擋水溶性賀爾蒙進入細胞內。例如：水溶性的腎上腺素，就必須經由中介者-環形 AMP (cAMP) 把訊息傳入細胞，才能改變或調整標的細胞的生化反應，完成腎上腺素的生理功能，進而調整個體的全身反應以因應體內、外環境的變化，個體也才能適應生存下來。因此，作者可以肯定地主張：流體鑲嵌模型的細胞構造模型，是引導蘇瑟蘭創建了第二傳信者的水溶性賀爾蒙作用機制的動力之一。在生物醫學領域上，「第二傳信者」學說進一步地引領細胞膜上各式各樣受器 (receptor) 的生物醫學研究，並把研究成果應用於臨床治療病患上。

　　雖然有醫生質疑當時盛行的醫學理論，但是對中古時期的中東與西方的醫學來說，在醫學的現代化上，沒有任何突破性的發展。因此，於 14 世紀、15 世紀，兩個地區在面對黑死病（black death，鼠疫）的大災難時，兩個地區的人民同樣遭受鼠疫細菌的無情肆虐。在醫學現代化的初期，歐洲有兩個扮演重要角色的人物，法蘿皮歐 (Falloppio, 1523-1562 A.D.) 與英國人哈維 (Harvey, 1578-1657A.D.)。前者是義大利的醫生，他在解剖學上的貢獻：頭部構造的解剖，尤其是內耳的解剖構造的命名，到現在解剖學仍然沿襲適用。法蘿皮

歐在人類生殖系統的研究上亦有可觀的成就，由女性生殖器的輸卵管是以他的姓 (Fallopio) 命名，稱之為 Fallopian tube 就可見一斑。而在臨床醫學上，他首先使用耳鏡 (speculum) 於耳疾的診斷，寫了兩篇有關潰瘍 (ulcers) 與腫瘤 (tumors) 的論文，他更建議要使用保險套來預防梅毒 (syphilis)。哈維的貢獻則在於完整描述了人體的循環系統，以及血液的特性與心臟的功能。至於醫學上的主流思想的轉變，則是漸進式的拒斥科學與醫學上，所謂：「傳統的威權」(traditional authority)，尤其是歐洲經歷黑死病肆虐的衝擊後，所形成的潛在的啟蒙動力，例如：哥白尼革命的拒斥托勒密 (Ptolemy) 的天文學學說-地心說；又如拉濟茲的質疑西波克拉帝與加崙所持的體液說的醫學理論。由此可見，科學教育、尤其是臺灣的醫學及相關專業教育的科學教學、如何孕育學生挑戰威權的素養與膽識？可能是當下和未來在教育課題上最大的挑戰！當然具有挑戰威權的素養與膽識才有創造力，我不敢說專業知識不重要，但作者可以肯定的是：想像力（創造力的起源）真的比知識重要。職是之故，臺灣教育改革的進程上，長久以來以知識導向的「背多分」式學生的成就評量，則必須加以徹底的變革，尤其是各級學校的科學教學與評量。更重要的是各級學校科學教師的心態（態度）的改變，才是把臺灣科學教育導向培育學生多元科學素養的關鍵，也就是所謂的「態度決定高度」。作者堅定認為：各級學校的科學教師一定要改變對科學的態度，才能孕育嶄新的科學觀，進而具有多維度的科學素養，也才能發展多元的教材、教法與評量，進而幫助學生建構全方位的、多維度的科學素養。

　　醫學真正踏上現代化的科學的生物醫學研究 (scientific biomedical research)，其動力也是來自於學說的逐漸轉移，誠如科學哲學家孔

恩 (Kuhn) 在《科學革命的結構》所提到的「典範的轉移」(paradigm shift) 對科學事業的影響。在本文中，孔恩所謂的「典範」，作者把它解讀為某一科學學門的「學說」及相關的研究的方法等。因此，舊的學說被新學說取代後，不但是學說的取代而已，連與學說相關領域的自然現象，其研究問題與方法都完全和舊學說所支配下的問題與方法不同。例如：若以希臘學者所建構的「體液說」的醫學理論，來作為典範引導出來的研究問題與方法，一定和郭霍細菌說的醫學理論，作為典範引導出來的研究問題與方法是完全不一樣的。人類所發展的醫學真正邁入現代化的紀元，作者認為應該起自郭霍（Robert Koch, 1843-1910 A.D., 1905 年諾貝爾生理醫學獎）的重大成就，郭霍約在 1880 年左右提出細菌傳播疾病的理論，接著大約於 1900 年抗生素 (antibiotics) 被發現。爾後生命科學研究上，新發現／理論的提出，帶動醫學研究的突破，例如，華森 (Watson) 與克力克 (Crick) 於 1953 年提出 DNA 結構的模型，把生物醫學研究引導進入基因工程 (gene engineering)、基因治療 (gene therapy)、複製 (cloning)、……等新的研究領域 (domains)。新的研究成果，則進一步發展為一新的醫學領域-基因療法的理論基礎，到了這個階段生物學和醫學就「妳儂我儂」緊密地結合在一起了而形成「生物醫學」的新學門。

　　再者，去年 (2009) 正好是達爾文 (Charles Robert Darwin, 1809-1882A.D.) 的兩百週年的生日，他於 1859 年所發表的驚世（也許用「醒世」會更傳神）鉅著，在當時也是頗受爭議的一部演化生物學 (evolutionary biology) 的經典之著，它的全名為《On the Origin of Species by Means of Natural Selection, or the Preservation of Favoured Races in the Struggle for Life》。於 1872 年出刊了第六版，並改名

為《物種起源》(The Origin of Species)。因此，多種譯本就以本版為藍本而譯出，例如，華文譯本最早是由嚴復所譯，書名譯成《進化論》，這可能是造成許多人誤解了達爾文演化學說的真正意涵，認為生物物種的多樣性是「進化」而來的。事實上，演化的英文「evolution」是由拉丁文「*evolutio*」衍生而來，「*evolutio*」的原來的意義是：「就如把捲軸打開一樣」(unroll like a scroll)，就好像似花蕾的展開一樣。因此，「演化」這個詞在達爾文的《物種原始》這本書中，是沒有任何所謂「進化」的意涵；換言之，人類這個物種當然是演化的產物，人種也就絕對不會比其他任何非人物種進步與高級。而且，要回答和生命現象有關的「為什麼？」(Why?) 的問題，非借助達爾文的演化學說不可！以醫學上的研究而言，要回答人類的黃膽 (jaundice) 為什麼會發生，這是要回答「Why」的問題。黃膽是因為血液中的膽黃素 (bilirubin) 過高所致，而醫生或科學家會問人體為什麼要耗費寶貴的能量，把血色質 (heme) 新陳代謝分解產生的膽綠素 (biliverdin) 轉化為膽黃素呢？這種生化的機制有何演化上的適應有何意義呢？因此，演化生物學在當下和未來醫學的研究上一定會扮演關鍵性的角色，作者認為兩者結合而成的演化醫學 (evolutionary medicine) 對醫學從業者來說，越來越會顯示其在生物醫學研究的重要性，應該在醫學院列為必修的科學課程。

六、結論

根據以上的論述，作者總結了下列幾個論點：

1. 人類演化出來之後，為了個體的生存與種的繁衍，就開始建構了適應環境的科學知識。因此我們可以說，人類的科學發展史和人類

出現於地球的時間一樣的長久。

2. 有文獻的記載之後，科學起源於古希臘是研究科學史學者的共識。為何科學單獨起源於古希臘？追究其根本的原因，應可歸咎於當時希臘人的人格特質，因而塑造了有利於科學發展的氛圍。這種氛圍的形成應可作為科學教學時，借鏡於營造了有利於學生學習科學的情境。

3. 科學的發展到了哥白尼革命之後，科學應用「數學-演繹法」之外，也應用了觀察與實驗的經驗方法論，使得科學的進展更為順暢快速。哥白尼革命對科學最大的啟發，是科學家的創造潛勢 (potential) 可以超越個人的經驗，創造出來流芳千古而不朽的學說。事實上，哥白尼提出日心說的當時，支持地心說的經驗實際是要比支持日心說的經驗事實多得多。

4. 生命科學一直以來都被以物理學的力學為典範的科學，摒除在科學的範疇之外，認為生物學不能完全符合機械論的規範而不是科學。但是，經過摩爾所建構的科學活動判準的八項條件，一一來檢視生物學的研究歷程的話，大部分的科學家應會同意生物學是和物理科學 (physical science) 一樣，合於科學判準的嚴謹科學，也一舉打破了物理科學是唯一嚴謹科學的神話。

5. 西方醫學起源於希臘，其醫學理論為體液學說，一直到郭霍約在 1880 年左右提出細菌傳播疾病的理論，才促使醫學的研究和生物學結合在一起，真正邁入了科學的生物醫學的研究。

6. 要回答生物醫學的「為什麼？」(Why?) 的問題，就要回歸到演化論。因此，演化醫學應該是當下及未來醫學生或醫療專業主修學生必修的科學課程。

延伸問題

(一)了解醫學發展史,對醫學生是必要的嗎?試申論之。

(二)就目前的生物醫學研究而言,真能回答為什麼 (Why) 的問題嗎?請提出你的論證。

(三)你認為醫學生需要深入精讀達爾文的鉅著《The Origin of the Species》嗎?請提出你/妳的論證。

延伸閱讀:

[1] 涂可欣譯 (1999):*看!這就是生物學*〔This is Biology, Ernst Mayr 原著〕。台北市:天下文化。

[2] 蔡伸章譯 (1993):*近代西方思想史*〔An Intellectual History of Modern Europe, Roland N. Stromberg 原著〕。台北市:桂冠。

[3] 劉君祖編 (1987):*現代科學啟示錄 (I) -與大師晤談*。台北市:牛頓。

[4] Broad, C. D. (1923): *Scientific thought*. First published in 1923 by Kegan Paul, Trench, Trubner & Co Ltd. Reprinted 2000, 2001 by Routledge. London: Routledge.

[5] Hopson, J.L, Wessells, N.K. (2008): *Essentials of Biology*. New York: McGraw-Hill.

[6] Inagaki K, Hatano G (2004): *Vitalistic causality in young children's naive biology. Trends Cogn Sci* 2004 8:356-62

[7] Jidenu, Paulin (1996): *African Philosophy*, 2nd Ed. Indiana University Press.

[8] Kuhn, T. S. (1970): *The Structure of Scientific Revolution*. Chicago: Universiity of Chicago Press.

[9] Lakatos, I. (1974): *Falsification and the Methology of Scientific Research Programmes*, in Criticism and the Growth of Knowledge, ed. I. Lakatos and A. Musgrave. Cambridge: Cambridge University Press.

[10] Moore, J.A. (1993): *Science is a Way of Knowing*. Cambridge: Harvard University Press.

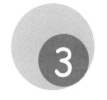

3 科學知識的結構：
事實、概念、定律與學說

　　科學的英文 science 一詞，是由拉丁文的 *scrie* 衍生而來的古代法語 *scientia* 轉變出來，*scientia* 一詞的原意是「理解、知識」之意。因此，我們可以把「科學」解讀為：「被人所理解而成的有系統、有組織的知識」。這種把科學定義為：有系統、有組織的知識，是普遍且深植於一般人心中的一種說法，不論在東方或西方、古代或現代，這種對科學的定義都是源遠流長。翻開台灣所出版的《詞彙》或《辭典》，都會看到一則有關「科學」一詞的詮釋或字典定義，其對「科學」的詮釋都大同小異，今述列一則如下：「科學是指有系統、有組織的知識；通常又用來專指自然科學，即研究自然物質及其現象的學科，如生物學、天文學、動物學、植物學、氣象學、物理學、化學、地質學、礦物學、生理學、生物化學、……等。」就西方的學者來說，此一科學的定義也是屢見不鮮，更有英國的生物學家、也是演化論的支持者之一的赫胥黎 (Thomas Huxley, 1825-1895)，他也曾將科學定義為：「有系統、有組織的常識」。常識 (common knowledge) 和科學知識 (scientific knowledge) 之間的差異，麥爾 (Ernst Mayr) 做了最中肯的評論，他說：「事實上，常識反而常需科學的更正呢！就像常識告訴我們『地球是平的，太陽繞著地球旋轉』一樣。在每一科學分支中，都有一些『常識』，最後被證實是錯的。……科學是用來證實或駁斥常識的活動」。如此發人深省的評論，值得醫學相關

專業的從業人員 (practioner) 在進行醫療任務時，應特別地關注到患者所持有的「醫學常識」，並應教育患者如何區辨，他／她所持有的「醫學常識」在醫學上的效度 (validity) 與信度 (reliability) 問題。換言之，就是要教育患者們，哪些「醫學常識」可信，為何可信？而哪些「醫學常識」不可信，又為何不可信？

　　所謂科學知識，通常包括：科學事實、概念、定律與學說。從「科學事實」到衍生出來的「科學理論」不但有從屬的關係，而且會有「突現」(emergence) 的現象。換言之，由科學事實所形成的科學概念，可以含括了科學事實的特性，但也增加了原來的科學事實所沒有的新特性。例如：蝗蟲、蚊子、蒼蠅、跳蚤、蝴蝶、甲蟲、蜜蜂、……等都具有三對足、身體分成頭胸腹三部分等共同的特徵，生物學家創建了「昆蟲」這個科學概念，來涵蓋了地球上近 70% 的動物物種。因此，凡是具有三對足、身體分成頭、胸、腹三部分等特徵的動物，我們都把它稱之為昆蟲，在生物系統學上的命名為昆蟲綱 (Insecta)。通常科學事實是經由觀察或實驗而獲得的數據及資料，而科學概念、科學定律與學說，應該都是科學家分析、綜合、統整科學事實，再加上科學家自己的想像力與創造力所建構出來的。作者認為科學知識的結構應具具有下列的階層性關係：

科學事實→概念、法則、原理、定律→概念綱領→科學學說

　　上述的階層關係並不是嚴謹得一層不變，不同的學科領域或是同一學科而主題不同，而有一些差異的階層關係。尤其是概念綱領和科學學說之間，上、下階層的關係在相關的學者間，仍然意見分歧而未

能達成共識。再者，科學知識結構另一爭議的問題，於從事科學活動時，科學家原有的科學知識，是否會影響科學家的研究目的、問題、方法的取向？在以後的節次中，作者將陸續加以探討。

一、科學事實

科學事實的知識，通常是指科學家經由觀察或實驗而獲得「感覺與料」(sensed data) 的紀錄，這些資料可能是文字的敘述、圖片或數字等，也許是兩者、三者並用。例如：孟德爾 (Gregor Mendel, 1822-1884) 的豌豆雜交實驗，就是以數字來紀錄所觀察到的結果，而這些用數字所表示的觀察結果就是科學事實。由於科學事實具有被科學家發現的特質，因此一般大眾都誤認為科學知識是都由科學家所「發現」的，當然這是以偏概全的想法或信念。若我們詳細地思考一下，許多科學的新發現，真的像哥倫布 (Christopher Columbus, 1446-1506) 發現北美洲新大陸一樣嗎？北美洲原本就存在著，任何人只要有機會都可以發現它的存在，但是科學的發現和新大陸的發現在認知機制 (cognitive mechanism) 上，可能有極大的差異而被人們所忽略。例如，在生命科學上，在臺灣幾乎所有從國中到大學生物學的教科書，在論及「細胞-組成生命的基本單位」的章節，都會有大同小異的如下敘述：「英國科學家虎克 (Robert Hooke, 1635-1703) 於 1665年發現了細胞」這個主張。底下就虎克「發現細胞」的史實，讓我們來做一些論述與評論，以區辨科學的「發現」和一般非科學用語所謂的「發現」的不同。

就當下生命科學發展的現況來說，生物學的教科書把 1665 年虎

克出版的《微物誌》(Micrographia) 中，有關軟木栓 (cork) 切片在顯微鏡底下觀察到的似蜂巢 (honey-comb) 的小孔狀構造，並以「cell」稱之的科學故事，把它當作科學事實，應可以被生物學界所認同。但若查看虎克的 1665 年原著的全名：「*Micrographia or Some physiological descriptions of minute bodies made by magnifying glasses, with observations and inquiries thereupon*」及其對軟木栓切片在顯微鏡觀底下影像的描述當作科學事實，是值得加以詳細討論的。為了「忠於原味」作者不加以翻譯，把他在書中描述的情節節錄引述如下：

> *"... I could exceedingly plainly perceive it to be all perforated and porous, much like a Honey-comb, but that the pores of it were not regular. ... these pores, or cells, ... were indeed the first microscopical pores I ever saw, and perhaps, that were ever seen, for I had not met with any Writer or Person, that had made any mention of them before this. ..."*

　　若從上段的引述中的「*... much like a Honey-comb, but that the pores of it were not regular. ... these pores,*」，認定它為科學事實，乍看似應無心智運作機制的疑慮，因為這一小段話語 (discourse)，純粹是虎克根據顯微鏡觀底下影像所做的描述（紀錄），但是，以「much like a Honey-comb」此片段的敘述來說，作者認為：虎克的心智中應該有什麼是「Honey-comb」（蜂巢）的概念，否則他不會以「Honey-comb」來類比顯微鏡觀底下影像。至於「cells」，則是虎克所創造出來的，用以指涉顯微鏡底下軟木栓切片蜂巢狀的不規則小孔 (pores)。他會把小孔稱為細胞，作者認為虎克是運用類比推理 (analogical reasoning)，「cell」是源自拉丁文字的 *cella*（小房間），而 *cella* （*cellae* 為多數）是修道院 (monastery) 中修行的僧侶所住的房間，當時的修道院為了讓道生安心修道，房間面積不大且設備簡單，通常只有門而無窗子，因此虎克把它所看到的蜂巢狀的不規則「pores」類比為「cellae」。再者，由他 1665 年著作書名的副標題中的「with observations and inquiries」也可看出端倪。「inquiries」其文義是探索、探究，而他所用的探索的心智機制是：感覺 (sense)、記憶 (memory)、和類比推理 (reasoning)。因此，在當時虎克看到「pores」創造「cells」來稱謂之，在創造的過程中，除了感覺與料外，記憶中的經驗事實與推理都扮演吃重的角色。同時，在其描述觀察的「發現」時，虎克兩次使用類比推理：「much like a Honey-comb,」和「cellae to cell」。因此，「細胞」這個科學事實和「新大陸」這個事實是在實在性 (reality) 上，是不一樣的等級，而其「發現的歷程」和哥倫布「發現美洲新大陸」的心智運作的歷程，也有本質上的差異。所以，何謂科學事實？是沒有一個簡單而一致性的答案，對科學事實的認定，也沒有如我們平常想像中那麼簡單！所謂科學事實的發現，並不像孩童玩捉迷藏的遊戲，當「鬼者」發現「躲藏者」那麼的單純！因此，我們科學界、特別是科學教育界、在研究論文與教科書的撰寫和教學上，涉及所謂科學上的「發現」這個語詞時，應詳述其來龍去脈並嚴謹地運用它；換言之，就是不要把「發現」當作日常生活的意涵來用它，而應該以科學的意涵來指涉相關的物件或事件。

二、科學概念

若從科學知識的組成元素而言，「概念」可以說是知識系統的

基本組成元素，其本質與內容對於整體知識系統認知上之心智運作，有緊密而不可分的定性關係。若從認知心理學的觀點來看，一個「概念」是一種象徵性的建構 (symbolic construction)，它用來表徵外界事物或事件的共有屬性 (attributes)。例如：動物、植物、生態系、正方形、教學、教師、椅子、受精等都是概念。事實上，我們日常生活對話所用的語詞都是概念的名詞。因此，當個人與他人對話時若對所用的「概念」沒有某種程度的共有屬性的認知上，則對話要有意義似乎是緣木求魚而成為「獨語」(monologue) 的形式了，這也就是科學哲學家孔恩 (Thomas Kuhn) 所謂的不可共量性 (incommensurability) 的意義 (meaning) 上的不可共量性。「概念」的形成，是由於我們對外界事物或事件進行歸類 (categorization)，把具有相同屬性者歸為一類，例如：在生物分類學上，把具有「生命現象」的個體歸類為「生物」；反之則為「非生物」。由於概念的形成與獲得，使得我們感受到自然事物、現象井然有序，而不會雜亂無章。職是之故，概念不但可以把人們所建構的知識條理化成知識系統外，而且可簡化人類的知識以利於記憶及索取 (retrieval)，增進人類心智活動的效率及成果。在科學知識系統的組織上，雖然有不同的方式來組織，一般來說，在科學教育上下列的方式是常被採用的一種：

觀察的事實→概念、法則、原理、定律→概念綱領→科學學說

當然把概念、法則、原理放在同一複雜階層，引起科學家及科學教育學者對它們之間的不同從屬關係有不少的爭議。為了避免在語意討論上無休止地爭論，在科學研究與科學教育上，應該可以把概念、

法則、原理與原則間的不同模糊化處理，以『概念』來形成一個單一的類別 (category) 以代表之。因此，「概念」可以羅梅 (Romey) 所建構的下列任何一特徵來界定它：

1. 組合一些觀點所形成的邏輯關係的抽象表徵。

2. 人類心智操作所概括化出來的結果。

3. 由個例到普適 (universal) 所形成的法則。

4. 對某一個體或事件的主要屬性瞭解而形成的觀念。

5. 一個詞語所包含的觀念。

6. 對物體或事件做的觀察事實的一種推論網絡 (network)。

7. 一種心智構念，也就是一種嚴謹的邏輯主張。

8. 一種理論建構 (theoretical construct)。

9. 幫助人類分類週遭世界最簡要模型或樣式。

就羅梅所界定的概念，事實上是包含概念、法則、原理與原則，甚至概念綱領的意涵。因此，在此特別提醒讀者，對於科學概念的學習，應對某一科學主題 (theme) 的整體概念的學習，俾能建立主題式的概念綱領，而不是個別概念的單離的 (isolated) 的學習。

在科學教育領域的研究，有許多學者認為科學概念是科學教學上，期望學生能學習到的成就之一。為對科學概念的特徵進一步的瞭解，佩拉 (Pella) 把科學概念分成下列三大類型：

1. 分類型概念 (classificational)

例如：昆蟲是有三對足，身體分成三個主要部份的動物。

2. 相關型概念 (correlational)

例如：力就是意圖改變物體運動的「推」或「拉」。

3. 理論型的 (theoretical) 概念

例如：原子是元素的最小單位，係由電子、質子、中子、及其他的粒子所組成。

這三大類型的概念有其共同的特徵，舉例如下：

1. 一種符號的表徵。

2. 人所做的決定。

3. 超越人類經驗領域的原則。

4. 涉及事實關係的語意表徵。

5. 一種人造觀念的描述。

6. 對可能存有不同複雜度觀念的描述。

7. 對科學的預測及解釋是有用的。

但是，他們之間也有不同的特徵，舉例如下：

1. 「分類型概念」和「相關型概念」是：

(1)某一領域直接經驗的抽象性陳述。

(2)人類經驗的概括性的描述。

2. 「理論型概念」是：

(1)人造觀念的抽象性陳述。

(2)人類經驗的解釋。

就整體而言，「理論型概念」是人類對事實所做推理的一種描述而成的表徵 (representation)，是超越人類感覺的經驗，和「分類型概念」、「相關型概念」的直接感覺經驗是有本質上的不同，但它們三者之間有一簡明的共有屬性，就是它們都是人類所創造的。因此，概念既然是人類所創造的，那就是沒有所謂的「對」或「錯」，只有「適宜」和「不適宜」；也就是可以隨著人的需要而加以改變，

這些特性也顯示了科學概念具有科學知識的形上學的本質。就如：1953 年 DNA 的雙股螺旋模型被華生 (James, D. Watson, 1928-) 與克立克 (Francis, H. C. Crick, 1916-2004) 所共同設計出來一樣，DNA 的模型只是染色體上 DNA 的表徵而已。事實上，DNA 的雙螺旋的結構模型，是否就和染色體上的 DNA 完全一樣，仍然是值得討論的議題，而華生與克立克的 DNA 結構模型直到當下仍然被學界接受，乃是因為此模型仍可合理地解釋生命現象的運作。由於科學概念是由人類所創造出來的，因此，人類在學習科學概念時，必須自己根據先備知識、也就是過去的經驗來建構自己的概念意義。再者，在建構概念意義時，也同時建構和此一概念相關的一些概念的意義連結，形成有系統的概念綱領 (conceptual scheme)。所以，我們可以概念圖 (concept map) 作為學習者，學習科學知識的前置組織因子 (advance organizer)，來協助自己或其他的學習者建構系統性的概念綱領，增進學習效能。有關概念圖的科學學習策略與認知 V-圖的應用，作者將於第九章再詳細討論。

　　就生命科學而論，生物學家創造了新的概念常常引導這個領域的研究進展，因而有新的「發現」。例如：1923 年諾貝爾生理醫學獎桂冠之一的加拿大醫生暨醫學科學家班定 (Frederick Grant Banting, 1981-1941)，在讀他人的醫學期刊論文時，此篇論文提到：把胰導管 (pancreatic duct) 結紮後，分泌胰蛋白酶 (typsin) 的細胞退化，分泌胰島素 (insulin) 的蘭氏小島 (islets of Langerhans) 則維持完整。此一結果啟發了班定，使他想到引導邁向諾貝爾生理醫學獎之路的新構念（觀念／概念），那就是：結紮胰導管可以破壞分泌胰蛋白酶的細胞，而防止胰島素被胰蛋白酶分解。此一史實可再次支持作者的信

念，想像力（創造力的根源）比知識重要的理念。

三、科學定律

　　一般人在學校階段，國中開始在科學課程中都學過許多科學定律，例如：生物學上有關生物遺傳的孟德爾 (Gregor Johann Mendel, 1822-1884 A.D.) 的顯性律 (law of dominence)、分離律 (law of segregation) 與自由配合律 (law of independent assortment)；在物理學上的虎克定律 (Hooke's law of elasticity)、牛頓三大運動定律、歐姆定律 (Ohm's law)；在化學上的定比定律 (law of definite proportion)、倍比定律 (law of multiple proportion)、波義耳氣體定律 (Boyle's law of gases) 等不一而足。一般人甚至大學主修科學的學生，對於什麼叫做科學定律這個問題，通常也是表現得一知半解，而學校的科學教科書（包括物理學、化學、生物學、地球科學等），作者們的共同的寫作模式之一，就是某某科學家發現某某科學定律。因此，學生都以為科學定律存在於自然界，等著科學家有朝一日把他發現出來，就如同小朋友發現他藏在櫥櫃內的心愛玩具一樣。當然，科學定律的基礎是人類的經驗知識，至於如何由經驗知識形成科學定律，底下作者以生物學上有關遺傳的孟德爾的顯性律、分離律與自由配合律為例子，就科學定律的形成、科學定律的客觀性與科學定律的主觀性等面向來討論。

　　孟德爾在遺傳學上的成就，是他的論文發表以後 30 多年才被生物學家重新挖掘來而被肯定的，進而尊稱他為現代遺傳學之父 (father of genetics)。他的遺傳學上的顯性律、分離律與自由配合律，是孟

德爾自 1857 年至 1865 年用了 8 年的時間，進行豌豆（學名：Pisum sativum）7 對的相對性狀雜交試驗所蒐集的試驗結果所「建構」出來的。這 7 對性狀敘列如下：

	顯性		隱性
種皮的形狀：	光滑 (round)	vs	皺縮 (wrinkled)
種皮的顏色：	黃色	vs	綠色
花的顏色：	紫色	vs	白色
豆莢的形狀：	飽滿 (inflated)	vs	皺縮 (wrinkled)
豆莢的顏色：	綠色	vs	黃色
花的著生位置：	腋生 (axial)	vs	頂生 (terminal)
莖的高度：	高莖	vs	矮莖

表 3-1 是作者根據美國出版的大學普通生物學教科書「Biology: Conceptions and Applications」的敘述，把孟德爾豌豆一對性狀雜交試驗的原始數據加以表列如下：

表 3-1　孟德爾豌豆一對性狀雜交試驗的結果

性狀	子一代的外顯特徵	子二代的顯性個體數	子二代的隱性個體數	子二代顯性與隱性個體數比
種皮的形狀	形狀全為光滑	光滑：5474	皺縮：1850	2.96：1
種皮的顏色	種皮全為黃色	黃色：6022	綠色：2001	3.01：1
花的顏色	花色全為紫色	紫色：705	白色：224	3.15：1
豆莢的形狀	形狀全為飽滿	飽滿：882	皺縮：299	2.95：1
豆莢的顏色	顏色全為綠色	綠色：428	黃色：152	2.82：1
花的著生位置	位置全為腋生	腋生：651	頂生：207	3.14：1
莖的高度	個體全為高莖	高莖：787	矮莖：277	2.84：1

　　首先我們要問，一個修道院的神父為何會以豌豆為材料來做遺傳實驗呢？又為何他會以數學的比例來處理所蒐集的數據呢？事實上，孟德爾出生並成長於農村，對於農業作物的生長原理及實務操作相當熟悉，因此他會在修道院的後院進行豌豆的遺傳實驗，實在是有他的成長經驗為背景。進入修道院之後，孟德爾又到維也納大學研讀數學，在進入大學的教育後不久，他才開始豌豆雜交的實驗研究工作，因此會把數學的原理用來處理實驗觀察（有別於自然觀察）所記錄下來的數據，更是創下了跨領域知識應用的第一人。由孟德爾的科學活動作為，作者認為可以給我們兩項啟示：其一是，一個人的成長經驗可能會左右了他的生涯發展與成就；另一就是，跨領域學習所獲得的知識及相關的方法學 (methodology)，會給人有機會建構不同的視域 (horizon)，會運用其他領域的知識或方法學於自己專業領域的研究與實施 (practition)。這也是為什麼大學教育要非常注意學生博雅素養的學習！讀者對於為何醫學生或醫療科學相關主修的學生一定要必修艱深（也許是一般人的誤解吧！）的物理學，似乎可由孟德爾到維也納大學研讀數學而給他處理試驗所得數據的方法的史實而得到一些啟示吧！

　　由表 3-1 所示列的數據中，我們可以看到子一代 (F_1) 的特徵、子二代 (F_2) 中顯性性狀的個體數和隱性性狀的個體數等，是豌豆雜交實驗中的孟德爾所收集到的數據（或稱感覺與料），它並不代表任何科學的意義，只不過是一些豌豆的外表特徵和一堆數字而已。一般人經常說：「數字會說話！」這可真是無稽之談！和另一句話：「數字會騙人！」同樣也是無稽之談。這兩句話同樣地，在科學領域的專業上，是毫無意義的命題。我們可以肯定地說：「數字不會說話，也不

會騙人！」真正會玩弄數字搞欺騙的是人。職是之故，科學實驗所得到的數據（包括數字的與文字的）是需要科學家去解讀和詮釋，否則數據是不會主動顯示其背後所隱藏的規律性，就如表 3-1 孟德爾豌豆一對性狀雜交試驗的結果，若不是孟德爾生長於農村又學過數學，把數學的一些基本原理應用於實驗數據的處理上，也許顯性律、分離律與自由配合律就不可能被他「創造」出來！

　　作者為何認為顯性律、分離律與自由配合律被孟德爾「創造」出來的呢？表 3-1 中所顯示的 F_1，7 對性狀的外顯特徵或稱表型(phenotype)，所有的個體只出現一種表型，孟德爾為了解釋這個現象，根據自己生長於農村的經驗，熟悉生物親代的特徵會傳給子代的一些基本認知。因此，他認為豌豆的一對性狀，應該是由一對相對的「因子」(factors) 所決定的，因當時所謂「基因」(gene) 這個概念尚未被創造出來，現在則把一對相對的「因子」稱之為「等位基因」(alleles)。更進一步，他也認為這一對相對的「因子」有「顯性的」(dominent) 與「隱性的」(recessive) 之分，若一對因子中含有一個顯性及一個隱性，則顯性因子支配隱性因子，其外顯的特徵只表現出顯性的特徵，例如：種子的形狀的遺傳，F_1 的種子形狀只出現光滑這一種外形特徵，而不會出現皺縮外型的種子。因此，孟德爾把這種遺傳的現象以顯性律來解釋它。我們從他思考如何去解釋一對因子的 F_1 的種子外形特徵，也就是為何皺縮的特徵不會顯示在 F_1 的個體上。我們可以認知到：首先他創造了所謂「顯性因子」與「隱性因子」這兩個概念，為何作者認為這兩個概念是孟德爾創造的？基本上，因為「顯性因子」與「隱性因子」是在他的實驗數據中所無從找到的，而且自古以來一直到他那個時代也未曾在文獻中出現過。那他

的顯性律則更是他根據實驗數據，再加上「顯性的因子」與「隱性的因子」這兩個概念，所建構出來的，而不是像「哥倫布發現美洲新大陸」那樣的心智歷程 (cognitive process)。

若論及孟德爾的分離律的產生，則更可顯示出科學定律的被科學家所創造出來的本質。由表 3-1 的豌豆狀雜交 F_2 的外型特徵的數據中，只顯示出來具顯性特徵的個體數和具隱性特徵的個體數之比約 3：1。為了解釋豌豆雜交 F_2 的外形隱性特徵的出現與顯性個體數和隱性個體數之比約 3：1 的現象，孟德爾提出了分離律來解釋子一代所產生配子的種類。作者以豌豆的種皮圓滑 (RR) 和種皮皺縮 (rr) 的相對性狀為例子來詳細說明如下：

RR 和 rr 都是所謂的純系 (true breeding) 或稱為同基因合子 (homozygotes)，它們產生的配子各為 R 或 r，雜交後的 F_1 基因型 (genotype) 為 Rr，其種皮的形狀即表型都是圓滑。F_1 和 F_1 自花授粉的話，F_1 的雌花與雄花所產生的配子各為 R 和 r，精卵結合後產生的 F_2 的基因型為 RR、Rr、rr，其比例是 1：2：1；而 RR 為圓滑的表型、Rr 為圓滑、rr 為皺縮，其表型為圓滑個體數：皺縮個體數 = 3：1。孟德爾為了解釋種子形狀的表型為圓滑：皺縮 = 3：1 的現象，他推想 F_1 的因子組合 Rr，在形成雌雄配子即卵子和精子時，R 和 r 可以分開進入不同的配子中，相互之間並不會干擾，雌雄豌豆株各分別產生兩種配子 R 或 r，這種配子產生的遺傳規律，孟德爾把它稱之為分離律（圖 3-1）。當時的生物學界並不知道生殖細胞，要經過減數分裂 (meiosis) 才能形成有生殖力的精子與卵子。減數分裂第一次被發現與完整敘述是在 1876 年，發現者是德國著有聲譽的生物學家赫特維希 (Oscar Hertwig, 1849-1922)，他是以海膽 (sea urchin) 的卵子作

為實驗觀察的材料，詳細觀察卵子的形成過程而發現減數分裂此一現象。因此，孟德爾能提出分離律作為解釋豌豆雜交的 F_2 的表型與顯、隱性的個體比例為 3：1 的基礎，在當時是沒有任何實證的經驗事實，由此可見其洞察力和創造力之深邃。孟德爾的這種心智特質所孕育出來的洞察力和創造力，是特別值得讀者們於研讀科學或從事科學工作時效法的地方，這也是各級科學教師於指導學生學習科學時，應列為學生學習成就必要的面向之一的科學思考智能。

圓滑（子一代）

(Rr)

		R	r
	R	RR	Rr
圓滑 (Rr) （子一代）	r	Rr	rr

圖 3-1　豌豆子一代配子的產生與子二代的基因型

再者，孟德爾在進行豌豆的種皮顏色種子形狀（圓滑 RR 與皺縮 rr）與種皮顏色（黃色 YY 與綠色 yy）兩對性狀的雜交時，以純系黃圓 (RRYY) 與綠皺 (rryy) 為親代進行人工雜交，得到 F_1 全為圓滑黃色的種子，其基因型為 RrYy。而 F_2 的表型及其比例，為圓黃：皺黃：圓綠：皺綠：= 9：3：3：1；而基因型則為 RRYY：RRYy：RrYY：RrYy：rrYY：RRyy：Rryy：rryy = 1：2：2：4：2：2：2：1。由上述的兩對性狀的實驗結果，孟德爾再一次地為兩對因子於產生雌雄配子的過程中，不會互相干擾而隨機地進入精子或卵子細胞。因此，F_1 (RrYy) 可以產生四種 RY、Ry、rY、ry 的精子或卵子的現象，創造了自由配合律來解釋這種現象，同時也解釋了 F_2 的表型

(phenotype) 與基因型的種類及其比例的問題。

接著要談的是科學定律的客觀性問題，若從科學定律的產生過程的面向來論，定律被創造出來的基礎是經驗知識 (empirical knowledge)，也就是科學事實。經驗知識的特徵是科學家於直接觀察或實驗中，運用感官或藉助儀器和科學的客體 (object) 直接接觸（也可以說是互動）所蒐集到的。例如：表 3-1 所敘列的內容，有關孟德爾豌豆一對性狀雜交試驗的結果都是科學事實。由於科學事實是經驗性知識，他並無科學定律的普適性 (universality)，因此科學的經驗知識是單稱命題 (single proposition)。例如：孟德爾在進行豌豆的種皮顏色種子形狀（圓滑 RR 與皺縮 rr）與種皮顏色（黃色 YY 與綠色 yy）兩對因子的雜交時，以純系黃圓 (RRYY) 與綠皺 (rryy) 為親代雜交，得到 F_1 全為圓滑黃色的種子，其基因型為 RrYy。而 F_2 的表型及其比例，為圓黃：皺黃：圓綠：皺綠：= 9：3：3：1。其中，「F_2 的表型及其比例，為圓黃：皺黃：圓綠：皺綠：= 9：3：3：1」就是所謂的單稱命題，並不可以推論到其他豌豆兩對因子的雜交實驗時，其 F_2 的表型一定就是四種；而其比例一定就是約為 9：3：3：1 之比。當然，更不可以推論到其他物種雜交時，其 F_2 的表型及其比例，一定就會出現如孟德爾的自由分離率的規律性。

因此，科學定律的普適性問題，若以孟德爾的遺傳定律來說，最早出現不依據孟德爾的自由配合律的規律性的雜交實驗的例子，就是果蠅 (Drosophila melanogaster) 的兩對等位基因（灰身長翅 X、黑身短翅 x）的雜交實驗，其 F_2 外型的比例就不是 9：3：3：1 之比，此一不合孟德爾自由分離率的異例，促使遺傳學家摩根 (Thomas Hunt Morgan, 1866-1945) 創造了連鎖 (linkage) 與互換 (crossing-over) 的觀

念來解釋此異例。他也因此一科學的成就，而得到 1933 年諾貝爾生理醫學獎的桂冠。無可諱言的，科學家從事科學活動時，並不以獲得經驗性知識為滿足，他們渴求獲得理論性的知識，來揭開自然界或人為社會的運作現象背後所隱涵的規律性，但是，科學定律的客觀性及普適性是有其限制 (limitation)，而不是「舉世皆準」的。由於科學定律是科學家，依一些相關觀察的單稱命題所建構出來的，其客觀性並不如讀者所認知的那麼絕對的客觀，就如連鎖與互換是孟德爾自由分離率的異例。論述至此，讀者對如何學習科學才有效率應有些許「頓悟」吧！那就是不能只靠機械式的記憶，不是嗎？

　　由上述的孟德爾的自由配合律的規律性的驗證以及異例的出現，並進一步對異例消弭的科學過程，這一連串的科學活動都是在進行科學定律的驗證和延伸的工作。驗證的科學活動，科學家一定要設計實證性試驗來蒐集數據，數據資料經分析及處理後，科學家可以得到所謂經驗的科學知識。例如：摩根在果蠅的兩對等位基因（灰身 B 長翅 X、黑身 b 短翅 x) 的雜交實驗，所觀察記錄到的數據經分析處理後，得到「F_2 外型的比例不是 9：3：3：1 之比」的科學知識，此一經驗的科學知識並不遵守孟德爾自由分離律所規範的規律性。又如某種顯花植物的花色，紅花和白花雜交的 F_1 若都是紅花或白花，就可以驗證孟德爾的顯性律是可信的；若 F_1 的花色是粉紅色，則此一事實是孟德爾顯性律的異例，也就否證了孟德爾的顯性律。其 F_2 的花色若是紅色花：白色花= 3：1 或是白色花：紅色花 = 3：1，那麼此一科學知識就遵循孟德爾分離率所規範的規律性；若其 F_2 的花色若是紅色花：白色花或白色花：紅色花 ≠ 3：1，則此一科學事實是孟德爾分離律的異例，也就是不支持了孟德爾的分離律。職是之故，雖

然作者一直強調科學定律是科學家根據科學的實證知識所「創造」出來，但是科學定律的驗證 (confirmation) 或否證 (falsification) 都是來自科學事實或經驗的科學知識，因此科學定律的客觀性和合理性是建立在其是否有廣泛的預測和解釋的能力上。例如：孟德爾分離律若能預測和解釋所有生物的一對基因的遺傳現象，那麼它就可以完全反映了自然界運作機制的客觀規律性。事實上，孟德爾的遺傳定律：顯性律、分離律、自由配合律都是機率性定律，不論在科學解釋或科學預測都有其侷限性，也就是不是「舉世皆準」地絕對正確。

除客觀性之外，科學定律亦有其主觀性的面向。科學家進行科學研究活動的過程中，科學家個人的成長經驗、背景知識、價值取向會深邃地影響其研究取向。例如：孟德爾在處理原始數據時，利用數學約分來簡化數字，這是他有數學的背景知識。對 F2 的外型的顯性、隱性之比，7 對性狀分別為 2.96：1、3.01：1、3.15：1、2.95：1、2.82.：1、3.14：1、2.84.：1，他把由 3.15：1 至 2.82.：1 的比值當作 3：1 來解讀以建立 F_2 的外型的顯性、隱性之比的規律性，不但是數學原理的應用更是孟德爾的主觀判斷。由孟德爾「創造」了顯性律、分離律與自由配合律的歷程，我們可以看到科學家於進行科學活動時，其主觀意識扮演了關鍵性的角色與功能。科學定律、不管是用「發現」或「創造」來說明它的出現、既然是人的認知機制運作而產生的，就不可能絕對正確地反應自然運作的規律性。因此，原有的科學定律因新事實的出現而被修正，甚至被拋棄，由新的定律所取代，這在科學史上屢見不鮮！例如：孟德爾的顯性律，分離律與自由配合率，都因他人實驗的結果出現異例，而不能被原有的定律所解釋，導致遺傳學家為了提出合理且接近於真實的解釋，繼續設計實驗解決所

設定的研究問題，進而創立了「不完全顯性或中間型遺傳」、「連鎖與互換」等原理或概念來解釋這些異例。所以，任何科學定律都不是像各種宗教上的經典一樣亙古以來都不變的，而是隨著新的科學異例的出現而被修正或被新定律所取代。

四、科學學說

科學知識結構的最高層就是學說，在自然科學領域中，天文學的地心說 (geocentrism)、日心說 (heliocentrism)；物理學的相對論 (relativism)；化學的氣體動力論 (gas kinetics)；生物學的細胞學說 (cell theory)、達爾文演化論 (Darwinan evolutionism)；地質學的板塊移動說 (plectonics) 等都是人們耳熟的科學學說。雖然在我國的高中科學課程，地球科學、生物學、化學與物理學的課本都涵蓋上述的學說內容，若問一個進入大學主修生命科學及相關學系的學生，什麼是細胞學說及其形成的過程？大部分學習過高中生物學的讀者對問題的前半段，都有大約一致的答案，如下：

　　1. 所有的生物都由一個或多個細胞組成；

　　2. 細胞是組成生命的基本單位；

　　3. 所有的細胞都是來自先存的細胞。

但是，對於上述問題的後半段則不甚了了。其實細胞學說的確立是經過好幾百年的孕育與發展，底下就以細胞學說為例子來討論科學學說形成的議題與論點。

科學學說的孕育與發展需經科學家長時間的努力，才能被學術社群的多數成員認同而成為一個成熟的理論。就細胞學說來

說，於 1838 年由德國的植物學家許萊登 (Matthias Jacob Schleiden, 1804-1881) 提出所有的植物是由細胞所組成，次年德國動物學家、也是生理學家許旺 (Thedor Schwann, 1810-1882) 延伸許萊登的原理或概說 (generalization 在此可稱之為學說)，把動物也是由細胞組成涵攝於此概說之中。許旺更進一步地綜合顯微鏡所觀察到的生命的顯微構造，他提出細胞學說的前面兩部分如下：

1. 所有的生物都由一個或多個細胞組成；

2. 細胞是組成生命的基本單位；

而第三部分，

3. 所有的細胞都是來自先存的細胞。則是第三位德國的先驅病理學家維周 (Rudolf Virchow, 1821-1902) 於 10 年後提出，他是在研究細胞的生殖 (cell reproduction) 時所累積的觀察結果，依據觀察的結果為基礎提出：「所有的細胞都是來自先存的細胞」的主張。至此，細胞學說成為一百多年來生命科學發展的基石。因此，了解細胞的構造與功能，成為研究生命科學的第一步，此一說法可由各級學校有關生命科學的課本，其首章都會以細胞為討論的主題。當然有些教科書、尤其是大學階層的生物學教科書、會以生命的統整主題 (unifying themes) 或其他主題為前導，而發展其他生命科學的主題內容，成為一本概念系統完整的大學普通生物學教科書。

從生物學的發展史來看，科學家對生物細胞的研究，起始於英國科學家虎克 (Robert Hooke, 1635-1703)，他以自製的顯微鏡觀察軟木栓的切片，透過顯微鏡的放大，他看到了軟木栓薄片充滿許多中空的小格子，於是虎克把這些「小格子」類比為「cellae」，而把「小格子」稱為細胞 (cell)。虎克此一簡單的類比使自己成為「細胞」這

個生物學專有名詞的創造者，嚴格地說起來虎克是使生物學現代化和開啟「細胞生物學」學門啟蒙者。當然，17 世紀培根提出科學的新方法論 (Novum Organum)，來挑戰亞里斯多德 (Aristotle) 的方法論 (Organon) -就是邏輯 (logic) 和三段論法 (syllogism)，也對科學的現代化貢獻極著。培根的新方法論著重在單離自然現象的型式本質 (isolating the form of nature) 或因果 (cause)；換言之，就是科學研究應能運用消除演繹 (elimination deductive) 以及歸納的 (inductive) 推理來找出現象背後的原因。再者，17 世紀以降，機械論的思想瀰漫整個科學界，因而影響生物學家以機械論的思想來思考生物體的構造與運作的機制。上述的新方法論和機械論的思想影響生物學的研究取向至鉅，引導生物學者運用人造的儀器、如顯微鏡、解剖儀器等，進行生物體的組織層次的研究，這也就是技術的發展與提昇會帶動科學研究的演進。

　　植物學家許萊登在德國海德堡大學受教，起初研習法律並以植物學作為嗜好，後來棄法律而全心投入顯微鏡觀察植物細胞的研究工作，1838 年在捷那 (Jena) 大學任職教授時出版了《*Contributions to Phytogenesis*》。在本書中許萊登宣示植物體的各個構造都是由細胞所組成，成為正式提出生物學上可媲美原子說 (atomic theory) 在化學上重要性的生物學原理的第一人。值得一提的是，他對蘇格蘭的植物學家布朗 (Robert Brown, 1773-1858) 於 1831 年所觀察到的植物細胞核，給予極大的關注並肯定細胞核的重要性外，許萊登進一步覺察到細胞核和細胞的分裂息息相關。同時，他也是第一個接受達爾文演化論的德國生物學家。許萊登的深邃的覺知能力、臆測力與開放的心胸，作者認為這些個人特質是促使他可以在有限的實證資料下，首先

提出：「所有的植物是由細胞所組成」這個超越同儕與時間的理論。

　　另一位細胞學說的創始者許旺，一般的生物學教科書都認為是動物學家或生物學家。事實上，他在生理學的成就不容我們忽視！許旺是密勒 (Johannes Peter Muller, 1801-1858) 學生當中，第一個否定生機論 (vitalism) 而導向以理化 (physico-chemical) 科學的知識來解釋生命現象。在生理學上，他的其他成就有：發現周圍神經的許旺細胞 (Schwann cells)、發現及研究胃蛋白酶 (pepsin)、發現酵母菌的有機體本質 (organic nature)、創造了「新陳代謝」(metabolism) 這個專有名詞來泛指有機體內細胞的化學作用。在密勒的指導下，研究消化的過程中，許旺不但發現了胃蛋白酶，也檢視了自然發生說 (spontaneous generation) 的真實性，根據實驗的結果，他否定了此一學說。再者，於整個實驗過程中，發現酵母菌的有機體本質，此一重要的貢獻，對巴斯德 (Louis Pasteur, 1822-1895) 提出致病的細菌學說 (germ theory)，以及李斯特 (Baron Lister, 1827-1912，英國的外科醫生) 發明石碳酸消毒的技術應用於外科手術都有啟發性的影響力。許旺有一次和許萊登晚餐時 (1837)，談話中話題轉到植物細胞和動物細胞的細胞核，許旺回憶起在動物的脊索 (notochord) 細胞也出現相似的構造-細胞核，此一相似性促使他們一致地肯定：細胞核是植物細胞和動物細胞共有的構造。此一聚會後，許旺寫一篇名留生物學發展史的鉅著《*Microscopic Investigations on the Accordance in the Structure and Growth of Plants and Animals*》，在此文中他提出：「**所有的生物都是由細胞和細胞的產物所組成**」的主張 (proposition)。從許旺的學術研究歷程 (course) 來看，我們可以感受到他質疑與挑戰權威（生機論）的特質和勇氣、應用跨領域知識（理化科學）的遠見、統整知識

的素養與能力、敢於提出臆測 (conjesture) 或假說的創造力。這也是當下我國科學教育最被忽視的區塊之一，何時我們的教育真正還給學生可於科學學習時，能自由的臆測而發揮創造假說之時，也就是臺灣各級學校科學教育全面起飛之日，作者在此殷切期待著這一天早日來臨！

　　第三位有貢獻於細胞學說的學者是維周，他提出細胞學說的第三部分：「所有的細胞都是來自先存的細胞。」進而使許萊登和許旺所創造的細胞學說更趨周延，以至於在科學史上，把細胞學說在生物學的重要性和化學上原子論等量齊觀。事實上，維周在學術上的成就是多面向的，當時他的本職是醫生，在醫學的成就有：醫學教育上，持續督促醫學生要「微觀地思考」 (think microscopically)；被尊稱為病理學之父，維周病理學的主軸概念是比較病理學，就是把人類和其他的動物共通的疾病作比較研究，也因精於使用顯微鏡而建立細胞病理學 (cellular pathology)；建構了解剖屍體 (autopsy) 的方法等，其他的醫學貢獻就不再詳細臚列了。再者，他更具有跨領域的智能與素養，例如：大學教育是拿獎學金主修化學，於 1869 年創立了人類學 (anthropology)、人種學 (ethnology) 和史前歷史學 (prehistory) 學會。1885 年他推動腦顱測量 (craniometry) 的研究，得到結果促使他的合作者柯爾曼 (Josef Kollmann) 於人類學學會大會上宣示：不論你是歐洲的哪一國人，都是屬於「不同種族的混血」 (mixture of various races)。同時也宣稱，居於腦顱學 (craniology) 的研究結果，任何涉及種族優越性的理論都是沒根據的。由上述維周豐富的學術經歷與成就，再加上跨領域的素養和前瞻的思考，以及直言不諱的人格特質，他會且能提出：「每個細胞都是來自已存在的相同細胞」 (Omnis cellae e cellua) 是理所當然而不會令人驚奇的。

由許萊登、許旺與維周等三人創造（提出）細胞學說的歷程，我們可以看出科學學說產生，具有下列共同的特徵：

1. 通常科學家是在有限的數據之下，分析、歸納與統整而創造出來的。

2. 提出新學說的科學家，幾乎都有深厚的跨領域智能與素養。

3. 提出新學說的科學家，幾乎都有對現有的學說存疑的本質，因而提出新的學說來試圖更合理的解釋舊的現象。

4. 提出新學說的科學家，幾乎都有對權威或主流學說的置疑，進而提出自己的假說，尋求新的事證以支持自創的假說，進而得到科學社群的認同，成為科學界的一派之言。例如：創立幽門桿菌 (Heliobacter pylori) 的消化道潰瘍理論的兩位澳洲醫生華倫（Robin Warren, 1937 年出生）和馬歇爾（Barry Marshall, 1951 年出生），他們認為消化道潰瘍的壓力 (strss) 和辛辣食物理論是有問題的，雖然這種理論雖盛行多年，他們還是對此學說置疑，而進行胃液培養幽門桿菌。根據實驗結果，創立幽門桿菌的消化道潰瘍理論，此理論連馬歇爾的指導教授，都直接了當地告訴他：「你錯了！」馬歇爾堅持地相信他們所提出的理論，自己喝下了一杯幽門桿菌，幾天後出現了不適的症狀，10 天後經內視鏡檢查證實自己得了胃潰瘍 (gasric ulcer)。也因為此項醫學成就，為他們贏得了 2005 年的諾貝爾生理醫學獎。華倫和馬歇爾挑戰權威與質疑主流學說的勇氣、膽識和作為，是不是值得作為、特別是從事生物醫學研究者的典範？

5. 提出新學說的科學家，幾乎都有高度的聯想力。例如：維周把雷迪 (Francesco Redi, 1626-1697) 的生源論的銘言：「每一種生物

都是來自生物」 (*Omne vivum ex ovo,* *"Every living thing comes from a living thing"*)，延伸到細胞的層次，這就是聯想力的表現，而聯想力就是創造力的一個面向。

6. 提出新學說的科學家，幾乎都有高度的「擇善固執」的毅力。以華倫和馬歇爾在生物醫學研究的傑出成就為例，1979 年華倫觀察到潰瘍病人胃中的桿菌，1981 年和馬歇爾合作進行桿菌的培養實驗，歷經無數次的失敗，終於在 1982 年觀察到培養皿上的菌落，於是兩人共同提出了消化道潰瘍的幽門桿菌理論並發表於期刊上。他們能提出新理論，除了對自己的假設有堅定的信心外，堅持的毅力是不可少的元素，尤其是在 1980 年代初期，學界都一致認為細菌在酸性這麼強的胃中是無法生存，更顯得他們堅持的毅力之可貴。

7. 提出新學說的科學家，幾乎都很年輕。例如：1982 年提出消化道潰瘍的幽門桿菌理論時，華倫是 31 歲、馬歇爾是 45 歲，又如提出「跳躍的基因」理論的麥克琳托克 (Barbara McClintock, 1902-1992)，當她提出「基因的轉位」理論挑戰基因組 (genome) 的穩定性時，年齡也不到 40 歲，和她得到諾貝爾生理醫學獎時已 81 高齡相比，實在還是非常年輕！這也是說明年輕的學者比較不受舊理論的束縛，思想的多元性和願接受挑戰的積極性。而年齡高的資深科學家接受某一科學理論作為其科學事業的基本信念多年，要他們放棄信仰多年舊理論而另創新理論，和年輕科學家相較，那可能性就太小了。

五、結論

科學知識的結構就如培根所比喻的，像是一座科學命題

(propositions) 的金字塔，金字塔的底座是記錄客觀事實的觀察命題 (observation propositions or statements)。理論的知識：概念、原理、定律和學說等，都是由科學事實的觀察命題，再經由科學家的分析、歸類、統整、邏輯推理等認知操作而建構出來的科學知識。我們可以很篤定地主張：沒有科學事實的觀察命題，就一定沒有可被相信的科學理論知識，就算很多科學家只根據少數的科學事實，就可以憑著他們豐富的想像力創造出學說，例如，達爾文創造了天擇說來解釋生物的物種起源。因此，科學是一種植基科學事實的人類文明的事業 (entrepreneur) 是無庸置疑的。科學雖然以事實為基礎，但是並不意味著科學完全和人的主觀性 (subjectivity) 無涉，就如休姆 (David Hume, 1711-1776) 在《人的本性原論》(*A Treatise of Human Nature*) 一書的序言中，他寫道：「顯然地，所有的科學、或多或少和人的本性有關係……，甚至數學、自然哲學、自然宗教在某些量測上是必要依賴『人的科學』」(*Tis evident, that all the sciences have a relation, more or less, to human nature ... Even Mathematics, Natural Philosophy, and Natural Religion, are in some measure dependent on the science of Man*)。

既然科學事業的發展和個別的人-科學家的本性息息相關，那麼，科學家的成長和教育經驗、人格特質、質疑和挑戰權威的態度和精神等等，都會影響科學家的想像力和創造力與個人的視域。人的這些特質就左右了科學家如何解讀科學數據、建構科學理論-概念、原理原則、定律、學說，甚至某一學門的整體知識架構、研究方法學、研究問題和假設 (hypothesis) 的設定等等。因此，我們可以這麼說，人類是永遠無法完全辨別科學理論的真偽、以及追求到科學的真理，但科學家可以追求科學的逼真性 (verisimilitude)。

延伸問題：

(一)既然科學理論無法完全正確地反映自然界運作規律的真實性，生物醫學學家於從事生物醫學研究時，應該如何因應？

(二)為何提出新學說的科學家，幾乎都很年輕？請詳細論述己見。

(三)科學和人類的其他文明，如神學、占星學、藝術、音樂、……等有何異同？試比較申論之。

延伸閱讀：

[1] 郁慕鏞 (1994)：*科學定律的發現*。台北市：淑馨。

[2] 涂可欣譯 (1999)：*看！這就是生物學*（This is Biology, Ernst Mayr 原著）。台北市：天下文化。

[3] 桂起權、章掌然 (1994)：*人與自然的對話-觀察與實驗*。台北市：淑馨。

[4] 唐家惠譯 (1995)：*玉米田裡的先知*（A Feeling for the Organism: The Life and Work of Barbara McClintock, Evelyn Fox Keller 原著）。台北市：天下文化。

[5] 蔡伸章譯 (1993)：*近代西方思想史*（An Intellectual History of Modern Europe, Roland N. Stromberg 原著）。台北市：桂冠。

[6] 鄭昭明 (1994)：*認知心理學*。台北市：桂冠。

[7] 遠流編輯部 (2002)：*百年榮耀-諾貝爾獎世紀回顧* (The Nobel price: The first 100 years. edted by A. W. Levinovitz & N. Ringertz)。台北市：遠流。

[8] Aszmann, O. C. (May 2000): The life and work of Theodore Schwann. *Journal of Reconstructive Microsurgery* (United States), 16 (4), 291-295.

[9] Bliss, M. (1982): *The discovery of insulin*. Chicago: University of Chicago Press.

[10] Broad, C. D. (1923): *Scientific thought*. First published in 1923 by Kegan Paul, Trench, Trubner & Co Ltd. Reprinted 2000, 2001 by Routledge. London: Rout-

ledge.

[11] Hooke, R. (1665, reprinted 2003): *Micrographia or Some physiological descriptions of minute bodies made by magnifyinf glasses, with observations and inquiries thereupon.* Mineola, New York: Dover Publications Inc.

[12] Hopson, J.L, Wessells, N.K. (2008): Essentials of Biology. New York: Mc-Graw-Hill.

[13] Huang, D. S. (1995): *Concept map as an organizer in college biology teaching.* This paper was presented in Educational Academic Symposium of Teachers College in Taiwan, 1995/11/03, Pintung, Taiwan.

[14] Koslowski, B. (1996): *Theory and evidence.* Cambridge, Massachusetts: The MIT Press.

[15] Kuhn, T. S. (1970): *The Structure of scientific revolution.* Chicago: Universiity of Chicago Press.

[16] Lambert, Karel, Brittan, Jr. G. G. (1992): *An introduction to the philosophy of science.* Atascadero, California: Ridgeview.

[17] Lehrer, K. (2000): *Theory of knowledge.* Boulder, Colorado: Westview Press.

[18] Mader, S.S. (1990): *Biology.* Dubuque, Iowa: Wm. C. Brown.

[19] Marshall, B.J., Warren, J.R. (1984): Unidentified curved bacilli in the stomach of patients with gastritis and peptic ulceration. *Lancet,* 1 (8390), 1311-1315.

[20] Pella, M.O. (1966): Concept learning in science. *The Science Teacher,* 33 (9), 31-58.

[21] Postlethwait, J.H., Hopson, J.L., Veres, R.C. (1991): *Biology! Bringing science to life.* New York: McGraw-Hill.

[22] Romey, W. D. (1968): *Inquiry techniques for science education.* Englewood Clibbs, New Jersey: Prentice-Hall.

[23] Silver, GA (Jan 1987). Virchow, the heroic model in medicine: health policy by accolade. *American Journal of Public Health,* 1 (77): 86.

[24] Starr, C. (2005): *Biology: Concepts and Applications.* Belmont, California: Wadsworth.

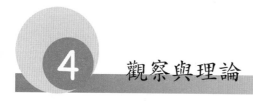

4　觀察與理論

　　觀察不是人類所獨有的行為。我們可以這樣地認為：所有的生物、特別是動物為了生存，都會透過不同的受器 (receptor) 來感知外界的訊息，俾能順利地覓食、避敵與求偶等求生存和延續後代的行為。地球上的第一種生物約於 38 億年前出現之後，達爾文演化論的天擇機制 (natural selection) 就啟動了「物種起源」的演化歷程，而造就了當下地球生物多樣性 (biodiversity)，呈現了地球為太陽系中唯一的綠色星球，也成就了人類在地球上唯一能建構文明的生物。人類文明的建立，應該可以歸因於人類把觀察的認知機制發揮到極致，當然人類其他更深邃的認知機制更扮演了分析、歸類、統整、推理、解釋、預測、臆想、假設、創造等功能。我們甚至可以更進一步地主張：人類發展出來系統性觀察方法學，是人種 (Homo sapiens) 可適應自然而超越其他人屬 (Homo)，一枝獨秀而繁衍到現在的重原因之一。

一、何謂觀察？

　　觀察不但是人類最重要的認知機制之一，更是人類探究自然運作的基本科學方法之一。事實上，在我國的科學課程設計上是相當重視學生對科學過程與方法的學習，小學科學教育的第一波、1970 年代初期的改革，所揭櫫的小學科學課程的教學目標為：培育學生的科學

概念、科學過程與方法、科學態度等科學素養,而科學過程與方法又包含基本科學過程與統整科學過程。基本科學過程再細分為:觀察、分類、運用時空關係、數字應用、測量、傳達、預測、推論;統整科學過程能力則有下列五項:解釋數據、形成假說、下操作型定義、控制變因、實驗。理所當然地這裡所謂的觀察就是科學觀察,那麼所謂科學觀察是指什麼呢?

首先要先說明一下觀察的生理與認知機制,觀察是人經由感覺器官即受器,接受外界的訊息而感知自然界的組成與其運作的現象,所以感覺器官可以說是人體的體內世界和體外世界間溝通的介面,把這兩個不同的系統緊緊地扣在一起。體外的訊息被受器接收後,若此訊息所引起的刺激足夠大,則產生的受器電位 (receptor potential) 將可轉換成動作電位 (action potential),也就是我們所熟悉的神經衝動 (impulse),經感覺神經路徑 (sensory pathway) 的傳導進入大腦皮層的感覺區,再經大腦皮層的聯合區分析統整後,對此傳入的訊息作出適宜的反應,由運動區發出神經衝動 (impulse),經運動神經路徑 (motor pathway) 傳到動作器 (effector) 而產生適當的反應。這一連串的過程可以圖 4-1 來表示之。

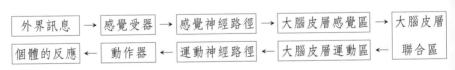

圖 4-1　觀察的生理機制過程

由於受器電位是不是動作電位而是一種階梯式電位 (graded potential),受器電位能否引發動作電位的形成,端視外界訊息刺

激的強度、受器的感受度 (susceptibility) 和相繼受器電位的加成 (summation)，而受器的感受度則受到刺激的頻率、個人經驗和心理狀態所左右，所以同一刺激因個體狀況的不同，所引發的受器電位的強度也可能不同。此一現象有句成語：「入芝蘭之室、久而不聞其香；入鮑魚之肆、久而不聞其臭」可以若合符節地來詮釋受器的感受度弱化的現象。同時，受器電位所引發的神經衝動，從突觸前神經原 (presynaptic neuron) 傳導到突觸後神經原 (postsynaptic neuron) 要通過神經原間所形成的突觸 (synapse)。突觸間的傳導是靠神經遞質 (neurotransmitters) 的中介而且是單向的傳導，只能由突觸前神經原傳向突觸後神經原。通常突觸後神經原會和許多個突觸前神經原形成突觸，因此在神經衝動傳導的路徑上，突觸在接受多個突觸前神經原傳來的神經衝動，會進行整合而作出適當的反應，進而影響到突觸後神經原是否形成動作電位。其整合的神經的生理機制如下：

　　一般來說，突觸前神經原傳到突觸的神經衝動，有些是屬於可降低突觸後神經原的膜電位 (membrane potential) 的致活性突觸後電位 (excitatory postsynaptic potential, 簡稱為 EPSP)，有些則是可增加突觸後神經原的膜電位的抑制性突觸後電位 (inhibitory postsynaptic potential, 簡稱為 IPSP)，這些突觸前神經原傳來的神經衝動所引發的 EPSP 和 IPSP 會進行加成 (summation) 整合的功能而完成最能符合個體利益的反應。從這些神經突觸的生理特徵，我們可以認識到神經衝動在突觸的加成整合作用，會受到個人經驗與原有經驗 (prior experience) 的影響。

　　接下來，將討論在科學研究事業上的科學觀察，所謂科學觀察是指科學家，進行科學探究時，為了解決科學問題、達成研究的目的，

有計畫地利用自己的感覺器官，來收集自然界萬事萬物的本質與運作現象的訊息。因此科學觀察是人類獲得科學經驗知識的唯一方法，它具有下列特徵：

1. 科學觀察是一種透過感官的認知活動。人類科學知識起源於個體的追求生存與好奇心的滿足，而來觀察自然的構成元素和元素間的聯繫及關係，進而得到推測自然現象背後運作的機制，因此科學觀察是一切科學活動的濫觴。例如：當一個經驗豐富的獵人看到獵物時，他會仔細觀察獵物的動靜，以便判斷射箭或開槍的時機而成功地獵殺而得到食物，這是自古以來，天天都在上演的追求生存的連續劇中之一幕，簡言之，就是人類為了自身的利益而做的觀察。另一方面，英國科學家虎克利用伽利略所發明的顯微鏡觀察了軟木栓 (cork) 的薄片，看到了細小的房間於是虎克把它稱之為「cellae」（其意為小房間），這是科學家為了好奇心的滿足而做的觀察。爾後的科學活動漸漸導向以追求科學家個人或團體的聲望和利益而做，例如，HIV（人類免疫不全症病毒或稱愛滋病毒）的研究歷程中，美、法兩國科學家為了爭奪誰是首先找出 HIV 者而「你來我往」殺得火熱，就是一個活生生的實例，此一爭奪學術聲譽 (credit) 的事件，最後竟然出動雙方政府的相關的官員協調，各自得到它們所欲求的聲譽才告落幕！讀者們應可以從此一事件嗅到一些學術研究的「銅臭味」的氣息。

2. 科學觀察是有目的和周延計畫的解決科學問題的作業 (task)。就有一點像科學哲學家孔恩在他的書《科學革命的結構》(*The Structure of Scientific Revolution*) 中所說的，在常態科學 (normal science) 階段時的科學活動，是科學家按典範所規定的理論、法則來玩解謎 (puzzle solving) 的活動一樣。這類的科學觀察活動，似乎

都有科學理論滲透其中，也就是觀察受到理論的引導與制約。換言之，觀察是在某些典範、研究綱領 (research programmes) 或研究傳統 (research tradition) 之下，科學家驗證科學理論的心智遊戲而已。

3. 科學觀察除了以感官的觀察外，可藉助儀器以補人類感官的侷限性。由於科學家發明了各色各樣的儀器，使得各種科學學門在 19 世紀以後的進展不但是突飛猛進，更帶動了跨領域的合作研究成為可能。例如：在生物醫學上，CT、MRI、FMRI、PET 等先進儀器的被創造出來，不只提供執業醫師在診斷患者病肇的實證影像數據，更可作為腦科學、認知科學與科學學習的跨領域、學門整合型研究的媒介。

二、觀察語言與理論語言

語言是用來表徵個人「思想」的工具，雖然傳達溝通的工具不只語言而已，在科學活動上，可用表格、圖表、數學方程式、曲線圖、柱狀圖、……等不一而足，但是仍然以語言最為普遍。例如：虎克在觀察軟木栓的顯微切片後，就是以生動而寫實的辭彙來描述軟木栓切片在顯微鏡底下影像的實況。為了忠於虎克的描述原味，把原文再次節錄如下：

> "... I could exceedingly plainly perceive it to be all perforated and porous, much like a Honey-comb, but that the pores of it were not regular. ... these pores, or cells, ... were indeed the first microscopical pores I ever saw, and perhaps, that were ever seen, for I had not met with any Writer or Person, that had made any mention of them before this. ..."

　　從上述虎克的描述用的語彙，它包括了觀察語言和理論語言。例如：穿孔的、多孔的、很像蜂窩，但是這些孔是不規則的 (perforated, porous, much like a Honey-comb, but that the pores of it were not regular)，是屬於觀察語言中的觀察語詞：穿孔的、多孔的、很像蜂窩；另外，「這些孔是不規則的」是屬於觀察陳述 (statement)。「細胞」則是屬於理論語言中的理論語詞。

　　接下來，先討論何謂觀察語言，觀察語言包含觀察語詞和觀察陳述／觀察語句／觀察命題，我們以孟德爾的豌豆雜交實驗為例子來論述。由表 3-1 孟德爾豌豆一對性狀雜交試驗的結果來檢視，觀察語詞包括：種皮形狀的光滑與皺縮、種皮顏色的黃色與綠色、花色的紫色與白色、豆莢形狀的飽滿與皺縮、豆莢顏色的綠色與黃色、花著生位置的腋生與頂生、莖高度的高莖與矮莖，都是屬於觀察語詞。邏輯實證主義 (logic positivism) 的大師卡納普 (Rudolf Carnap, 1891-1970) 認為：觀察語詞必須不涉及抽象實體（如電子、基因等），而僅涉及可觀察的對象或事件。這些語詞有一共同的特徵，就是它們都是可被感覺的經驗事實，也就是具有「可觀察性」。事實上，邏輯實證主義試圖要對人類科學知識進行理性的重建，即藉由檢驗科學理論與觀察是時間的邏輯關係來主張：科學的理論知識是從觀察事實所產生的，因而建構了關於科學知識結構的「演繹的兩種語言模型」，即觀察語言與理論語言。但是，由於觀察受制於理論的束縛，致使觀察語言與理論語言之間沒有鮮明的界線 (clear demarcation)，因而這種二分的「演繹的兩種語言模型」並不被科學社群所接納。

　　觀察語言中與觀察語詞相對的是觀察陳述（亦稱觀察命題），觀察陳述的邏輯意涵是以觀察語詞作為謂詞 (predicate) 所形成的語句，

就把它稱之為觀察陳述或觀察命題。若以「表 3-1 孟德爾豌豆一對性
狀雜交試驗的結果」來作為例子說明之：

> 子一代的全部個體的種皮形狀都是光滑。
> 子一代的全部個體的花色都是紫色。
> 子一代的全部個體的豆莢顏色都是綠色。
> ……
> 子一代的全部個體莖的高度都是高莖。

從上述的引用的四個例子的語句都可稱之為觀察命題，因為這些
語句所指涉的語詞都是可以觀察到的事物。通常把觀察命題視為單稱
命題 (singular statement)。例如：

> 在常溫時銅會導電。
> 這棵豌豆開的花是紫色。
> 石蕊試紙放入鹽酸水溶液中成紅色。

上述的單稱命題只能推論到特殊的情況下的特殊的現象，例如，
「在常溫時銅會導電」這項命題，在邏輯上推論的對象只能是「常
溫時的銅」，不能推論到其他的溫度或其他的金屬。若是以上述的
單稱命題為參考標準，而把「子一代的全部個體的種皮形狀都是光
滑」、……、「子一代的全部個體莖的高度都是高莖」視為單稱命
題，就不是很恰當，應稱二級 (second class) 觀察命題。因為由孟德
爾豌豆一對性狀雜交試驗的結果表中的語句來看，「子一代的全部個
體的花色都是紫色」等語句不是未經概括化 (generalization) 的觀察命

題，稱之為二級 (second class) 觀察命題比較合理。

　　相對的，卡納普也構思了包括理論語詞與理論陳述（命題）的理論語言。理論語詞是用來指稱不可直接觀察的自然對象和事件，或事件間不可直接觀察的運作關係的辭彙。例如：生物學上的天擇、生存競爭、基因（孟德爾的因子）、第二傳信者 (second messenger)、顯性基因、隱性基因等等；物質科學 (physical science) 的質子、電子、中子、場、電磁波等等。理論陳述是由理論語詞作為謂詞的陳述語句，例如：

　　　　在自然界中的生物都會受到天擇的作用發生變異而適應環境或被淘汰。
　　　　基因決定生物的性狀。
　　　　所有的原子都是由質子、中子、電子所組成的。

　　有關生物學的專有辭彙：基因（孟德爾的因子）、第二傳信者 (second messenger)、顯性基因、隱性基因等都是科學家為了解釋生命現象而創造的概念，因此稱之為理論語詞到目前為止應屬恰當。至於未來是否仍然恰當，則尚在未定之天，因有可能在未來有新的儀器可協助科學家看到基因、第二傳信者、……等也說不定！

　　前已述及，由於觀察受制於理論的束縛，致使觀察語言與理論語言之間沒有鮮明的界線 (clear demarcation)。接下來，將討論觀察語言與理論語言之間的關係。邏輯經驗主義者主張，觀察語言與理論語言之間有下列三種關係：

　　1. 觀察語言是理論中立的 (theory-neutral)。

　　邏輯經驗主義者認為：發生於視網膜的一切事件，都是生理生

化的反應，是和視覺經驗無關的神經生理事件的過程，觀察者所看到的等同於發生於觀察者視網膜上的視覺圖像。在這樣的信念下，邏輯經驗主義者就認為：「所有視覺正常的觀察者，在相同的條件下觀察同一對象，就會看到相同的物件或事件。」在這個前提之下，不同觀察者間就會有同一意義的觀察語言，不會發生如孔恩所說的：「意義的不可共量性」(incommensurable in meaning)。職是之故，邏輯經驗主義者就提出以下的信念：觀察者心智中所具有的既有知識架構(framework)、文化背景、知覺經驗、宇宙觀、價值觀，對觀察的過程無任何影響，因而觀察語言和相依的科學理論是保持中立的。科學工作者以觀察語言所撰寫的觀察報告（陳述）不需依賴相關的理論來解釋它，而觀察報告不需依賴理論的詮釋就可以判定其真偽。此一主張不但受到科學家的質疑，更受到非維也納學派科學哲學家的嚴厲抨擊。我們用一個最近的國際新聞上最通俗的例子（發生於 2009 年年中），來檢視一下邏輯經驗主義者的立論是否有龐大的爭議。故事發生的地點是伊拉克的一所動物園，因為園方經費短絀，無力購買原產非洲的斑馬，園方想到「窮則變、變則通」的如意想法，就把當地原有的驢子漆成斑馬的黑白條紋，以上漆過的驢子當斑馬讓兒童參觀的事件，稍補兒童「聊勝於無」的好奇心願，這種做法也許可以達到某些教育上的功效吧！假設我們毫無條件地接受邏輯經驗主義者的立論之一：「觀察報告不需依賴理論的詮釋就可以判定其真偽」，那麼在這個動物園的上漆驢子，在動物分類系統上就等同於斑馬啦！這就發生歸類上的謬誤了。

事實上，觀察術語（語詞）在不同的時期有不同的意涵。例如：遺傳學上我們所熟知的「基因」對孟德爾來說，是不存在的語詞，而

他為了分析和解釋其實驗結果，創造了「因子」來表徵把親代的表型特徵傳給子代的「實體」。細胞遺傳學發展之後，「基因」的意涵又因染色體概念的建立而遞變，到了 1953 年 DNA 的結構模型被確立之後，「基因」的意涵更是大大地擴展，諸如突變子 (muton)、操作子 (operon)、……等等不一而足。基因意涵的演變也符應了希臘先哲希拉克利帝斯 (Heraclitus) 的一句名言：「世界上唯一不變的真理就是變！」所以這個世界上是否有絕對真理，值得現代知識份子深思。

2. 理論語言的意義取決於觀察語言的意義。

在這裡用「取決」也許太沉重了些，讀者們也可以用諸如「依賴、隱含著 (implicated)、……等」，只要自己認為貼切，用何語詞則無妨。邏輯經驗主義者的龍頭卡納普主張：理論是一個沒有直接得到解釋的自由流動系統，意謂著理論語言沒有獨立的意義。因此理論語言和理論陳述，必需而且只能從觀察語言中獲得經驗的內涵，在未獲得經驗內涵之前，理論語言是無自身的意義。我們以孟德爾的豌豆的雜交實驗為例來探討卡納普的主張。以表 3-1 的孟德爾豌豆一對性狀雜交試驗的結果來作為探討的起點，表中所列的結果：種皮形狀的光滑與皺縮、種皮顏色的黃色與綠色、花色的紫色與白色、豆莢形狀的飽滿與皺縮、……等，都是屬於觀察語言。而子一代的全部個體的種皮形狀都是光滑；子一代的全部個體的花色都是紫色；子一代的全部個體的豆莢顏色都是綠色；……子一代的全部個體莖的高度都是高莖等則屬於觀察陳述。孟德爾為了解釋他所觀察到的事實，創造了顯性因子、隱性因子、顯性律試圖來瞭解子一代的全部個體，只出現親代的兩種性狀之一的規律性。接著他為了解釋子二代的個體的外表性狀，親代的兩種表型都顯示出來了的原理，他又創造了分離律和顯性

律來解釋了子二代顯性與隱性個體數比約 = 3：1 這個科學事實。在豌豆兩對因子（種子形狀與種皮的顏色）的雜交實驗時，為了揭示黃圓：黃皺：綠圓：綠皺約 = 9：3：3：1 這個科學事實背後運作的機制，他又創造了自由配合律來解釋它。

　　總而言之，邏輯經驗主義者的主角卡納普主張：「**理論是一個沒有直接得到解釋的自由流動系統，意謂著理論語言沒有獨立的意義**」。他這種主張實在是和生物學發展史上的故事格格不入，作者認為卡納普完全忽略了生物學的研究發展上，生物學家創造新的概念對研究進展突破的重要性。事實上，孟德爾創造顯性因子、隱性因子、顯性律、分離律、自由配合律的當下，已賦以這些概念他自己認為精確的意涵，否則如何合理而妥適地解釋豌豆雜交後的結果呢！因此，卡納普的主張，認為理論語言的意義取決於觀察語言的意義，對科學、特別是生物學的研究是不能提供任何典範的作用。

　3. 科學理論的實證經驗基礎是觀察語言。

　　雖然作者不認同觀察語言是科學理論、尤其是生物學、有意義的唯一來源。但是科學理論被提出之後，唯一可以提昇其支持度和信任度的，就是通過各項嚴酷的檢驗，而這些嚴酷檢驗還必須是實證的經驗事實。根據邏輯實證論者韓佩爾 (Carl Gustav Hempel, 1905-199) 的主張，他認為：「……為了確定一科學假說可以被確證，或一個理論可以被信賴到何種程度，……只需考量通過檢驗此一假說而獲得的實驗或觀察數據，以及把此假說和這些數據連結起來的邏輯關係。這就決定了理論按照所與數據而具有的支持度和合理的致信程度。」在科學實踐的過程，科學家透過觀察獲得觀察陳述或觀察命題，為了解釋這些資料而提出假說，假說得到實證的事實經驗的支持，就有

可能成為被科學社群支持和接受的學說。同時，科學理論仍需持續接受考驗，考驗的方式有二：解釋新出現的現象或新數據為其一；預測新現象或新數據為其二。例如：孟德爾為了解釋豌豆一對性狀（如紫色花和白色花）雜交，所產生的子一代花全為紫色，他為了解釋此現象，創造了「顯性因子」、「隱性因子」和「顯性律」等三個概念或定律。這些理論在 1900 年代後（因孟德爾的論文被束諸高閣近 30 年），「顯性律」又再度被考驗，生物學家進行某些開花植物（紅花和白花）雜交時，得到的結果和孟德爾的結果不同，子一代的花色全為粉紅，而不是紅花或白花的其中之一。因此，生物學家又創造另一個理論來解釋它，把這種遺傳現象稱為「不完全顯性」(incomplete dominance)，由此結果而推論得到「顯性不是普適的」(Dominance is not universal)。爾後出現的「連鎖」、「互換」、「性聯遺傳」……等概念，都是對孟德爾的「顯性律」、「分離律」、「自由配合律」的修正與補強，也就是「連鎖」、「互換」、「性連遺傳」……等遺傳現象，這些和孟德爾所提出的遺傳定律不相容的現象就如孔恩所說的異例 (anomalies)；但是這些異例又不像孔恩所說的有足夠的力道和孟德爾的「顯性律」、「分離律」、「自由配合律」相抗衡，進而發生科學革命。若進一步審視生物學史的故事，研究上有大突破的關鍵，幾乎都是新概念的提出，而把某一主題的研究進展推向新的高峰，也幾乎無符合孔恩所主張的科學革命發生，就如「地心說」和「日心說」間的抗衡，最後由「日心說」取代「地心說」而成為太陽系組成的主流學說一般。在生物學上，若要勉強找出一個比較符合孔恩所說的「科學革命」典型的案例的話，作者認為 1970 年代三明治式的細胞膜模型由流體鑲嵌模型取代的史實，堪稱可以符合孔恩科學

發展的理念。

三、觀察的客觀性

　　科學在追求理解 (understanding) 的研究過程，如何達到客觀性的要求是必須加以檢視的。但是，理解科學並不是把一堆看起來是科學事實的東西有條理地串聯堆砌在一起就可以達到目的，科學的活動是人類創造力與想像力的極致展現，不只是實驗或自然觀察、蒐集資料而獲得科學事實的例行操作罷了。創造力與想像力的心智運作，必須在自我素養和批判的自動調控下，才能發生豐沛的產出而不致漫無導向的「神遊太虛」。就創造力與想像力的面向而言，科學活動和藝術活動、如畫一幅畫、寫一首詩、做一首樂曲的心智活動並無二致。藝術作品的價值評鑑雖然也有些判準，但不乏太主觀 (subjective) 之議，而科學理論的評價則必須符合客觀的 (objective) 的判準。前已述及，科學理論的實證基礎來自於觀察的陳述，但是科學的理解是科學家個人創造力與想像力的心智操作過程的產物，而科學觀察的啟動意念也是來自科學家感受到某些科學問題需要被解決的壓力（這種壓力來自於內在或外在），進而從事自然觀察或實驗觀察及爾後一系列的科學活動，契而不捨地直到找出問題的解答。因此，觀察的客觀性對科學活動的重要性實毋庸贅言。

　　一般人於對話時，不論什麼場合只要涉及證據的辯論，常有人會脫口而出說到：「眼見為憑！」這句話真的可以完全相信嗎？先不論如「入幽蘭之室、久不聞其香，入鮑魚之肆、久而不聞其臭」等的人體受器的鈍化而影響感覺的效能 (efficiency)。事實上，「感覺的錯

覺」是非常普遍的現像，就是再怎麼精明的觀察者也無法完全避免。以視覺為例，實體的背景會扭曲了人對實體的視覺判斷的實例，如兩條一樣長的線段，線段的兩端各畫上箭號，一條線段的箭頭向內，一條線段的箭頭向外，再仔細地比較一下兩條線段的長短，你會發現前者看起來比後者長。讀者若不相信的話，自己可以實做一下，加以確證。其實，大家、尤其是師長、都會教人「要用『心』念（看）書」。由此可知，觀察是用「心」（腦）看，而眼睛的視網膜只是接收器罷了（註：有新的研究結果認為視網膜似乎有記憶的功能）。

由上述視覺受到愚弄的實例，而科學活動又是由個別的科學家所主導的，那麼科學觀察的客觀性又如何達成呢？當然，不同學派的學者對於客觀性持有不同的立場，在這裡作者所持客觀性的立場，是相對主義 (relativism) 的相對客觀性 (relative objectivity)。因此，不論是評鑑他人的研究論文，或自我檢視個人的研究計畫，觀察的客觀性可從下列幾個面向來達成或評估：

1. 檢驗研究設計所持的理論是否值得相信，因為理論會滲透觀察（本章第五節會再探討），也就是科學的觀察受到科學理論所引導。就如細胞的發現過程，嚴格地說也不是單純的觀察而已，虎克把看到顯微鏡下軟木栓的影像，而把多孔似蜂巢的每個孔狀的構造命名為細胞 (cellae)，為何虎克用 cellae 這個字呢？其實虎克腦中已有 cellae 這個拉丁字及其原有的意涵。因此，研究者所依持的科學理論是否為科學社群所信賴的理論，就愈顯得其重要性。

2. 研究所使用的儀器或工具的效度 (validity) 與信度 (reliability) 應加以檢驗。一項研究所若使用的儀器或工具的信、效度不足，則此項研究要達到觀察客觀性的最低門檻幾乎等於是「緣木求魚」。

3. 方法與步驟的透明度。科學家於完成某項研究後，所出版的研究論文中，會把方法與步驟敘述清楚，讀者可由其方法與步驟研判，研究者（群）所做的觀察其客觀性的程度。但是於 20 世紀中葉以後，科學研究的商業導向化與國家化，在種種保密理由的籠罩下，隱匿了關鍵的方法、技術、步驟，而影響了方法與步驟的透明度。職是之故，才會不斷地發生科學研究造假事件，近年來最轟動複製研究的造假事件，就發生於亞洲某國的學者。再如，2009 年國光 H_1N_1 流感疫苗的安全性受到嚴重質疑的時刻，有關種蛋是否合乎疫苗級的雞蛋，社會大眾要求檢驗養雞場，但是國光生技公司以商業機密為藉口予以拒絕，這不但是涉及商業利益和全民健康的權重 (weighting) 的問題，更涉及醫學倫理的爭議，但我國的行政院衛生署無任何的政策宣示，主張國光公司要接受公開的檢驗。政府這種的政策取向是有違科學研究的正常規範的。

4. 觀察陳述（命題）的可重複性 (repeatability)。所謂可重複性就是以相同的方法、儀器或工具、步驟、環境因素、研究對象，再次實施相同的研究可獲取相同、至少相類似的數據而得到相同的觀察陳述。重複性的判準仍然值得在這裡加以討論，也就是再次觀察所得到數據要逼近到何種程度才算是可信的。例如：孟德爾的一對性狀雜交，子二代的表型比例為，光滑種皮：皺縮種皮 = 2.96：1；黃色種皮：綠色種皮 = 3.01：1；紫色花：白色花 = 3.15：1；飽滿豆莢：皺縮豆莢 = 2.95：1；綠色豆莢：黃色豆莢 = 2.82：1；花腋生：花頂生 = 3.14：1；高莖：矮莖 = 2.84：1。這 7 對性狀的子一代，顯性表型與隱性表型的比例有 7 種不同的數值，讀者會懷疑它們可簡化為 3：1 嗎？那麼把「重複性」認為是可作為觀察的客觀性之判準合適嗎？

有人認為簡化為 3：1 是孟德爾經數學統計處理後才做出的決定，應有統計學上的可信度！但是我們也會再問，95% 的信心水準和 99% 的信心水準，真的 99% 的信心水準更值得我們的信賴？尤其是把統計技術運用於生物醫學的研究數據的處理時，更應小心謹慎。因此，觀察陳述（命題）的可重複性 (repeatability) 仍然只是觀察客觀性的判準之一，要配合檢視其他三項判準才比較能顯示其真正的意義。

四、觀察的理論依賴

　　傳統上，科學界很多科學家都認為：「科學家在進行科學觀察時，是客觀中立而不受個人的信念、原有知識與想法所干擾的。」尤其是歸納主義論者，認為科學家只要細心地、不先入為主的觀察，就可以得到可信的觀察陳述（命題），以這些事實作為基礎就可衍生出可能是真實的（即使不是完全真實或稱之為統計上的真實）科學知識。但事實上，兩個人接受同一視覺經驗，就算視網膜上呈現同一影像，這兩個人也不可能「看」到同一事物，就如韓遜 (Norwood R. Hanson,1924-1967) 所言：「看到的比眼球遇到的多」(There is more to seeing than meets eyeball)。韓遜也是第一個提出：「觀察是學說依賴」(Observation is theory laden) 這種主張的科學哲學家，因此他認為觀察語言 (observation language) 和學說語言 (theory language)，在科學家進行科學活動時是糾纏交織在一起而不可區辨。韓遜在科學哲學史上具有舉足輕重地位的著作《發現的樣式》(*Patterns of Discovery*) 中，論述有關視覺與知覺 (perception) 的主張，他認為視覺與知覺不是受器的接收，而是過濾後的訊息，此過濾網 (filter) 就是觀察者的

前概念 (preconceptions)，後來韓遜把它稱為「主題架構」(thematic framework)。

在這裡作者要舉讀者們所經歷過的熟悉經驗為例，於國、高中的生物學課程中，應該都有過以顯微鏡觀察細胞的實作學習活動。通常此實作活動都會安排在描述細胞的構造與功能之後，因此絕大部分的學生、只要操作的程序正確、都能自行在標本片找到所謂的「細胞」。假設，此實作活動安排在細胞的構造與功能的敘述之前的話，而學習者又是第一次接觸「細胞」這個語詞（專有名詞），也是第一次運用顯微鏡做實作的觀察，則他們會不會有類似虎克觀察軟木栓切片時的心智反應？但所用的觀察語言不同。例如：洋蔥表皮標本在顯微鏡底下的影像中，一個個長方形的構造稱它為「小積木」，因為玩積木幾乎是大家共有的遊戲經驗！作者未做實徵的研究，不知道學生是否真的有此類反應。這兩種實作活動安排的順序不同，學生具有的經驗（亦可稱之為前概念）不同，觀察後的心智反應也不一樣，所建構的觀察陳述理所當然應該相異才是吧！

再者，歸納主義者認為觀察陳述（命題）需植基於公開的知覺經驗 (perceptual experiences)，個人私下主觀的經驗是不能算數的。在此前提之下，顯然達爾文隨畢格爾 (Beagle) 號出航所蒐集的資料，在科學上是不符合這項邏輯論證的要求，因為那些資料是達爾文個人的私有經驗而已。上述論點可能把知覺經驗和觀察陳述混淆了，前者是可以被觀察者感知到，而後者是並不可被感知的，是個人所建構的。同時，觀察陳述是理論語言所組成，例如：孟德爾豌豆的一對性狀雜交，子二代的表型比例為顯性的表型：隱性的表型 = 3：1，此一觀察陳述就涵括了理論語言「顯性」和「隱性」。就算最普通生活上

的觀察陳述，例如：泡茶要燒開水，人們常說到「瓦斯點不著」，而「瓦斯點不著」是觀察陳述，而此陳述中的「瓦斯」是物質歸類的語言，這表示有一類物質具有共同的特性，可以放在「瓦斯」這個概念之下，而且有些瓦斯是可點燃的。因此，「瓦斯點不著」這個觀察陳述，是植基於「瓦斯」這個概念（概念是人創造的理論知識）而做的陳述。綜合以上的論述，我們可以很有自信地說：科學觀察是理論依賴的，也就沒有所謂的「中性觀察」。

五、結論

過去我們所抱持的科學研究過程，都偏好所謂的「**科學由觀察開始**」，只要觀察者無偏見的仔細觀察，就可得到忠實反映自然世界運作的事實，這些事實就可以作為觀察者形成觀察陳述（命題）的堅實基礎 (secure basis)。顯然，歸納主義論者的這種主張是有點「荒誕不經」而不值得信賴的，就如洛克 (John, Locke, 1632-1704) 對人類心智的主張一樣，在當時可能風靡學界，後來神經科學的進展與研究上的突破，因而造成他的主張令人覺得有點荒謬。洛克在《人類的悟性論》(An Essay Concerning Human Understanding) 一文，創造了「白板心智」(tabula rasa) 來形容人類出生後的心智狀態。更進一步，在《教育的理念》(*Some Thoughts Concerning Education*) 提出其如何教育此心智的信念：教育可型塑一個人，更基本地，此心智是「空的房間」(empty cabinet)；就此立論 (stateman)，我們所遇見的人有 90% 不論他們是好或是壞、是有用或是無用，都是取決於教育。教育對人類的文明與個人發展的重要性，應無人會反對洛克的主張，但對「白

板心智」說，卻是爭議頗大的立論。對一個新生兒來說，他的心智也不是一塊白板，例如，皮亞傑 (Jean Piaget, 1896-1980) 就認為：新生兒是具有動作智慧的。

事實上，就如社會學家霍汀吉 (Anorld Hottinger) 的主張：「沒有理念，我們是活不下去的；我們所踏的每一步皆受到引導，即使不是受到有意識的理念所引導，至少也是受到無意識或潛意識的理念所引導。」因此，我們可以肯定地主張：我們的一言一行都受個人的意識、知識架構、價值觀、……等的統整操弄 (unified operation)。科學家於從事科學事業的活動時，本身所持的概念、原理／定律、學說等，甚至於個人的文化背景和價值觀，都會發揮深邃的影響力。更進一步，我們可以肯定地說，科學理論引導著科學的研究動機、研究目的、研究問題、方法的抉擇、數據的分析與解釋、觀察陳述與研究主張的提出、……等，而不只是理論引導科學觀察而已。

延伸問題：

(一)有科學哲學家認為：「無科學理論、就無科學觀察」，你是否同意？試詳述你的論點。

(二)觀察者心智中所具有的既有知識架構 (framework)、文化背景、知覺經驗、宇宙觀、價值觀，對觀察的過程無任何影響。此一命題你同意嗎？試申論之。

(三)假設心肌梗塞的病人，裝置心血管支架都無法再對病人有任何幫助。現有研究單位發展血管上皮細胞生長因子的基因療法，目前仍然在人體試驗階段，因此此基因療法的成功率不明。如果你是這位病人的主治醫師，你會建議他接受此基因療法嗎？為什麼？

(四)既然科學的觀察是理論依賴的，以學習細胞來說，細胞觀察的實作活動可

以安排在細胞的構造與功能的敘述之前或之後。就你個人的學習經驗而言，哪一種安排對你的學習效果最好？請詳述你的論點。

(五)既然洛克「白板心智」說受到強烈的質疑，那麼，我們要如何「教育」幼兒呢？請論述你的觀點。

延伸閱讀：

[1] 江天驥 (1987)：*當代西方科學哲學*。臺北縣新店市：谷風。

[2] 李執中、杜文仁等譯 (1992)：*科學方法新論*（How We Know, Martin Goldstein 與 Inge F. Golsdtein 原著）。台北市：桂冠。

[3] 教育部 (2005)：*九年一貫課程自然與生活科技領域：科學素養的內涵與解析*。台北市：國立台灣師範大學。

[4] 桂起權、章掌然 (1994)：*人與自然的對話-觀察與實驗*。台北市：淑馨。

[5] 唐家惠譯 (1995)：*玉米田裡的先知*（*A Feeling for the Organism: The Life and Work of Barbara McClintock, Evelyn Fox Keller* 原著）。台北市：天下文化。

[6] 蔡伸章譯 (1993)：*近代西方思想史*（An Intellectual History of Modern Europe, Roland N. Stromberg 原著）。台北市：桂冠。

[7] 蕭明慧譯 (1991)：*科學哲學與實驗*（Presenting and Intervening, Ian Hacking 原著）。台北市：桂冠。

[8] Chalmers, A. F. (1982): *What is this thing called science*? New York: University of Queensland Press.

[9] Hanson, N. R. (1958): *Patterns of discovery*. Cambridge: Cambridge University Press.

[10] Hempel, C. G. (1966): *Philosophy of natural science*. Englewood Cliffs N.J.: Prentice Hall.

[11] Kuhn, T. S. (1970): *The structure of scientific revolution*. Chicago: Universiity of Chicago Press.

[12] Piaget, J. (1952): *The origins of intellgence in children*. New York: International University Press.

[13] Tortora, G.J., Anagnostakos, N.P. (1990): *Principles of anatomy and physiology*. New York: Harper & Row.

科學的客觀性與真實性

　　在前一章的結論已述及，科學家於從事科學事業的活動時，自身所持的概念、原理／定律、學說等先備知識，甚至於個人的文化背景和價值觀，都會對科學的觀察發揮深邃的影響力。作者肯定地認為：科學理論引導著科學家的研究動機、研究目的、研究問題、方法的抉擇、數據的分析與解釋、觀察陳述與知識主張的提出、……等，而不只是理論引導科學觀察而已。因此，科學事業可以說是科學家的個人科學活動所累積下的成果；另一方面，科學事業又是涉及科學社群 (science community)、社會、國家、甚至全人類利益的集體事業 (holistic enterprice)。再者，任何的科學活動、尤其是大型或整合型的研究都需要龐大的經費，這些經費基本上都是來自國家的預算或是基金會的支持，也都是人民所提供的稅金或捐獻。國家機器或基金會的董事會如何決定什麼樣的研究計畫值得拿全國人民的血汗錢或捐獻去支持，是值得我們全心關注的。例如：2009 年我國中南部發生史上非常嚴重的 88 水災，政府花了好幾億元新台幣所支持的土石流預報系統研究，根本沒有發揮任何作用，那麼社會上就會有高度質疑的聲音出現，質疑政府花費這筆錢的正當性。當然有人辯護說，這些計畫都是經學者專家審查通過才得到支持的。但是在臺灣這個公民社會的國度裡，我們會問學者專家審查的準繩是什麼？這些準繩是如何建立的？客觀性呢？在臺灣由於每個專業領域的學術人口規模很小，研究計畫互審的情形非常普遍，客觀性審查準繩的建立，就顯得格外的重

要。另外，更根本的問題則涉及科學的真實性的問題，也就是我們如何評價科學理論是否就是自然的本質與運作的真相。由於科學事業、尤其是自然科學、是向深邃奧秘的自然界提出問題並尋求答案，以人類的智慧要得到完全正確的答案解決所提出的研究問題，在當下與可知的未來，是人類的不可能的任務！因此，不論研究經費的使用與科學理論的評價，都涉及到評審的客觀性問題，因此科學客觀性的追求是科學事業能否持續發展的必要前提，也影響到科學研究能否真正做到「福國利民」而儘量做到不會亂花人民的血汗錢。

一、客觀性的追求

鑒於研究經費的使用與科學理論的評價，都需要做到客觀性的評審，才能兼顧研究經費的撙節與國家科學事業的發展。無庸贅述的，客觀性的評審或評價必需植基於科學客觀性的追求，進而建構了可被信任的客觀性判準。對於研究計畫能否做到客觀性的評審，這裡作者必須強調的是，審查人的學術水平與視域 (horizon) 是審查品質保證的首要條件，也就是所謂的「徒法不足以自行」的道理。審查人的學術水平與視域的高低，對於國家的學術發展與研究水準，具有深邃且長遠的影響，此議題雖然重要，但不在本書所探討的範疇，故作者略而不論不予著墨。

由於每一科學專業領域都有自己的科學社群，因此每一專業社群也一定有一套經年累月所形成的專業「行規」，這些「行規」也就是這一領域的審查的判準。職是之故，本文將從科學的共同特徵之一的方法論與過程 (methodology and processes)，來探討審查的判準。雖

然在第四章的「觀察的客觀性」就已論及如何檢驗觀察的客觀性，但是科學不是單純起自於觀察，而是科學家身邊有值得要解決的問題，不論問題是起源於科學家內在的認知的需求 (epistemological needs)，或來自於外在社會的需求 (societal needs)，都涉及到問題背後眾多的因素。例如：孟德爾的豌豆雜交的研究就是屬於前者；史諾 (John Snow, 1813-1858) 對於霍亂 (cholera) 的研究則是屬於後者。不論問題是屬於前者或後者，科學家要解決其問題就必須謹慎地設計解決此問題的方案-研究計畫 (proposal)，才能找到問題的真正或接近真實的答案。史諾醫生在醫學領域上的研究貢獻良多，其最大者莫過於對霍亂的研究，他不但阻止的霍亂再大規模地危害英國倫敦地區的居民，而其專題論文《霍亂的傳染模式》(*On the Mode of Communication of Cholera*)，在生物醫學研究上的啟發性更值得注意，因此篇專題論文在生物醫學史上，就是重要的科學研究方法學的著作之一。由此可見不論心智上或實質上，一個對人類有貢獻的科學成就，一定有可受公評的嚴謹的科學方法與過程。在此，先討論涉及國家科學研究預算應用面向的科學客觀性追求。研究預算運用的合理性與公平性，可經由審查研究者的研究計畫，作為追求客觀性的重要手段之一。至於計畫審查的原則，作者認為可參考歷史主義的科學哲學家所抱持的理念：整個科學事業的發展過程、科學研究目的、方法、問題和內容變化、科學理論、假說的產生與辯護……等，都是科學哲學應關注的範疇。因此，審查的判準應檢驗下列項目：

　　1. 研究動機：任何研究計畫，研究者對於其研究動機都會有一套自己的說辭。但是研究動機和所設定的研究目的間，研究者論述的邏輯合理性與可被信賴度要經得起考驗。考驗的判準在於動機的內、

外在需求是否合理且符合現實，例如：流感是肆虐臺灣最普遍的流行病，若有一研究計畫，所揭示的研究動機為：探討流感疫苗施打後重症不良反應患者的免疫系統的生理生化反應。作者認為其動機符合現實的外在需求，也就是研究者所擬定的動機符應了社會的需求。

2. 研究目的可以達成的程度：每一項研究計畫會依據研究動機設定其研究目的，能否達成與達成的程度是計畫應否予以經費支持的關鍵。要評估一計畫的研究目的可以達成的程度，可以檢視其研究問題的解決方案是否可行，也就是方法與步驟是否蒐集到問題解決所需要的數據。

3. 研究問題是否針對研究目的達成而設計：研究問題是引導方法與步驟的擬定，一般來說研究者會針對每一研究目的，設定相對應的研究問題，若擬定的問題不能和目的匹配，則所蒐集的數據雖解決了問題，但不能真正達成所設定的研究目的。

4. 研究假設：事實上，一個科學上的研究假說，就是科學家對研究問題所提出的暫時性的答案。若有明確的觀察事實支持的話，此一暫時性的答案就可能成為研究問題合理的答案。因此，審視一項研究計畫時，研究者所提出的假設是否適宜，則要檢視假設是否和相關的科學知識相符應而不會相互矛盾。例如：蘇瑟蘭為理解水溶性賀爾蒙的作用機制 (mechanism)，提出「第二傳信者」的假設時，當時在生命科學界已有共識的相關科學知識有：細胞膜的構造為「流體鑲嵌模型」的結構、賀爾蒙有水溶性和脂溶性、水溶性賀爾蒙不能通過細胞膜的脂雙層 (lipid bilayers)。根據當時生命科學相關的知識，蘇瑟蘭提出「第二傳信者」的假設，來作為解釋水溶性賀爾蒙的訊息傳送到標的細胞 (target cell) 內的假說（暫時性答案），是相當適宜的推

論。除了提出適宜的假說外，一項嚴謹的研究計畫通常會提出對立假說，此成對的假說同時接受相同的判準加以檢驗，何者可以勝出完全取決於科學家進行觀察或實驗所蒐集的科學事實是否支持？關於對立假說間取捨的科學研究實例，讀者若想要更深入地了解的話，可參閱《偉大的科學實驗》的第二章「對立假說間的取捨」。

5. 研究方法與步驟應針對解決所設定的研究問題而設計：運用何種研究方法決定了觀察蒐集數據的面向，若研究者所採取的方法有偏差或不對，則所蒐集的數據就不能解決研究問題，也就不能達成研究目的。例如：應採取量化 (quantitative) 而用質化 (qualitative) 研究法，或應兩者兼用而只採用單一的量化或質化，這些方法誤用或方法不完整的設計，都是嚴謹的研究計畫應極力避免的錯誤。

6. 理論架構應與科學界已有共識的相關科學知識，如概念、原理、定律、學說等相符應而不會矛盾：科學家所進行的任何科學研究，在計畫設計的歷程中，其心智中都對相關的知識有相當的理解。因此，一項研究計畫的理論建構不但要完整而嚴謹，而且其論證須符合邏輯及科學的現實。

7. 研究儀器或工具的效度與信度的檢視：科學的研究幾乎都要用到儀器或工具，研究者所使用的儀器和工具必須是靈敏度最好的才會有最好的效度，同時還要考就儀器和工具於測量時的信度，也就是儀器的穩定性與工具的一致性。例如：2007 年自中國進口受三聚氰胺污染食品而肆虐臺灣時，政府的檢驗單位所使用的檢驗儀器的靈敏度不足，受到學術界和社會大眾的強烈質疑的事件，不但打擊政府的威信，更造成社會大眾人心惶惶而不可終日，此一事件值得我們科學界於進行科學研究設計時作為深切的殷鑑，也就是對於所選擇的研究儀

器或工具的效度與信度一定要經嚴格的考驗。

　　以上作者所構思的七項審查研究計畫時，可供參考的審查項目並不是經實徵研究後所提出的知識主張 (knowledge claim)。因此，這七項標準的效度和信度皆未經檢驗，其嚴謹度是相對地不足，在此特別提醒讀者。同時，上述七項審查項目只是原則而已，事實上，每一項目可因應科學領域的差異，再細分為若干審查的小項則更具實用價值。在本書略述科學研究計畫的審查，作者的主要意圖是在於給醫學生或醫療相關專業主修的學生，對所謂的研究計畫的擬定有一先驅的經驗，致使對日後的專業的發展有所助益，就如胺基酸中的苯丙胺酸 (phenylalanine) 是人體細胞產生黑色素 (melanin) 的先驅物質 (precusor) 一樣，人體若不能產生黑色素則會得白子病 (albino)，但前提是體內要有足夠的先驅物-苯丙胺酸。

　　至於如何評價科學知識的真實性的問題，抱持不同的理論信念者有不同的看法。本文將以知識論 (epistemology) 為基礎來論述之，知識論是一門哲學的分支，是專門討論知識的本質 (nature)、來源 (sources)、與限制 (limits)。知識論的探究主題內涵，大致限定於下列三大問題：

　　第一：命題知識 (propositional knowledge) 的本質及對自然的特別命題知識的真實性是什麼？

　　第二：人類如何能獲得知識？

　　第三：知識的限制 (limits) 是什麼？

　　有關科學知識的客觀性問題，以下各節分別以理性主義、實證主義、和歷史主義的立場加以論述。

二、理性主義與科學真實性

　　理性主義的發軔可以回溯到兩千多年前的古希臘時代，從泰利斯 (Thales of Miletus, ca.624 BC-ca.546 BC)、蘇格拉底 (Socrates, ca.469 BC-399 BC)、到柏拉圖 (Plato, 428／427 BC-348／349 BC) 和亞里斯多德 (Aristotle, 384 BC-322 BC)，這些學者都抱持理性主義的哲學觀。雖然亞里斯多德到了晚期的學術事業傾向於能夠被感官知覺得到的事物，進而建立了亞里斯多德物理學與初期的生物分類學（把動物分成水生和陸生兩大類），但仍然保有他是柏拉圖學生的事實，亞里斯多德還是蘊含著濃厚的柏拉圖理性主義氣息。此一「理性氣息」遺緒不但影響整個歐陸的學術思想，更綿綿不絕地傳承到中古世紀以至近代。傳承到了十七世紀，理性主義也經歷了多年的演化，但其基本的氣息仍然維持著，當時的代表的學者，如笛卡爾 (Rene, Descartes,1596-1650)、史賓諾沙 (Benedict, Spinoza,1632-1677)、萊布尼茲 (Gottfried, Leibniz, 1646-1716) 等人，他們對於知識論的主張仍然是：知識須絕對正確的而且來自於人類的理性。由於演繹論證可以確定，當前提為真時，則結論必為真，因此演繹論證是獲得知識的主要方法。到了二十世紀中期「理性氣息」此一遺緒轉換為「理性之夢」，成為科學哲學與科學界在論述科學與研究科學時所追求的理念。理性主義經過兩千多年的「演化」而流傳至今，出現了一些不同的流派，但不管是何種流派，所持的中心教條：人類獲得知識是獨立於感官經驗的 (Knowledge are gained independently of sense experience)，仍然是各流派的理性主義者亙古不變的信念。

　　對於知識論所討論的三個核心問題：第一、命題知識的本質

是什麼？第二、人類如何能獲得知識？第三、人類知識的限制是什麼？對前述三個問題，雖然理性主義論者 (rationalists) 和實證主義者 (empiricists) 都有不同的主張，但是他們之間最大的歧見在於第二個問題，也就是「人類如何能獲得知識？」。對於知識論的第二個問題，理性主義論者至少會採取下列主張的其中一種，茲論述如下：

(一)直觀／演繹模式 (intuition／deduction thesis)：

在某一特殊學科領域的某些知識命題，是經我們的直觀就可以知道的；另外的某些知識命題，是從直觀的知識命題演繹而來的。所謂「直觀」是一種「理性頓悟」 (rational insight) 的形式，也就是當我們「看」到它是真的，就以這樣的方式智巧地把握知識的命題，而論證的信念 (warranted belief) 就隱含其中。讀者在高中學習有機化學時，一定學過碳氫 (hydrocarbon) 化合物，此類有機化合物可分為直鏈狀和環狀兩大類。當年德國化學家凱庫雷（Friedrich August Kekülé von Stradonitz, 1829-1896; 後來他習慣稱自己為 August Kekülé）正為解決苯 (benzne, C_6H_6) 的結構而苦思不得其解內心頗受煎熬之際。據說，有一次由實驗室回到家裡，坐在壁爐前的搖椅上，邊搖邊想苯的分子結構，不知不覺地進入夢鄉。在夢中他「看見」爐中火苗上竄中出現一個個原子，原子一個連一個隨上竄的火苗的接起來變成一條蛇，而且蛇頭咬住蛇尾形成環狀。就在這關鍵的時刻，凱庫雷猛然驚醒而夢中所見猶歷歷在目，此一夢境中蛇之頭尾成環狀的情境，引發他的「靈感」 (inspiration) 認為苯的分子結構可能是環狀。有了苯的分子結構的想法後，凱庫雷回到實驗室，測定苯的物理和化學的特性，都支持 C_6H_6 是環狀的結構，因此他就篤定相信 C_6H_6 的六角形環

狀結構，而成就了自己在化學上的偉大事業。凱庫雷解決苯分子結構的故事的前半段，應可說是「直觀」的「理性頓悟」形式之一類吧！讀者，你／妳又如何解讀凱庫雷解開苯的分子結構之謎的故事呢？而科學家的「理性頓悟」的根源又是起源於何處呢？

　　至於，「某些知識命題是從直觀的知識命題演繹而來的」的演繹推理 (deductive reasoning)，只要是直觀的前提 (premises) 是真，經由有效的論證 (valid argument)，則結論必為真。一般的哲學的論述，都會舉數學的例子來說明演繹推理，例如，3 是質數 (prime) 大於 2，由此知識命題經演繹得到：「這裡有一個質數，它是一定大於 2」的知識，且此一知識為真。直觀與演繹的知識模式，可提供我們得到的知識是所謂的「先驗的」(a priori) 知識。基本上，先驗的知識就理性主義者來說是絕對的正確，而不容許有任何的懷疑，這也是他們認為，知識的獲得和認知主體-人的感官經驗無關的立論基礎。在科學上也經常用到演繹推理來進行科學活動，就以孟德爾豌豆一對性狀雜交試驗的結果所建構出來的顯性律來說，若我們種植高莖和矮莖玉米，並利用雜交技術使它們雜交產生子一代，而我們也相信顯性律為真，經演繹推理就可以得到：「子一代的玉米其外型全為高莖」為真的知識。但是科學上的演繹推理和數學的演繹推理有本質上的不同，由於孟德爾遺傳定律（其他的科學定律也具類似的性質）的根源，是科學事實和數學的統計應用，雖然得到知識的論證過程，在邏輯上是有效的論證，但不能就直接地認定其結論為真，要檢驗其真實性則要科學事實的支持與否，而科學事實是來自自然或實驗的觀察所得到的。因此在科學上，演繹推理所得到的知識就不可能是絕對的真 (absolutely true)。例如，就以遺傳學發展史上的故事來說，於二十世紀初期，孟

德爾的遺傳定律-顯性律、分離律和自由配合律在當時,是被從事遺傳學研究者當做「典範」的科學理論,但仍然出現和孟德爾遺傳定律不相符的遺傳現象,如中間型遺傳、連鎖與互換等。同樣的情形在物質科學上,演繹推理所得到的知識不可能是絕對的真,也是比比皆是而不勝枚舉。例如:氣體方程式 ($PV = nRT$)、$P_1V_1 = P_2V_2$、……等規範氣體行為的定律,和孟德爾遺傳定律一樣,是科學事實和數學統計應用的產物,不能舉世皆準而演繹出來絕對真的知識。

(二)天賦 (innate) 知識模式:

我們在某一特殊領域的知識,是我們理性本質 (rational nature) 的一部分,不是後來由認知主體所建構的。天賦的知識模式和直觀/演繹模式的知識一樣,都是先驗的知識和感官經驗無涉,但後者把知識的獲得歸因於認知主體的直觀和演繹,而前者則某些人訴諸於早期的存在 (earlier existence)、某些人訴諸於上帝的恩賜、又有某些人認為是經天擇 (natural selection) 所傳承下來的本質的一部分。對一個對達爾文天擇說忠心耿耿支持者的作者來說,寧可相信天賦的知識是人類經天擇所傳承下來的。

(三)天賦概念 (innate concept) 模式:

我們具有某一特殊領域的部分概念是我們的理性本質的一部分,而不是由自我的經驗所建構的。持有此主張的理性主義者,感官經驗並不會給我們帶來概念或決定概念的內涵,是感官經驗引發我們的理性本質,而把固有的概念引導至意識 (conciousness) 的層次。對此知識論理念的詮釋,作者認為:固有的概念由相關的經驗喚醒

(invocation)，經由隱晦的 (implicit) 型式而形變成為明確的 (explicit) 型式，由隱晦的形變成為明確的之喚醒過程中，認知主體的感官經驗賦予固有的概念相關的經驗而豐富了概念的內涵，但另一方面感官經驗也限制了固有的概念之外延性 (extension)。

　　前已述及，理性主義者不論其流派為何，他們對知識信念的基本中心教條就是：人類獲得知識是獨立於感官經驗之外的，而知識來自於人類的直觀／演繹、天賦的 (innate) 知識模式、或天賦的概念 (innate concept) 模式。就笛卡爾的主張來看，他認為：物質的世界是一部完美的機器，具嚴格地決定性的本質，因而可化約成正確的定律。再者，它的確定性的起點，乃是我們自身「思維自我」 (thinking self)，而「思維自我」是我們不可能加以懷疑的，因而直覺知識也是不能置疑的。他這種由機械論衍生的決定性，意味著笛卡爾和哥白尼與伽利略一樣，他所要追求的是「確定性」，而不是「可能性」。雖然史賓諾沙不信任笛卡爾主義 (Cartesianism)，但他仍然保持著所謂「寧靜的確定性」的信念。職是之故，史賓諾沙會說：「不要哭，也不要笑，只要去瞭解」的沉靜的獨斷理念。因此，理性主義者對知識的客觀性的評價，是由「確定性」而引申出來的絕對客觀性 (absolute objectivity)。對於評價不同理論間的相對特性時，是有一套跨越時距的普遍判準可供參考。例如：歸納主義者的普遍判準是以受到接受的事實所歸納出來的學說的程度；而否證論者則是學說的可否證度 (falsifiability) 為其普遍判準。對理性主義論者而言，不論他們如何去形構 (formulation) 判準的細節，他們不變的特色就是：一即為普遍性；另一則為無時間性 (timelessness)，再者為絕對正確性。

　　對於笛卡爾的直觀／演繹模式的知識起源，人們得到所謂「第

一原理」後，就可演繹出來真知識的主張，是令人質疑的。例如：在物理學上，為天體運動提供了機械式的解釋，而這「世界機械」的第一個推動者就是上帝，此一主張是錯誤的；牛頓所追求的「萬有引力」(gravitational force) 才是正確的。另外，不支持「直觀／演繹模式的知識起源」觀的著名例子，是有關生物醫學的主張。由於笛卡爾以直觀，排除「動物具有敏感性」的先驗知識命題，而演繹出：松果腺 (pineal gland) 是人類心靈與身體的接觸點，也就是「靈魂」藏在松果腺的想法，一方面用來解釋他的「身心二元論」所帶來疑惑；另一方面則是他相信，若我們以第一原理來進行演繹的話，我們就可以建立一種全盤性的「先驗醫學」(a priori medicine) 的醫學研究典範 (paradigm)。笛卡爾的想像力我們應予於肯定，但是他錯了！但錯誤的關鍵不在於他的想像力，而在於當時的神經科學的知識不足，難有作為他想像力產出的思考基礎的神經科學知識。以我個人的認知，作者寧可相信「人類心靈與身體的接觸點是在視丘 (thalamus)」，不是因為作者比笛卡爾更「天縱英明」，而是因為作者有現代神經內分泌學的科學知識為立論的基礎。作者在這裡要突顯的意念是：「直觀／演繹模式的知識起源」觀，在科學研究上作為方法論的侷限性，以及以一種科學方法要來解決所有科學問題的荒謬，這也間接地否定了笛卡爾的知識確定性的主張，以及「直觀／演繹模式的知識起源觀」。這也顯示了學術界「學術造神」的不可行，更何況在其他非學術的領域，例如：所謂「經營之神、民族救星、股票之神……等」封神榜！如果下次在媒體或某些商業和政治文宣，又看到一些「神」的時候，讀者讚嘆之餘，把他解讀為中元節祭拜的「神豬」之神，也許是更有創意的想法哦。

　　古典理性主義者的推理模式為演繹邏輯的保「全真」論證，按演繹規則，前提為真、結論就不可能是假。但是有兩個關鍵性的問題必須在此提出：第一是，我們是否具有真正公理的直觀觀念、天賦知識與概念或事物本質的先天知識？第二是，他們是否真的絕對無誤？由於古典理性主義者對上述問題無法做完整而具說服力的論證 (argument)，這也就引致經驗主義和理性主義制式論的對抗和論戰。

三、經驗主義與科學真實性

　　事實上，經驗主義 (empiricism) 的起源應追溯到古希臘時代，啟蒙者就是柏拉圖的學生，蘇格拉底徒孫的亞里斯多德。事實上，亞里斯多德對柏拉圖所主張的，能脫離事物而存在的純粹「理型」(idea)，以及藉理型以解釋事物本質的論說並不相信，因而不感興趣。對亞里斯多德而言，最重要的知識來源還是能夠被感官知覺到的事物。讀者或許會覺得不解，為何學生會背叛自己的老師及師祖呢？請讀者重閱本書的第二章的「科學起源」也許就可以得到部分的答案，但是答案並不重要，作者關心的是作為大學生的讀者們，就所謂「亞里斯多德的背叛事件」你／妳有何反思或啟示呢？經驗主義的支持者對知識來源的主張，都有一個共同的信念，那就是：某一領域的知識或應用於此一領域的概念，其唯一的來源是感官的經驗。經驗主義者否定了理性主義者的三項知識來源的模式，也就是他們不承認有所謂的先驗的知識，主張我們所具有的知識都是後驗的 (a posteriori)。

　　經驗主義雖然同樣起源希臘，但傳承與演化到十八世紀初期，在

歐陸並未得到青睞，反而渡過英吉俐海峽生根於英國和愛爾蘭，此一時期實證主義的真正代表學者全是英倫三島的哲學家，也許是受到英國哲學家與科學家培根 (Francis, Bacon, 1561-1626) 的思想所影響吧！洛克 (John, Locke, 1632-1704) 屬於英國、柏克萊 (George, Berkeley, 1685-1753) 是英國出生的愛爾蘭主教、休姆 (David, Hume, 1711-1776) 來自蘇格蘭。這三位學者不論其出生如何，都一致地認為所有的知識都來自感官經驗和心智操作的「內在知覺」 (inner perception)。三人中洛克最先提出有關心智 (mind) 的看法，認為我們的初始心智就如一塊「白板」 (tabula rasa)，經感官的知覺作用而寫上了一些概念。同時他主張，這些寫進心智的知識是屬於外在事物的概念；而個體的反省或內在知覺，則提供一些內心存在的概念。洛克的理論一面說明了概念的來源；另一方面，說明了人類獲得知識的過程，知識是經由對現世的事實做縝密而有系統的觀察就可以獲得。就科學知識來說，所謂「現世的事實」即是宇宙中的事物與現象，換言之，科學家只要對宇宙中的事物與現象，做縝密而有系統的觀察就可以獲得，自然事物的本質與自然現象運作規律的知識。同時，洛克進一步地主張：人們內心的概念和獨立於外在的對象之間，彼此相互符應 (correspondence)，而符應的機制則基於外在對象，引發人們去掌握正確的概念，而引發的媒介就是感官知覺。雖然同在經驗主義陣營，柏克萊並不完全認同洛克的主張，柏克萊否定概念之外或之上，有所謂真實存在的外在對象，就此而論，柏克萊應是所謂的觀念論 (idealism) 的支持者。休姆更進一步地認為：人類可能根本無法理解到任何事實，而抱持著對知識採取懷疑的態度。由休姆這種對知識的主張來看，我們可以認為：他一方面是所謂的懷疑論者 (scepticist)；

另一方面又應是不可知論 (agnosticism) 的支持者。綜合上述，洛克、柏克萊與休姆三人都是屬於經驗主義論者，雖然他們堅持人類知識的唯一來源是感官經驗，捨此別無他途。但是在其他的議題上，他們之間並無一至的看法或主張。甚至，洛克本人以經驗論非難笛卡爾的「天賦理念」(innate ideas)，但實際上卻認同了許多的理性主義的理念。例如：洛克指出，藉由「反思」 (reflection)，心智的確具有能力，可以把簡單的理念形成複雜的理念。在複雜的理念產生的歷程，人類心智的操作-「反思」和理性主義者所謂的「直觀」，我們可以這樣認為，兩者在腦功能運作機制的本質上應該無任何的區別。但是，在整個反思的歷程中，洛克主張：複雜的思想，全都回溯到感官印象的簡單「元件」 (building blocks)；而理性主義者的「直觀」，則是「與生俱來的理性」能力，和感官所形成的簡單「元件」是無涉的。

由於經驗主義者認為：產生複雜理念的基礎是感官印象的簡單「元件」。眾所週知的，感官印象的引發會受到認知主體內在因素所左右，例如：感官的疲勞，而聞不到「蘭香」和「魚臭」等；又如認知主體的背景知識與經驗的差異，同樣的感官印象所形成的觀察命題會有天壤之別。再者，外在世界的訊息引發的感覺經驗會因不同社群所持有的共同信念的不同，形成的觀察命題也會有差異，因而所形成的知識命題（概念、定律、原理、學說）就無法證成它是完全的真。而且，就可能性來說，人類對同一事物的經驗是無限大的，以我們人類有涯之生，就無法窮盡。例如：到目前為此，生物學上仍然屹立不搖的「細胞學說」，而且被生物教師、生物學家和相關領域學者深信不疑。若我們回顧一下「細胞學說」的建立的故事，就可以理解上述

的論點。1838 年由德國的植物學家許萊登提出：「所有的植物是由細胞所組成」的學說，次年德國動物學家兼生理學家許旺延伸許萊登的學說，把動物也是由細胞組成。許旺更進一步地綜合顯微鏡所觀察到其他生物的顯微構造，他提出細胞學說的前面兩部分如下：

　　1. 所有的生物都由一個或多個細胞組成；

　　2. 細胞是組成生命的基本單位；

而第三部分，

　　3. 所有的細胞都是來自先存的細胞。則是第三位德國的先驅病理學家維周於 10 年後提出，他是在研究細胞的生殖時所累積的觀察結果，而提出：「所有的細胞都是來自先存的細胞」的主張。作者不厭其煩的，再把「細胞學說」建立的歷程略述一次，其用意有二：生物醫學理論的建立，幾乎都是經驗主義的思維下的個案觀察或實驗結果，再經歸納推理而得到的概率性的理論是其一；另一是生物醫學的理論既然是概率性的，就不會是絕對的真，也就是其確定性不如經「直觀／演繹」而得到的知識。因此，生物醫學的知識就不是百分之百確定性，如 H_1N_1 流感疫苗是依據免疫學的理論設計製造的，但是免疫學的理論是概率性的科學知識。因此，並不是每一個接種者都一定會產生抗體得到免疫，而免於感染 H_1N_1 而發病。在經驗主義的思維下，我們只能相信透過感覺經驗整合只能產生「相對的真」的 (relatively true) 知識，而無法產生「絕對真」的知識。因此，實證主義思維的導向之下，其對科學知識的評價是採取相對的客觀性 (relative objectivity)。對於科學知識「相對性的真」的理念或認知，是從事生物醫學研究或醫療實務者，時刻應銘記於心的「中心教條」。

四、邏輯經驗主義與科學真實性

　　雖然古典理性論者和古典經驗論者在知識的來源上有所歧見，而且對知識確定性的認定上，前者採取知識應是完全確定的才算可相信的知識，而後者則採取相對程度的確定即是可相信的知識。但是，不論古典理性論者或古典經驗論者都主張科學知識是經過確證而無誤的 (infallible) 知識，其確證的邏輯過程是以「**前提為真，結論亦為真**」的信念來完成，然而其前提的「**真**」是由超越邏輯方法來確立。換言之，當作公理 (thorem) 的初始前提不是經邏輯推論出來的知識。這些被當作公理的前提，古典理性論者和古典經驗論者持有相異的信念，前者認為是認知主體的人受到啟示或直觀而產生；後者則認為感官經驗而得到的映像而來的「確鑿事實」的觀察陳述作為公理。例如：三角形的三個內角和為 180° 則為古典理性論者的公理典型；而某一生物會死則是古典經驗論者認為的「確鑿事實」的觀察陳述。

　　古典理性主義者的推理模式為演繹邏輯的保「全真」論證，按演繹規則，前提為真、結論就不可能是假。對此理念，有兩個關鍵性的問題必須提出：第一是，我們是否具有真正公理的直觀觀念、天賦知識與概念或事物本質的先天知識？第二是，他們是否真的絕對無誤？由於古典理性主義者對上述問題，無法做完整而具說服力的論證 (argument)，尤其是涉及外在世界的實質知識 (substantive knowledge)，也就是通常所謂的科學知識，只靠直觀／演繹的方法是無法得到令人信服的真理或逼真性 (verisimilitude) 的科學知識。因此，理性主義者的知識模式受到無情的攻擊，其理性的權威已逐漸喪失而逐漸步入信仰權威的非理性與非科學的泥淖之中無法自拔。後來

德國哲學家康德 (Immanuel Kant, 1724-1804) 提出了先天綜合原則，想來解救理性主義的理性權威的危機，但是仍然無法挽救理性主義的理論走向衰敗之途。也就是說，理性主義已無法為科學知識提供知識論的基礎 (epistemic foundation) 了。

　　同樣的情形亦發生在古典經驗論者的身上，我們都知道人類的感官經驗有其侷限性及不確定性，前已述及。古典經驗論者為了克服此一困境，他們捨棄了演繹推理而依靠歸納推理 (inductive reasoning)，試圖經由狹隘的感官經驗來確證科學理論為真。其理論的基本理念的立足點有二：一是感官經驗的確實性，另一是歸納推理的正確性。有關感官經驗確實性的訴求，在本章的「經驗主義與科學真實性」的論述中，作者已有不少的著墨於對感官經驗確定性的質疑和批判，重點在於作者認為：人類的感官經驗的真實性並不是常人所認為的「眼見為憑」的那麼篤定。因此，古典經驗論者要運用歸納推理，以科學的事實來證明科學命題會有兩種疑慮，其一是在邏輯上，只有命題才能證明命題，事實並不能證明命題，因而要確定由關於事實的命題組成的經驗基礎是不可能的。而且，歸納推理是由個案 (specific) 推論到通案 (general) 的邏輯，換言之，就是要使結論的內容超越前提的內容而又要確保結論的可靠性，這在邏輯上是不可能達成的操作。因此，古典經驗論者所主張的：科學知識是經過確證而無誤的知識，是不可能成立的主張，因而古典經驗論者和古典理性主義者同樣陷入於失敗之中無法自行脫困。職是之故，在科學哲學領域，興起了「一切科學知識：**事實陳述、概念、原理、定理和學說，都是不可證明的**」的主張，而「可誤論」(fallibilism) 取代了「不可誤論」(infallibilism) 成為多數科學哲學家的共同信念。

　　知識論的科學哲學理論發展到二十世紀的二、三十年代，在可誤論的引導之下，雖然科學命題不能夠被證明，但可以被辯護 (justification)，此一理念被當時的多數哲學家認同。辯護的途徑不是尋求它與前提的關係，而是尋求它與其推斷的關係。例如：「生物細胞有細胞核」此一生物學的知識命題，我們無法透過生物學上的經驗事實來證明它，因不論我們如何努力去蒐集生物細胞有核的事實，都不可能證明「生物細胞都有細胞核」此命題；但是我們可透過生物學上的經驗事實，來辯護（作者偏好用「支持」這個詞）此一命題是目前可以信任的生物學的知識主張。當然就此命題，讀者可以舉無數個（以可能性來論）例子來反駁此知識命題／主張。例如，人類成熟的紅血球就沒有細胞核，但是此相反的例子並不足以讓生物學家或相關學者放棄「生物細胞有細胞核」此一生物學的知識命題，而把這個例子當作做異例 (anomaly) 來看。至於，此一知識命題的逼真性的程度是有多少，或是我們要相信此知識命題多少，則是另一個議題，容後再論述之。

　　在前述的嚴厲的質疑和反駁古典經驗論主義的氛圍之下，邏輯經驗主義者雖延續經驗主義的傳統本質，但是他們的科學哲學理論和古典經驗論者有極大的不同。其歧異點如下：

　　第一，於評價經驗命題的真實性時，邏輯經驗主義者以「概率性的真」取代「無誤的真」。

　　第二，他們以概率性的科學假說來代替被證明的科學知識。

　　第三，邏輯經驗主義者在分析科學概念、理論與科學命題時，引入了「意義」的分析。他們是以有意義與否作為科學和非科學的區別的判準，這也顯示邏輯經驗主義者具有分析哲學學派的特質。

基本上，邏輯經驗主義的基礎研究綱領 (research programme) 是科學知識的「合理重建」(rational reconstruction)，其目的就是要揭示科學知識和感官經驗事實的邏輯關係，也就是要顯示科學的概念或學說／理論，是由感官經驗的事實所建構出來的。但是這種重建並不是時序性的 (sequential) 的歷史重建，科學概念、理論不是來自感官經驗的事實，科學的學說也不是從基本的經驗「真陳述」所產生出來的。作者仍然以生命科學的細胞學說，來做說明何謂「時序性的」建構。細胞學說建立的整個過程大約如下：1838 年由德國的植物學家許萊登提出：「所有的植物是由細胞所組成」的學說，次年德國動物學家兼生理學家許旺延伸許萊登的學說，把動物也是由細胞組成包含其中。許旺更進一步地綜合顯微鏡所觀察到其他生物的顯微構造，他提出完整的細胞學說的前面兩部分如下：

1. 所有的生物都由一個或多個細胞組成；

2. 細胞是組成生命的基本單位；

而第三部分，

3. 所有的細胞都是來自先存的細胞。則是第三位德國的先驅病理學家維周於 10 年後提出，他是在研究細胞的生殖 (reproduction) 時所累積的觀察結果，而提出：「**所有的細胞都是來自先存的細胞**」的主張。

從上述細胞學說建立的過程，我們可以清楚地看出，學說的發展與建立的歷程是歷史性的、也就是時序性的。若沒有許萊登的主張，可能就引不出來許旺的想法，接下來，細胞學說的維周建構的第三部分也可能產生不出來了。「合理重建」僅僅是要揭示科學的概念可定義或可還原為感官經驗的概念，科學理論可還原為基本的經驗陳述

（命題），邏輯經驗主義者並不重視科學理論建構過程的歷史意義。這種非歷史性的、所謂「合理重建」的科學哲學研究分析，對如何引導學生建構多維度的科學素養是毫無助力的，這對投注甚多關注於大學科學教學的作者而言，是一種「是可忍、孰不可忍」的重要抉擇。作者再三地重複引用細胞學說建構的歷程，其意涵有二：一是以主修醫療專業者都知之甚詳的生命科學知識做例子，讀者可以比較容易理解抽象難懂的科學哲學用語的意涵；其二，是科學知識累積對科學進展的重要性，作者的此一宣示，無疑是反對歷史主義者的科學理念的第一項：科學知識的發展與成長不是累積性的（參閱下一節：歷史主義與科學真實性），作者提出「科學知識累積對科學進展的重要性」的主張，確實是不同意歷史主義者漠視科學知識累積性對科學的重要性，尤其是鑑諸生命科學理論／學說建構過程的故事。綜合而言，邏輯經驗主義者會做這種「合理重建」的揭示，其目的在於：宣示科學理論是建構在感官經驗的事實之上。他們依據所揭示的這種信念而主張：科學理論的確證或證偽的過程，需終結於一種邏輯特殊的命題，邏輯經驗主義者稱它為「基本命題」。對於「基本命題」的看法，在邏輯經驗主義者間不斷地發生爭辯，但其基本「教義」仍然不離「一切科學陳述／命題，是屬於經驗的命題」的主張。

　　前已論及，邏輯經驗主義者於評價經驗命題的真實性時，以「概率性的真」取代「無誤的真」；而且他們以概率性的科學假說來代替被證明的科學知識。對於科學的真實性而言，邏輯經驗主義者所抱持的信念，我們可以解讀為：科學的真實性是相對的而不是絕對的，也就是科學家在其科學事業上，只能追求科學的「逼真性」而已。在科學真實性是相對的「真」的科學價值觀之下，邏輯經驗主義者所主

張的科學客觀性，大致上應該歸類在相對主義 (relativism) 的陣營之中，持著相對客觀性的信念。說實話，跳開科學哲學各個學派／主義的全盤爭論，以生命科學起家的科學哲學的愛好者而言，對邏輯經驗主義者「概率性的真」的科學真實性的主張，作者還是蠻認同的，尤其是對生物醫學的理論而言更是貼切。例如：疫苗的製造，由英國醫生金納 (Edward, Jenner, 1749-1823) 發明的天花 (smallpox) 疫苗開始到當下，也已經超過 200 年以上，就算以創造發酵細菌學說的巴斯德 (Louis, Pasteur, 1822-1895) 開始算，疫苗引發免疫力 (immunity) 的生物醫學研究也超過 150 年。基本上，製造疫苗和人工免疫力的理論是值得信賴的，但是我國今年 (2009-2010) H_1N_1 新流感疫苗的施打，引發接種後「不良反應」案例和疫苗效能的爭議事件不斷，何以至此？作者認為有以下三種原因：疫苗製作的技術是否夠純熟、製程的控管是否夠嚴謹；主管的衛生署對不良反應案例與死亡案件的處理態度；全民（包括衛生署）對疫描的安全性太過樂觀和高估，也就是對「製造疫苗和人工免疫力的理論」是「概率性的真」的意涵並不完全了解或主事者的「漫不經心」，因而一廂情願地認為接種疫苗的效能與安全性是絕對地值得信賴。這也凸顯處來，我國的科學教育有待加強的地方，是科學知識之外的其他面向的科學素養，也就是應孕育學生的多元的科學素養。雖然已於第一章序論中略為提到何謂多元的科學素養，作者仍然將於本書的第九章再詳論之。

五、歷史主義與科學真實性

就科學方法論的信念而言，邏輯經驗主義者有下列三項主張

如下：

1. 觀察名詞和理論名詞的區別。

2. 發現的範圍與辯護的範圍的嚴格區別。

3. 事實與價值的區別，或更精確地說，是理論與方法論的區別。

從科學發展史與科學事業的實務上來看，作者認為：邏輯經驗主義者把科學的名詞區分為觀察的和理論的是不可行的主張。至於詳細的論述於本書的第四章已經討論過了，請讀者回到第四章的「觀察名詞和理論名詞」這一節再參照閱讀。

關於第二項主張，發現的範圍與辯護的範圍的嚴格區別是由德國哲學家萊興巴哈 (Hans,Reichenbach, 1891-1953) 首先提出的，此主張一出爐就得到邏輯經驗主義者的一致認同。在科學事業的發展過程中，他們認為：一個科學理論怎樣產生或發現的，和對於這個理論的評價無任何關係，而科學哲學的任務是在於評價和辯護，因此科學發現的範圍和辯護的範圍是不相干的。邏輯經驗主義者的主張，不但受到韓遜 (Norwood, Russel, Hanson, 1924-1967)、孔恩、法伊爾阿本德 (Paul, Karl, Feyerabend, 1924-1994) 等歷史主義者的反對，另有歷史主義者更認為發現的範圍和辯護的範圍是無法加以區別。基本上來說，歷史主義的科學哲學家認為科學理論的產生或發現是整個科學事業的一個重要的環節，科學中的發現和辯護是一體的兩面，是不能切割的整體，對辯護有效的規準，亦同樣適用於科學的發現，反之在大部分的情形下亦可以為真。事實上，作者從整體科學活動的運作過程來看，科學研究是科學家對自然界 (external world) 提出問題、解決問題的認知活動。因此，科學研究是產生或發現科學理論的整體歷程，產生或發現包括全部的科學認知、辯護和接受理論的心智操作。

至於，第三個主張：理論與方法論的區別，此一區別的主張是支持下列兩項的信念：

1. 理論系統是對價值保持中立的。

2. 方法論是對理論保持中立，也就是科學方法論是不受理論發展所左右。

一般來說，邏輯經驗主義者把方法論鎖進辯護範圍內的框架，而且執著於訂出關於確證或證偽的一般性的規準。這些論者都相信，他們所訂的一般原則可適用於所有的科學領域。這種「夫子之道一以貫之」的辨證模式，遇到各個科學領域的實際運作時，便窒礙難行。事實上，單一的規則並不能提供關於科學家實際從事科學研究的充分說明。例如：伽利略 (Galileo, Galilei, 1564-1642) 在物理學上，創造了和亞里斯多德的物理學不同的新觀念而導致了物理革命。我們必須了解伽利略的基本思想，在當時是非常奇特的，若我們追問伽利略是如何突然產生此奇特的想法，我們無法把他「起於黃泉」來追問他，但是我們可以肯定的一件事，就是他通過特殊感性的個人特質，把自己所思展示為實在的東西。這也導致了科學哲學家們認為：邏輯經驗主義者的理論和方法論各自運作的理念，在科學實際的活動上是不合理且和事實不符，尤其是在科學革命時期的科學，科學家在接受或拒斥新科學理論時的當下，並不是如邏輯經驗主義者所主張的「**理論系統是對價值保持中立的**」，而是有相當大的程度取決於科學家自我的價值觀、宇宙觀等，所引發的心智操作的結果，以通俗的話語來說，就是「不理性的」 (irrational)。

事實上，二十世紀的 30、40 年代否證論的創始者英國科學哲學家巴柏 (Karl, Popper, 1902-1994)，就開始詰詰邏輯經驗主義者的主

張，但並不能把它完全挫敗，雖然巴柏不是一個真正的歷史主義者，但他引發了對邏輯經驗主義的質疑與批判，導致了歷史主義的崛起。到了 60 年代以後，歷史主義的科學哲學理論蓬勃地發展了起來，才從根本批判了邏輯經驗主義者的立論，導致邏輯經驗主義一蹶不振，而失去它在科學哲學獨領風騷的地位，引領科學哲學進入更多元論述的新紀元。例如：巴柏的證偽主義、孔恩的典範學說、拉卡透斯 (Imre, Lakatos, 1922-1974) 的科學研究綱領方法論、法伊爾阿本德的多元方法論、夏皮爾 (Dudley, Shapere) 的科學實在論等不一而足。以上各家學說雖然各自擁有自己理論的特色，在科學的合理性方面，各家學說的訴求就有差異。但是，他們共同的「大纛」就是反對邏輯經驗主義的理念和觀點，以及發展和歸納主義、辯護主義相對抗的科學方法論。例如：從巴柏的著作《科學發現的邏輯》、孔恩的《科學革命的結構》、拉卡透斯的《否證和科學研究綱領方法論》、法伊爾阿本德的《反對方法論》(*Against the Method*) 就可看出端倪。

　　嚴格的說，上述的科學哲學家並不全然都抱持著歷史主義者的科學哲學理念，他們的科學的哲學觀雖有不同的主張和流派，他們共通的理念除了反對歸納主義和辯護主義外，也不認同邏輯主義者僅僅以辯護範圍作為科學哲學的研究範疇。綜合前述反歸納主義者和邏輯經驗主義者的科學哲學家對科學事業進展的觀點，其重要的理念大致如下：

　　1. 科學知識的發展與成長不是累積性的。

　　2. 歸納推理產生不出來科學理論。

　　3. 科學的命題可以被證偽或確證 (corroboration)，非科學則否；這也是科學和非科學劃界的判準。

4. 科學理論的評價，有多元的判準，而不是只以感官經驗為依據。

5. 方法論的多元化。

6. 觀察是學說負載 (theory-laden) 的。

7. 科學是可誤性的、暫時的。

雖然他們有共通的理念來駁斥邏輯經驗主義者所持的歸納主義和辯護主義，但是他們之間也有相異的想法。例如：對一個理論的檢驗與評價來說，巴柏認為科學所提出（猜想得來）的理論，若有科學事實和此理論不符，則科學家應放棄原來的理論，另提出新的理論再進行新一次的檢驗測試，如此循環不已地進行科學事業的活動。然而，孔恩對巴柏的此一主張則是站在他的對立面，在他的著作《科學革命的結構》孔恩提出他對證偽主義的批判，他認為檢驗科學理論的科學活動過程，在常規科學 (normal science) 的研究問題上產生一次異例，通常並不足以令科學家放棄原來所持的理論，他舉了物理學上的例子來支持此論點。作者在此另舉生命科學的例子藉以呼應孔恩的此一論點。生命科學界約於 1960 年代就已建立「酵素的主要組成物質是蛋白質」的理論，但是分子生物學家在研究活動的歷程中發現：把轉譯形成 mRNA 的內插子 (intron) 在剪輯 (splicing) 反應中，找不到蛋白質酵素作為催化劑，於是科學家認為：在 mRNA 剪輯反應中，mRNA 本身就有催化劑的功能。但是，此一異例並未令生命科學界放棄「酵素的主要組成物質是蛋白質」的理論。但是也有學者認為：在生命科學發展史上，找不出明顯的孔恩所謂的「革命科學」的故事。無論如何，作者舉此例子的意圖，是要說明科學家對自己所「信仰」的理論其執著之一斑，也就是說，科學家因幾個異例就要他放棄

原先所持的理論，可能和科學史上的故事相符的程度是相當低的。在自然科學界尚且如此，更遑論其他的科學領域如社會科學，因研究的對象涉及人及其所形成的組織，人的主觀性 (subjectivity) 的價值判斷就可能主宰了社會科學家的理論取向，於進行科學研究活動的整體過程，則更向觀察是學說-負載 (theory-laden) 的那一端傾斜。

　　至於，反邏輯經驗主義者之間的理念差異的詳細論述，不是作者寫作本書的原始意圖，讀者有意進一步了解的話，可參閱《當代西方科學哲學》這本書第三至第七章的論述。接下來將討論反邏輯經驗主義者如何面對科學真實性的問題。由前述的科學哲學家對科學事業進展所具有的主張，作者統整綜合他們的共通的七項理念來看，他們對科學的真實性的理念應是秉持著不確定或逼真性的真實性理念。例如，巴柏認為：科學家之所以成為科學家，不在於他能掌握無法駁斥的真理，而是他能堅持不懈、不顧一切後果嚴厲批判的態度來對真理的尋求。而且，他也主張，科學事業的從業者應大膽地提出問題並臆想解答，問題的提出和解答的臆想都是相當個人化的心智操作活動，這樣透過心智操作所產出的理論，雖經過檢驗，但對科學真實性而言，仍然是陷入不能確定其真的 (true) 概率性 (possibility) 的爭議之中。同時，巴柏並不重視理論為真的概率是多少，而只在意一個理論好的程度，他認為檢驗性高的理論就是較好的理論而值得保存下來。綜合上述巴柏的觀念，我們可以這樣認為：他對理論的真實性是以漠視的態度來面對，因此他對科學的客觀性的看法，應是持著相對主義的理念，會參酌個人或社群的價值觀或興趣的需求而作判斷。

　　孔恩在其著作《科學革命的結構》所揭示的「科學發展模式」為：「前科學 (prescience) →常規科學 (normal science) →革命科學

(revoltionary science) →新常規科學」的循環模式。孔恩的科學觀一出現，立即在科學哲學界引起了騷動與批判，有贊同亦有反對其論點者，至於其詳細論戰的內容則不是本書要討論的重點，欲深入了解的讀者可參閱《當代西方科學哲學》或《批判與知識的增長》。作者只想從孔恩的「典範」 (paradigm) 的建立和移轉，來略窺他的科學觀對科學真實性和客觀性的理念。依作者的個人的認知（或稱偏好也可），典範就是孔恩的科學發展理論的核心，從前科學的無一統的典範，應稱之為建立典範的陣痛期，到有典範為依歸來解決疑難 (puzzle) 的常規科學的承平時期，到一統典範受眾多異例挑戰而引起危機 (crisis) 的革命科學之混亂期，當有典範一統某一科學領域的研究時，又再次進入新的常態科學。就孔恩的《科學革命的結構》書中所陳述的理念，在常態科學時期，一門科學學科（領域）已達成熟期，此時學科的從業者形成一個封閉的科學社群 (scientific community)，他們信仰同一典範，利用此典範的理論、方法與過程、規則、甚至所使用的儀器等進行科學解謎的活動。準此，我們可以解讀為，科學社群所信仰的典範所提供的理論，只不過是科學家依自然界的物質和現象的外顯而建構的表徵 (representation) 罷了。因此，孔恩所抱持的科學真實性只可說是逼真性的真實性而已，因而他所持的科學客觀性應是相對性的，就對科學的真實性和客觀性而言，作者認為可以把孔恩放在相對主義的大營之中。若以革命科學時期來說，科學家對不同典範的選擇，依孔恩的說法是受到科學家個人的信念和價值觀的左右，而且他認為典範的轉移是不受理性規則支配的一種信仰的皈依。因此，作者認為：在此科學革命時期的科學客觀性，應該是紊亂的，要等到常態科學時期，科學的客觀性才能在一個學門的社群

中建立共識,而在同一典範下進行科學解疑的活動。

雖然拉卡透斯反對巴柏所主張的「素樸否證主義」(naïve fasificationism),但他也反對孔恩的主張:「典範的轉移是不受理性規則支配的一種信仰的皈依」。也就是反對的非理性的科學觀而傾向於認同「精緻否證主義」(sophisticated falsificationism),既可以避免有違科學史史例(就如天文學的海王星事件)的素樸否證主義,又可以免除孔恩非理性的科學觀。他創造了「研究綱領方法論」(methodology of scientific research programme) 的科學發展觀。他把「綱領」區分成:消極性啟發的「硬核」(hard core) 和積極性啟發的「輔助假說」(axiliary hypothesis),「輔助假說」被科學家設想出來,在拉卡透斯的想法是為了保護「硬核」(科學理論)受到直接的攻擊,因而又稱為「保護帶」(protective belt)。科學從業者於進行科學活動時,若「輔助假說」受到異例攻擊,則可以另提出「輔助假說」而不會危害到科學理論的「硬核」,拉卡透斯認為:這樣就可以兩全其美的符應科學理性與合乎科學史的事例。事實上,就算「硬核」被保留下來了,但「輔助假說」受異例的攻擊而被棄置的策略,仍然是「可誤主義」的本質與歷史主義的導向。就此而論,拉卡透斯的科學研究綱領方法論所揭櫫的科學真實性與客觀性,和孔恩所持的相對主義的信念並無大差異。至於法伊爾阿本德在《對專家的安慰》的「理性在科學中的角色」中,主張因下列的因素:「科學本身的特質、科學的複雜性、科學具有不同的面向、科學不能隨意地與歷史的其他方面分開、以及科學利用每一個天才和蠢才這一事實」,致使他認為理性在科學事業的發展上,並不如同抱持歷史主義觀的拉卡透斯和孔恩所預期的要更非理性一些。準此以論,對科學真實性與客觀性

的論斷來說，我們可以認為法伊爾阿本德和其他的歷史主義者一樣，是抱持著相對主義的科學的真實性與客觀性。有關此一議題，讀者有意願要更深入的了解，可參閱查莫斯 (Chalmers) 的著作《什麼叫做科學？》(*What is this thing called science?*) 的第九章：理性主義 vs 相對主義 (Rationalism versus Relativism) 的論述。

六、結論

在第一章的序論，作者已揭示個人的主張：「自人類演化出來後，為了適應環境以求生存，就以「試誤」(trial and error) 的心智操作過程，建構了和個體生存與族群繁衍的相關知識，人類的科學就開始啟蒙而發展了。」但是，人類如何獲得這些科學知識？是自古以來的哲學家日夜縈繞於心的大問題，也就是哲學研究的四大範疇的知識論。自哥白尼於 1543 年出版了《天體革命》(*The Revolution of the Heavenly Bodies*) 的天文學鉅著，提出「太陽中心說」的太陽系運行的假說，而引發了後來的學者稱之為「哥白尼革命」的科學知識革命，隨之而來的是科學的大爆發，因而科學知識成為哲學研究的中心問題。對於知識論的研究，哲學家們都是採取通過對科學知識的分析、反省等來探討它，也導致了科學哲學的蓬勃發展。研究科學哲學的學者形成不同的學派，對於相關的科學哲學議題上各抒己見，進行劇烈的攻訐和批判，相互間不相妥協而創見了不同的科學哲學派別，推動科學哲學的研究範疇的擴大與更精緻理論的出爐，促使新出爐的科學哲學理論更能符應科學發展史的真實事例。

本章就科學的客觀性和真實性兩個議題，論述了理性主義、經

驗主義、邏輯經驗主義和歷史主義等學派所抱持的信念。基本上，除了極端的理性主義論者主張之外，評價不同理論間的相對特性時，是有一套跨越時距的普適判準可供參考，他們所形構 (formulation) 的判準，具有不變的兩樣特色就是：一為普適性；另一則為無時間性 (timelessness)，也就是對知識的真實性和客觀性，持著「絕對的」(absolute) 的信念。就事實來說，對相同的科學議題，不同的學派並不是絕對的不相容、不妥協，例如：理性主義者主張知識和感官經驗無關的先驗性，而經驗主義者則主張知識和感官經驗息息相關的後驗性，但是理性主義者也有人認為：只有部分的概念不是由感官經驗獲得的。對於此一論點，讀者有興趣更進一步了解的話，可參閱《理性主義 vs 經驗主義》(*Rationalism vs Empiricism*)。相同的，經驗主義者也認同理性主義者的部分理念，例如：洛克是經驗主義的死忠支持者，但是他指出，藉由「反思」(reflection)，心智的確具有能力，可以把簡單的理念形成複雜的理念。在複雜的理念產生的歷程，人類心智的操作-「反思」和理性主義者所謂的「直觀」，我們可以這樣認為，兩者在腦功能運作的本質上應該無任何的區別。由於經驗主義論者認為：經由經驗無法產生「絕對真」的知識。因此，實證主義者對科學的客觀性和真實性兩個議題和對科學知識的評價所持的態度，是採取相對主義 (relativism) 的信念。

　　邏輯經驗主義的科學哲學家的基礎研究綱領 (research programme) 是科學知識的「合理重建」(rational reconstruction)，其目的就是要揭示科學知識和感官經驗事實的邏輯關係，也就是要顯示科學的概念或學說／理論，是由感官經驗的事實所建構出來的。因此，邏輯經驗主義者對科學真實性是持著相對真 (relative truth) 的

信念，也就是科學家在其科學事業上，無法追求絕對的真理，只能追求科學的「逼真性」(verisimilitude) 而已。在科學真實性是相對的「真」的科學價值觀之下，邏輯經驗主義者所主張的科學客觀性，大致上應該歸類在相對主義的陣營，持著相對客觀性的信念。歷史主義的科學哲學家對科學真實性和客觀性的理念，由他們所持的科學觀而言，應是抱持著相對主義的科學的真實性與客觀性。對素樸證偽主義者而言，對猜測所產生的科學理論的進行無情而又嚴苛的證偽來檢驗，從表面看起來應隸屬於絕對主義的陣營。但是，巴柏並不重視理論為真的概率，而只在意一個理論好的程度，他認為檢驗性高的理論就是較好的理論而值得保存下來。綜合上述巴柏對科學的觀念，作者認為：他對理論的真實性是以漠視的態度來面對，因此他對科學的客觀性的看法，應是持著相對主義的理念，會參酌個人或社群的價值或興趣的需求做判斷。

作者於本章談論科學的真實性和客觀性的主要用意，是給醫學生或主修生物醫學及醫療相關領域的讀者，建構科學不是有絕對的確定性 (certainty) 的科學本質觀、科學不是萬能、和科學不可能解決人類所有問題的基本信念或價值觀或宇宙觀。雖然，生物醫學或醫療科學是十分講求事實的實證科學，但是讀者們不要忽略了科學的理論都是人類所創造出來的產物，例如：大家所熟悉的幽門桿菌的消化道潰瘍理論，不但是大家所熟悉的醫學知識，也是執業醫師給患者解釋病因的依據，從臨床的實例來看，仍然有 5% 患者的從病灶部位取樣來培養，是培養不出幽門桿菌的。同時，當下盛行的宇宙觀是機率性的宇宙觀而不是機械論的宇宙觀，換言之，就是沒有任何一個科學理論可以解釋自然現象都 100% 正確而無任何異例。當然，生命科學和醫

學的理論也都是概率性的真，就算統計上的顯著性高達 99%，那另外的 1% 的個案又如何處置呢？如何知道 1% 的機率不會發生在你我身上呢？何況生物個體是非常複雜的系統，也有高度的個別差異，而且還有「突現」(emergence) 的不可預測性存在於生命系統的任何一階層。就此而論，醫療科學的研究與從業者對個案的診斷、處置和解釋能不小心翼翼且戒慎恐懼嗎？就以臺灣這次 (2009 年）因 H_1N_1 疫苗接種而引起的死亡和其他嚴重不良反應事件的審查為例，衛生署公佈的審查結果幾乎都和 H_1N_1 疫苗無關，這種結果和機率論的宇宙觀和概率性的生物醫學理論是不能符應 (correspondence) 的，這也是受害者的家屬不能認同，以及引發社會大眾對國光公司的 H_1N_1 疫苗、衛生署及其所轄的行政單位-疾病管制局極度不信任感的主要原因之一。

最後，值得再提出說明的是在「客觀性的追求」的內文中，作者提出可經由審查研究者的研究計畫，作為追求客觀性的重要手段之一。並以歷史主義的科學哲學家所抱持的理念：整個科學事業的發展過程、科學研究目的、方法、問題和內容變化、科學理論、假說的產生與辯護……等，都是科學哲學應關注的範疇為信念，擬定了研究計畫審查的判準應檢驗的七個項目。雖然這七個審查的檢驗項目並不是經實徵研究後所提出的知識主張 (knowledge claim)，這七項標準的效度和信度皆未經檢驗，其嚴謹度也相對地不足，作者提出的初始目的，在於提供醫學生或主修醫療專業學生對生物醫學研究的先備經驗 (prior experience)。作者更深層的意念在於激起醫學生成為醫師科學家的強烈意願，為往後臺灣醫學研究和醫療技術的創新或開發，增加優質的從業專才而累積國際的競爭能量。並且，在當今的世界趨

勢,任何一個國家都會傾全國的力量來發展科學以提升自己國家的科學水平,藉以提供其國民優質的食、衣、住、行、娛樂服務,以及保障人民的健康和生命財產的安全。對於需花大錢又不得不作的福國利民的科學研究,對於這種研究計畫的評審應更注重其客觀性、公開性與公平性,應廣邀國際相關領域的資深學者及科學家擔任評審的工作是絕對必須的,也才能展現一個有能力、肯負責的民主國家政權 (adminstration) 的施政態度。

延伸問題:

(一)「理性頓悟」似乎常出現於老手科學家 (expertise),試猜想一下,其靈感的「根源」出自何處?

(二)幾乎每一個人在學校教育的過程中,都被訓示過要「尊師重道」,對所謂「亞里斯多德的背叛事件」,就本質上來論,這兩件事是否相互衝突?試從個人專業和生涯發展的立場,詳述你/妳個人的論點。

(三)理性主義者所謂的「理性頓悟」和經驗主義者所說的「內在知覺」,在心智操作 (mental operation) 的層面上有何本質上的異同?試詳論之。

(四)有部分的理性主義者主張,天賦的知識是人類經天擇所傳承下來的,而本書的作者是採取相信的態度,這是作者的「愛屋及烏」心理反射或只是「信仰」,又或是「理性」抉擇?請由達爾文演化論的觀點論述之。

(五)既然科學的知識命題是不可證明而只能加以辯護,那我們是否要相信蘇瑟蘭水溶性激素作用機制的第二傳信者學說?請申述你的論證。

延伸閱讀:

[1]　牛頓編譯中心 (1986):*偉大的科學實驗*。臺北市:牛頓。

[2]　江天驥 (1987):*當代西方科學哲學*。臺北縣新店市:谷風。

[3] 李執中、杜文仁等譯 (1992)：*科學方法新論*（How We Know, Martin Gold-stein & Inge F. Golsdtein 原著）。台北市：桂冠。

[4] 周寄中譯 (1992)：*批判與知識的增長*（Criticism and the Growth of Knowl-edge, Imre Lakatos & Alan Musgrave 編著）。台北市：桂冠。

[5] 周寄中譯 (1992)：發現的邏輯還是研究的心理學？（Thomas, Khun 原著）。在《*批判與知識的增長*》（Criticism and the Growth of Knowledge, Imre Lakatos & Alan Musgrave 編著）。台北市：桂冠。

[6] 周寄中譯 (1992)：否證和科學研究綱領方法論（Falsification and the Methology of Scientific Research Programme. Imre, Lakatos 原著）。在《*批判與知識的增長*》（Criticism and the Growth of Knowledge, Imre Lakatos & Alan Musgrave 編著）。台北市：桂冠。

[7] 周寄中譯 (1992)：對專家的安慰（Paul, Feyerabend 原著）。在《*批判與知識的增長*》（Criticism and the Growth of Knowledge, Imre Lakatos & Alan Musgrave 編著）。台北市：桂冠。

[8] 林逢祺譯 (2000)：*哲學概論*（Introduction to Philosophy, Peter K. McIner-ney 原著）。台北市：桂冠。

[9] 教育部 (2005)：*九年一貫課程自然與生活科技領域：科學素養的內涵與解析*。台北市：國立台灣師範大學。

[10] 桂起權、章掌然 (1994)：*人與自然的對話-觀察與實驗*。台北市：淑馨。

[11] 陳恆安譯 (2002)：*從亞里斯多德以後-古希臘到十九世紀科學簡史*（Ar-istotles & Co.: Eine Kleine Geschichte der Wiseenschaft der letzten Jahre in Porträtis, Ernst Peter Fisher 原著）。台北市：究竟。

[12] 陳恆安譯 (2002)：*在費曼之前-二十世紀科學簡史*（Einstein & Co.: Eine Kleine Geschichte der Wiseenschaft der letzten Jahre in Porträtis, Ernst Peter Fisher 原著）。台北市：究竟。

[13] 唐家惠譯 (1995)：*玉米田裡的先知*（A feeling for the organism: The life and work of Barbara McClintock, Evelyn Fox Keller 原著）。台北市：天下文化。

[14] 蔡伸章譯 (1993)：*近代西方思想史*（An Intellectual History of Modern Europe, Roland N. Stromberg 原著）。台北市：桂冠。

[15] 張慶熊譯 (1994)：*歐洲科學危機和超越現象學*（Die Krisis der Europaischen Wisseschaften und die Transzendentale Phanomenologie, Edmund Husserl 原著）。台北市：桂冠。

[16] 蕭明慧譯 (1991)：*科學哲學與實驗*（Presenting and Intervening, Ian Hacking 原著）。台北市：桂冠。

[17] Chalmers, A. F. (1982): *What is this thing called science?* New York: University of Queensland Press.

[18] Ennis, R. H. (1996): *Critical thinking.* Upper Saddle River, NJ: Prentice Hall.

[19] Kuhn, T. S. (1970): *The Structure of Scientific Revolution.* Chicago: Universiity of Chicago Press.

[20] Ritchie, A. D. (1923): *Scientific method.* First published in 1923 by Routledge and Kegan Paul Ltd. Reprinted in 2000, 2001, 2002 by Routledge. London: Routledge.

[21] Stanford Encyclopedia of Philosophy (2004): *Rationalism vs. Empiricism.* http://plato.stanford.edu/entries/rationalism-empiricism/.

6　科學的解釋與預測

　　唐朝韓愈的《師說》中提到：「師者，所以傳道、授業、解惑也。」教師要扮演好這三種角色，不但離不了語言與文字的應用，並且要能精確掌握人、事、地、物等情境因素，運用妥適的語言或文字來進行傳播及溝通的工作，才能有效地扮演好教師的角色，達成有效的教學，提昇自我的教師效能。不但教師需要溝通的良好素養，就是一般人也需要溝通和解釋的技巧和素養，才能令他人充分了解。底下是大家常聽見的辦公室溝通不良、語意不清（說話者和受話者間）的笑話。

　　某日，張小姐打扮得時髦些，並穿了件新洋裝，她一走進辦公室，王先生就禁不住讚美道：「王小姐，今天好漂亮！」，王小姐聽了勃然變色，生氣地說：「從前我就不漂亮，只有今天才漂亮？」。那知道黃科長一踏進辦公室的門口，就看到了張小姐的新洋裝，朝她說道：「張小姐的洋裝真美！」，此言一出，張小姐微霽的臉龐，再度鼓腮，更生氣地說道：「洋裝漂亮，人不美嗎？」

　　由上段有趣的辦公室對話中，受話者對說話者的說辭詮釋的不同，因而引起一場誤解的風波，這類溝通上的障礙，每天在不同的場合不時地上演，這種障礙並非來自語言的隔閡，而是源自語意的含糊。當然，也有可能是意識型態（ideology）上的不可滲透，例如：

王先生及黃科長曾經說過張小姐的長相如何如何……等，或者這兩位男士在該辦公室女性同事間的形象不好，……等。雖然，溝通不良的背後因素，可能因人、事、物、地的不同，而有千萬種的歸因，但不可否認的，語意含糊不清，當然就「說不清楚、講不明白」，說了，仍然是白搭，不能解人之惑，當然更不能傳正確的道，只徒增授業之障而已。

人類語言的應用，除了上述的聲音語，另有文字語及姿態語（body language）。聲音語和姿態語經常是混合使用的，不同的手勢、不同的眼神及眼睛的動作，都顯示不同增強聲音語的意涵，以及發揮「無聲勝有聲」的心靈默契、息息相通的傳神功能，尤其是眼部的一眨眼、一秋波、一顧盼、一耽視都顯露了使用者的內心意境，也難怪孟子在《離婁篇》會說出：「聽其言也，觀其眸子，人焉廋哉！」的至理銘言。

語文對人類文化發展及傳承之影響及功能，絕對不只是發揮「文以載道」，或「傳聲筒」（vibration in air），就如尚書序疏中所提到的：「言者意之聲；書者言之記」而已。事實上，蘇頓 (Sutton) 也認為：在科學及其他的人類活動上，若情境合宜，語文可激發人類的心靈、啟動其想像力。在科學研究及科學教學上，更不應忽略語文的無限之功能及影響力，就算是單一的詞彙，如：胚胎、新陳代謝、酵素、光譜、酸鹼性、電子等等，都能有相同的影響及功能。但是蘇頓認為：這種語詞功能的延伸性宣示，只有對已準備的心靈 (prepared mind)，才能產生有意義的激發及啟動。在生物學上，最著名的例子，以 1953 年華生 (Watson) 和克力克 (Crick) 在英國自然雜誌（Nature），所發表有關 DNA 分子結構模型，雙螺旋（double helix）的分子由氫鍵連結在一起。對讀者來說，除非他／她深入瞭解氫鍵這個化學概念的意義及其鍵結 (bonding) 上的功能，否則對下列陳述和解釋，不會有「靈犀相通」的瞭解及感受。

「我們所主張的特殊的配對，指示了遺傳物質可能的複製機制，是不會逃過我們的注意。」（*It has not escaped our notice that the specific pairing we have postulated immediately suggests a possible copying mechanism for the genetic material.*）（Watson & Crick，1953）

事實上，在科學社群內，常採用日常用的語詞，並賦予技術性意義（technical meaning），因此在科學研究及科學學習上，常發生誤解或造成學習者的迷失概念。例如：英文的 Work（功）在物理學上有技術意義，也可以有「工作」的日常生活上的意義。在科學哲學上，也有所謂：意義的不可共量性。在科學上，語詞的意義理論含攝的不可共量性，以昂・海金 (Ian Hacking) 提到：「語詞的意義是由理論本身一連串的字所賦予的，在理論中，每個語詞的意義是由他在整個理論架構中的地位而定的。」因此，在科學活動或教學，語詞的妥適運用是不可不慎重詮釋的重要課題，否則若科學家或教師所用的語詞其語意，和讀者或學生所詮釋的意義間，沒有可共量性，則任何解釋，都不可能達成解釋的效果。

一、何謂解釋？

一個人從小開始，都會由生活的社會及物理環境中碰到許多問題，有些可能是生活上的、有些可能源自學校的學習、有些則來自

工作上的，就連所謂的聖人孔子入太廟，都仍然「凡事問」，為了解答這些「為什麼？」、「如何？」的問題，人們持續地探索、研究並尋求合理的解釋。何謂「解釋」？簡單地說，就是對事件、現象的分析說明，使人有解惑及瞭解事件的真相及現象發生的內部機制及功能。通常以文字語、或聲音語；或聲音語和姿態語並用，作為解釋的語文工具。然而，科學教育學者黎德曼 (Lederman) 和塞德勒 (Zeidler) 認為：就科學教與學的活動而言，教師的教學行為中以口語行為（verbal behavior），佔有大部份的教學活動的時程，和學生的口語互動中，又以口語的科學解釋行為，對學生的建構科學本質的意涵，扮演了極為重要的功能。

二、教育上的解釋

在瞭解了教師口語解釋行為，在科學教學所佔的地位後，為了進一步討論在科學教室中的口語解釋的精義，以及它的多面向意義，將分為下列三面向來討論，即日常情境上的解釋；教育情境上的解釋；科學上的解釋。

(一)日常情境上的解釋

教師於科學教室的教學，無可避免地，會持續地把他／她的日常生活情境的解釋，融入於教室中的教學說明活動中。通常由於生活情境的問題之多樣性及繁雜性，因而日常生活上的解釋之特性，其歧異度是不容置疑的。雖然，日常情境的解釋有高度的歧異性，但根據相關學著的主張及說法，它們應該有下列特性：

1. 安塔奇 (Antaki) 的說法：

他認為日常情境的解釋，它們仍有共同的元素，就是：「它們不只告訴我們被解釋的事件，也告訴我們唯是解釋者、及解釋所經歷的心理運作過程（mental process）。」

2. 德瑞普 (Draper) 的主張：

他認為日常情境的解釋，有下列特性：

(1)通常不涉及因果關係（causality）、原因、事由等。

(2)在追尋解釋的層面上，日常情境的問題和其他情境的問題有共通的要素，就是為了訊息的追求。

(3)句子的意義可能部份取決於當時的情境，同時，有些內情（things）在聽者可以自己填補的情形下被保留而未說出。

(4)有時，日常情境的解釋可能只是一個名詞片語而已。

(5)常引用權威（authority），藉以杜絕後續一連串「為什麼？」的問題之困境。

(二)科學教學的解釋

有關教學情境上的解釋，將分為兩部份來討論，即：什麼叫做「解釋」？和教育情境上的解釋類型。

1. 什麼叫做解釋？

科學教學的解釋和日常情境的解釋有許多雷同之處，但因教學解釋的對象，其同質性高而且目的上和日常情境的解釋有所差異，因而各家的說法亦有不同，以下舉馬丁 (Martin) 和史威福特 (Swift,1961) 的理念來說明之。

(1)史威福特的看法：

在教育情境中，史威福特認為：解釋涉及意義、關係、原因、形成要素、推理，同時他也指出有二種常在教學解釋的用法，那就是關係及非關係的解釋。而且，他進一步地，把非關係的用法分為兩型，第一型解釋：是用來澄清某名詞及宣言的意義，而不是為瞭解通律 (general principle) 的關係所做的說明；第二型：是解釋和描述 (description) 有等量的意義，在此一情況下，事物的特性被指出及描述。關係的用法，就是要說「怎樣」(How) 的問題之下的說明。例如：要說明下視丘 (hypothalamus) 和腦下腺 (pituitary gland) 間的控制機制，詳細說明下視丘和腦下腺之間交互作用的關係，就是要說明「怎樣」的問題。

(2)馬丁的主張：

她認為：我們可以為某人解釋某事物，而某人可以因別人的解釋而對某事物，有某些程度的認知及瞭解。因此，我們可以呈現解釋、創造或發現解釋；也可以聆聽、欣賞、忽略某一解釋等等。作者認為：對一個科學教師來說，在教學上的解釋，可能應和專業科學家的解釋應有所區別。誠如馬丁所主張的：科學教師在敘說解釋時，需考慮到學生的年齡及程度，有時還必須犧牲解釋的完整性，來增進學生的瞭解度。例如：要為國中一年級學生解釋說明下視丘和腦下腺間的控制機制，就是要說明「怎樣」的問題。鑑於國一學生的相關先備知識的有限，我們只說明下視丘控制與調節腦下腺的分泌機能既可，不必要以所謂的「負回饋」(negative feedback) 機制來說明下視丘與腦下腺間的交互作用關係。

2. 教學情境上的解釋類型

關於科學教學時，教師解釋的類型，有各種不同的分法，今列舉作者認為比較完整的解釋類型，加以敘述如下：

(1)史密斯 (Smith) 與毛克斯 (Meux) 的主張：這兩位學者，以邏輯運作 (logical operation) 分析，確定了下列六種類型：

①機械的 (mechanical)：描述某種構造的各部件或事件的小單元，組合在一起的方法，俾便於說明某事件或構造的組成機理 (mechanism)。

②原因的 (causal)：描述導致被解釋事件的前置條件 (prior condition) 或伴隨的原因。

③次序性的 (sequent)：依序列舉導致被解釋事件發生的先前事件。

④程序性的 (procedural)：涉及達成某一特定結果的步驟或事件。

⑤目的論的 (teleological)：涉及以目的之說辭來描述事物或事件。

⑥規範性的 (normative)：包括兩項可能性，一種是需求示例或辯證 (justification)：另一種是提出規則，作為行動、選擇、或決定的理由。

(2)歐剛特納德 (Oguntonade) 的研究，他把科學教師，於教學時的科學解釋類型分成下列五種：

①普適定律 (universal law)：應用定律、學說於教學的解釋，例如：物理學的牛頓運動定律、質量和能量守恆定律，遺傳學的孟德爾顯性率、分離率、自由配合率，化學的氣體方程式、氣體動力論等。

②建構 (construct)：應用建構的定律，例如：不同形式的能、力、功等，有時和定律連用，有時只敘述建構的特性。

③類比 (analogy)：利用熟悉的狀況來幫助現象或事件的解釋，例如：電流和水流的類比。

④歷史紀事 (historical account)：這些紀事是科學研究的記錄，例如：焦耳的實驗故事、孟德爾的碗豆雜交試驗記錄、史諾與霍亂的研究史等。

⑤雜項 (miscellaneous)：例如，列舉了一系列的事件，但不是時序性的，示例了一連串的實驗手續，簡述了測驗的方法等，這些都不適合歸類到前四項，歐剛特納德因而另立這一項來涵蓋它們。

三、科學的解釋

在科學的社群中，有很多學者相信，解釋是科學唯一的目的，或主要的目的之一。有科學哲學家指出，現今科學的目的，已被認定為具有「瞭解」(understanding)、「理解」(comprehension)、「啟蒙」(enlightment) 的功能，這些目的都是要靠提供科學的解釋才能達成。同時，根據皮特 (Peter) 的看法，真正的議題不是科學發現了世界如何運作，或世界運作方法的一個說法 (version)，真正重要的是科學所產生的知識，不管以什麼形式呈現，都能夠使我們產生解釋，而這些解釋能得到真正的認同。另外，皮特也主張，預測是科學的另一個不可或缺的目的。有關科學解釋的典範，在科學哲學的研究上，學者著墨甚多，把文獻上常見的簡約敘述於下。

(一)阿里斯多德典範

對於科學知識的構念，亞里斯多德認為科學知識要用「原因的四重構造或稱為四因說」(fourfold structure of causality) 加以確認。對他來說，原因的功能，在於作為促使科學知識成為可能的理由或解釋的因素。

(二)推理的典範

韓佩爾 (Hempel) 和歐本翰 (Oppenheim) 是此一構念的濫觴者，此一典範界定「解釋」，是以歸納或演繹的論證，來表明期望被解釋的現象、事物、事件……等。某一科學解釋，是由一組包括至少兩元素所構成的前提，其中的一個元素包括觀察、和自然律 (law of nature)、或解釋項 (explanan)；另一元素，為被解釋項 (explanandum)，也就是利用演繹或歸納推理而得的結論，論證的效度取決於和前提有關的結論之真實性。另外，假設的解釋項可以觀察或實驗加以驗證，則論證可被認為具科學上的有效性。

此一典範若依據應用於解釋項的定律本質，按庫拉倪 (Kourany) 的主張，則可以分為下列三型。

1. 演繹規範 (deductive nomological) 解釋：在它的解釋項中，包括普稱律在內，其結構如下圖 6-1：

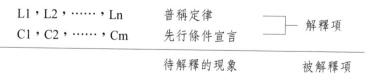

L1，L2，……，Ln	普稱定律	┐
C1，C2，……，Cm	先行條件宣言	┘─ 解釋項
待解釋的現象	被解釋項

圖 6-1　演繹規範的推理結構

2. 第二型為演繹統計 (deductive statistical) 解釋：包含至少一個統計定律於解釋項中。例如：依據氣體動力論 (kinetic theory)，氣體的體積隨溫度的上升而增加的機率為 99.9%（演繹統計定律），甲氣體加熱後體積增加，要解釋甲氣體體積為什麼增加？其解釋項就包含了演繹統計定律。

3. 第三型為歸納統計 (inductive statistical) 解釋：在解釋項的歸納論據，至少用到一項統計定律。例如：罹患新流感的病患服用克流感後痊癒率達 99%（歸納統計定律），甲罹患新流感服用克流感後，甲痊癒了。要解釋甲為什麼痊癒了？其解釋項就包含了歸納統計定律。

(三)原因的典範

薩蒙 (Salmon) 認為：原因的構念之科學解釋，包括一個被解釋現象如何產生的說明，以及它如何安置於普稱、或統計定律中，而仍然有所不足，特別是在只有統計的規範性被涉及的情況下。由於本典範的解釋能力超越預測及逆測的推論能力。原因性典範，提供在自然界產生和傳播結構的機制理論 (the knowledge of the mechanism of production and propagation in the world)。因此，此一典範能進一步超越只認知到規律性，以及把特殊的現象包含於此一規律的可能性而已。

(四)溯源論的 (genetic) 典範

按葛林 (Green) 的說法，他認為：於說明某系統為什麼具某些特性時，溯源論的解釋詳細述說，從早期系統性的發展此一系統的一連

串步驟，在過程的角度上來看，溯源論的解釋，是歸屬於科學探究的歷史紀事。對「為什麼？」問題之典型回應，就是認為觀念的發展及演化 (evolution)，在解釋上扮演關鍵性角色。此典範可以解釋已發生的事件，以及將發生的過程。在生物學、地質學、及天文學都會用到溯源論的解釋典範。例如：人類眼睛的複雜功能的演化出來，可追溯到扁型動物 (Platyhelminthes) 渦蟲 (Planaria) 的感光器-眼點，再經漫長的天擇、適應而演化來的。

(五)類比的典範

所謂「類比」，並不是西方所獨創。在東方中國的《詩經》即以「比」的寫作方法，即有「比者，以彼物比此物也」的想法。例如：「如彼歲旱，草不潰茂；如彼棲苴，我相比邦，無不潰止。」（大雅；召旻）這是用天旱成災，水中枯槁的浮草，來比喻國家的動亂。到了《楚辭》，則用「比」的寫法更為普遍及深入。例如：離騷中的「……為草木之零落兮，恐美人之遲暮。不撫壯而棄穢兮，何不改手此度？……」則以「美人」比喻自己品格及才能之佳美，因而自我稱之。因此，人類使用類比來描述事物、現象，或抒發個人情感，是源遠而流長的。

在科學的事業與教學上，學者黑斯 (Hesse) 認為：類比常被用來幫助科學家或學習者，瞭解及建構科學知識，而模型 (model) 也常和類比、隱喻相互通用，三者間是不容易清楚地區分開來，三個名詞的使用，通常幾乎是指涉及相同意義的事物。在科學史上，類比常被用來解釋一些科學上不可觀察到的機制 (mechanism)，或微觀構造，例如：在生物醫學上，細胞膜結構的「三明治模型」和「流體鑲嵌

模型」。因此，科學教育學者達格 (Dagher) 強力主張：類比在科學發展上，不但可作為提出及擴充科學理論的心理輔助 (psychological aids) 之探索進路，也是探究不可觀察的現象之有力推理的心智運作。同時，哈瑞 (Harre) 也提到，任何一門科學，在未發展到足夠高科技的微觀、或巨觀工具供探索研究前，它就得依靠發展及利用新的「資源-模型」 (source-model) 來促進其發展。而且他也認為，發明及應用適當的「資源-模型」，可以幫助科學社群，來設想一些目前不能觀察到的現象及運作機制。例如：在生命科學上，以 DNA 模型來闡釋「一基因、一多胜」學說；以細胞膜的流體鑲嵌模型 (fluid mosaic model)，來解釋細胞膜的選擇性、通透性，以及物質進出細胞膜的控管機制。利用模型來解釋物質科學及地球科學上的事物、現象，也是相當普遍的方法，例如：波爾 (Bohr) 的太陽系原子構造模型等。

(六)目的論的典範

目的論的「解釋」，大部份被用在生命科學的研究上。內葛 (Negal) 認為：在此一情況（目的論）下，解釋是引致目的作為自然過程的肇因說法。根據華勒斯 (Wallace) 的理念，目的論的解釋和真正關於因果的解釋有所不同。因果的解釋是造成結果和先前、或至少是同時的原因；然而目的論的解釋，則把自然的過程，歸因於一個未來的目標。例如：動物為逃避掠食者而發展出來高速奔跑能力、生物體為了保持體內環境的生理恆定性而發展出來複雜的恆定反應機制、人眼為了得到最佳視力跟隨距離及亮度而調整、綠色植物為了吸收太陽能而演化出來葉綠素。除了生命科學外，目的論的解釋，在物質科

學上亦常常被用到。邦吉 (Bunge) 就列舉兩例：「為了抵抗外力而能繼續運動，一物體必須由另一外力得到能量」、「地殼是一種為生物追求一個最適生存環境的回饋系統」等。

四、科學預測

若我們認為解釋外在世界的個人經驗、也就是回答「為什麼 (why)？」的問題、是經驗科學研究的主要目的之一的話，那麼科學上的預測 (prediction) 就是和科學上的解釋等量齊觀的科學事業所追求的另一目的。以氣象學為例，幾乎每一個新聞台每天都會有氣象預報的時段，預報當天、第二天、及未來一個星期的國內和國際的天氣狀況。氣象預報可說是現代化國家的政府重要施政之一，它不但是提供人民日常生活的不可或缺的資訊，供人民在食衣住行娛樂和工作上做抉擇的依據，例如：人民依氣象預報所預測的下雨機率、氣溫高低，決定外出是否攜帶雨具和衣服如何穿著等等。更有甚者，氣象預報更涉及人民生命財產安全的保護，以 2009 年 8 月莫拉克颱風在臺灣所帶來的 88 水災，造成小林村的滅村事件為例，不但使 700 條以上的人命消失無蹤，人民的財產損失更是無法算計，也由於當時的政府的輕忽颱風的威力，災害來臨時應變無方，被國內和國際媒體重批為救災無能、無力且心態狂妄而重創馬政權 (administration) 在國內人民的信任度及在國際上的形象。由此可見，科學預測不單是科學家的心智活動來滿足科學家個人的學術的好奇心而已，其「福國利民」的功能不容我們小覷。

另外，現代化國家在流行病學的研究上，每隔一段時間流行病

醫學專家或研究單位會預測某種疾病會大流行，預估會有百分之多少的人口將會罹病，病患的死亡率可能是會多少。例如：H_1N_1 新流感 2009 年由墨西哥開始爆發後，引起世界性的恐慌，各國的專家或衛生主管單位都在作預測，預估 H_1N_1 在當地會有多少人感染以及死亡率可能是多少，這些預測可以讓各國政府的衛生機關提早啟動防疫機制，藉以維護人民的健康而免於新流感的肆虐。由此可見，科學的預測的實用價值之一斑。除了以上例舉預測的實用性功能之外，在科學事業的研究活動上，許多重大科學成就的實現，預測也扮演了科學活動歷程的關鍵性角色，例如：天文學上海王星的發現，就是天文學家依據牛頓的理論，經冗長的計算後所作的成功的科學預測。事實上，科學家於研究計畫的擬定過程，都會以該領域現有的成熟理論為依據，進行研究設計並預測將可能產生的結果。有關這些議題的初步論述，讀者可參閱本書第五章的「觀察的客觀性」之內容，尤其是假說和對立假說之提出的部分，並詳細思考科學家如何提出假說、對立假說？以及他們依據什麼為基礎 (foundation) 而提出的？所提出的假說、對立假說和研究動機、目的、問題的間接與直接關係又如何呢？假說、對立假說又如何驗證或辯護？這對未來意圖以學術研究作為終生事業的讀者們，或許有一些啟發的作用吧，作者冀望著！

(一)科學預測的意涵

本書的第四章已論及，我國的 1970 年代小學科學課程已把科學過程能力，列為學生必須學習的三大科學教育目標之一。當時所規劃的科學過程技能包含了 8 項基本能力和 5 項統整能力，而預測是八種基本科學過程能力的一項。到了二十世紀末的國中、小九年一貫「自

然與生活科技學」學習領域課程，科學過程能力也依然是 8 種多元科學素養之一，而且把預測的能力融入於「組織與關聯」和「歸納與推斷」等較複雜的能力群。綜合上述，科學教育上、起碼在國中、小學這兩階段的教育，科學預測能力的學習是學校科學教學的重點目標之一。詳細的內容，讀者想進一步的了解，可以自行參閱，國立教育研究院籌備處編輯的《課程綱要閱讀：九年一貫自然與生活科技學習領域》的論述內涵。

　　預測在科學活動的歷程是科學家必須要運用的心智操作 (mental operation) 能力之一。基本上，科學上的預測是科學家依據科學理論，公開來陳述或告知社會大眾，在某些條件下將會出現什麼樣的自然或人為的現象。科學家所作的預測和占星學 (astrology) 或宗教上的預言 (prophecy) 的最大的不同，是在於科學上的預測是不會借助於超自然的 (supernatural) 力量。例如：氣象預報是氣象學者及專家依據氣象學的理論來預測颱風的發生地點、行進路徑、中心最大風速、雨量大小、移動速度等，而不是借助於某個人的超能力預告某颱風將如何、如何；在醫學上醫師的診斷，基本上也是一種科學預測的實踐 (practice)。例如：一位初診患者經主治醫師的問診及理學檢查後，醫師會依據現有相當成熟的醫學理論及自己的實證經驗下判斷而作出診斷的結果，認為此患者是得到什麼樣的疾病，再進行下一步驟的醫療處置。若醫師不能確定患者的病因或為了慎重起見，醫師會要求患者進行下一步的檢查，再依據檢查結果來研判患者的病因，直到他對自己的診斷結果有相當的信心為止。所以醫療上的診斷，醫療從業人員必須植基於實證醫學的證據之外，更應該考慮患者間的個別差異而可能造成的診斷誤差。

綜合上述，科學預測就是按既有各種已知條件（或是先行條件），再依據現有的科學理論來判斷將會發生的事件或現象。例如：DNA→mRNA→多胜是基因學說 (gene theory) 之下的一個定律，我們也知道：mRNA 上每三個氮鹼基 (nitrogen bases) 所組成的三連密碼 (triplet codon)，決定多胜鏈上的胺基酸是那一種。若已知 DNA 的一段氮鹼基為 ATGGCTTAAATTTTGTGAATGGGCCTTTGA，那我們就可以預測這一段多胜鏈 (polypeptide) 的胺基酸排列順序的初級結構 (primary structure)。在內分泌學上，科學家已清楚地知道下視丘 (hypothalamus) →腦下腺 (pituitary gland) →甲狀腺 (thyroid gland) 的負回饋機制 (negative feedback mechanism) 的控制理論，此理論認為甲狀機能的控制是透過兩種回饋路徑：下視丘→腦下腺的短迴路 (short-loop) 和下視丘→腦下腺→甲狀腺的長迴路 (long-loop)，進行甲狀機能的回饋控制，使得體內血液中的甲狀腺素-T_3、T_4 維持在動態平衡之下的範圍值 (constant range)。假設有個甲狀腺機能亢進 (hyperthyroidism) 的患者已出現甲狀腺腫 (goiter) 的症狀，經生化檢查後，血液中甲狀球蛋白 (thyroglobulin,TGB) 正常，排除了單純的甲狀腺腫 (simple goiter) -就是病因不是患者攝取的碘不足，而血液中的甲狀腺刺激素 (thyroid stimulating hormone, TSH) 過高，TSH 釋放素 (releasing factor) 正常。有了上述的賀爾蒙生理功能的負回饋機制控制理論，再伴隨著一些生化檢查的血液生化值，醫師就可能預測此患者的問題是出現在腦下腺分泌 TSH 細胞的異常，醫師的診斷處置，應是續作進一步的檢查以便確定預測的「分泌 TSH 細胞的異常」是否有醫學影像的支持而得到確診。職是之故，不但生物醫學研究者於進行科學活動時，需要以「預測」的科學思考過程進行研究，就是第

一線的執業醫師於診斷患者時，「預測」也是不可或缺的科學過程。

(二)預測和解釋的異同

　　科學哲學家韓培爾和歐本翰認為：科學解釋和科學預測具有相同的型式分析 (formal analysis) 結構。科學解釋和科學預測的不同，在於前者是依據現有的科學理論，來說明自然或人為現象為什麼發生或發生的機制，而後者是依據現有的科學理論，來預測將會發生什麼自然或人為現象。另外，科學預測的實用的特性 (pragmatic character) 較科學解釋為大。例如：經人體的臨床實驗打了新流感疫苗後，產生 H_1N_1 抗體而得到免疫力的機率是 95%，同時也無重症的不良反應。因此，衛生署的疾病管制局就可以大膽的提出全民施打 H_1N_1 新流感疫苗的政策。我們也可肯定地說，若楊先生打了新流感疫苗後，他有 95% 的機率可以產生抗 H_1N_1 病毒的抗體，而免除受到 H_1N_1 病毒感染罹患新流感。又如氣象預報的實用性已於前文詳細論述過，在此不再贅述。底下作者將舉例來說明，科學解釋和科學預測型式分析結構的共有性。

　　由於作者設定主要的對象讀者群，為主修生物醫學或醫療相關的學生或從業人員，就是對一般非主修生命科學相關領域的讀者而言，孟德爾的遺傳定律及一些異例在國、高中都學過，應是容易理解的生物學知識。因此，在此就以孟德爾的顯性律為例，來詮釋科學解釋和科學預測型式分析結構的共通性。所謂顯性律就是一對性狀雜交所產生子一代的外顯性狀，只有一種性狀-顯性性狀會出現（普稱定律或普適定律），某一種顯花植物的花色有紅花和白花為成對的性狀，紅花為顯性、白花為隱性，紅花和白花的親代雜交後，子一代的花色全

為全為紅色，為什麼？

L1，L2，……，Ln　　普稱定律　　┐
　　　　　　　　　　　　　　　　├─ 解釋項
C1，C2，……，Cm　　先行條件宣言　┘

待解釋的現象　　　　　被解釋項

圖 6-1　演繹規範的解釋推理結構

若以上述圖 6-1 的邏輯結構來說明科學解釋的內涵如下：

解釋項：普稱定律和先行條件宣言。

普稱定律：一對性狀雜交所產生的 F_1 只有顯性性狀會出現。

先行條件宣言：某一種顯花植物的花色有紅花和白花為成對的性狀，紅花為顯性、白花為隱性。雄蕊可產生精子，雌蕊可產生卵子。不可讓它們自花授粉。

被解釋項：就是待解釋的現象。

待解釋的現象：紅花和白花的親代雜交後，F_1 的花色全為紅色。

從上述的科學解釋結構的詮釋來看，由解釋項可以推出被解釋項。若解釋項為真（機率的真），則被解釋項也必然為真，這是演繹推理的解釋模型。因此，順從演繹推理的邏輯結構，前提為真，那麼結論亦為真。同時，這些推理的過程也是能以實證的數據給予驗證的，也就是說這種推理的解釋是具有科學的可驗證性 (testability)。

若同樣以孟德爾的顯性律為例，來詮釋科學預測的內涵如下：

預測項：普稱定律和先行條件宣言。

普稱定律：一對性狀雜交所產生的 F_1 只有一種顯性性狀會出現。雄蕊可產精子，雌蕊可產生卵子。不可讓它們自花授粉。

被預測項：就是待預測的現象。

待預測的現象：紅花和白花的親代雜交後，若紅色花是顯性、白色花為隱性，則 F_1 的花色是紅色。

從上述的科學預測結構的詮釋來看，由預測項可以推出被預測項。若預測項為真（機率的真），則被預測項也必然為真，這是演繹推理的預測模型。因此，順從演繹推理邏輯結構，前提為真，那麼結論亦為真。換言之，因為預測項的普稱定律「一對性狀雜交所產生的 F_1 其外顯性狀只有顯性的性狀會出現」為真，則被預測項「紅花和白花的親代雜交後，F_1 的花色全為全是紅色」亦為真。同時，被預測項的真偽是能以實驗或觀察所到的數據給予驗證。若實驗觀察所得到的數據不支持所預測的結果，那麼，實驗或觀察的結果就成為此定律的異例。綜合而言，圖 6-1：演繹規範的解釋推理結構的模型，可修正為圖 6-2：演繹規範的預測推理的模型如下：

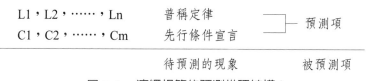

$L1，L2，\cdots\cdots，Ln$　　普稱定律
$C1，C2，\cdots\cdots，Cm$　　先行條件宣言　　——　預測項

待預測的現象　　　　　被預測項

圖 6-2　演繹規範的預測推理結構

若把圖 6-1：演繹規範的解釋推理結構和圖 6-2：演繹規範的預測推理結構相互比較一下，我們可以很清楚地看出它們之間唯一的不同，就是科學解釋是對已發生的現象作合乎科學的解釋而不借助於超自然的力量；另外一方面，科學預測則是根據科學理論和已知的狀況，預測將會發生的現象。事實上，它們演繹推理的結構是沒有任何差異。在科學事業的發展上，科學解釋與科學預測是相輔相成的科學

過程，也是科學家心智運作的認知過程 (cognitive process)。以學校的科學教學來說，若要忠實地反應科學家所進行的科學活動的實境，那麼，學生學習活動設計的內容，融入科學解釋和科學預測的活動是不可或缺的。例如：以「預測→觀察→解釋」 (Prediction→Observation→Explanation, POE) 的教學策略，可以把科學預測和科學解釋統整於同一個學習活動之中，以增進學習者學習的成效。就是大學的基礎科學課程-普通生物學、普通化學、普通物理、有機化學、生物化學等課程，POE 的教與學也是蠻好增進學習者學習成效的策略。

(三)預測的限制

在科學事業的發展史上，成功的科學預測比比皆是，例如：哈雷彗星的定期拜訪地球，下一次來訪預測將發生於 2061 年。但是，科學預測的基礎是科學定律或科學理論，通常科學理論和定律都不是絕對性的「真」，而且一般科學定律都是機率性定律，也就是其確定性 (certitude) 不是 100%。我們以孟德爾的豌豆兩對性狀雜交實驗結果所歸納產生的自由分離律而言，雜交所產生的 F_2 的表型及其比例，為圓黃：皺黃：圓綠：皺綠：= 9：3：3：1；而基因型則為 RRYY：RRYy：RrYY：RrYy：rrYy：RRyy：Rryy：rryy = 1：2：2：4：2：2：2：1。由上述的兩對性狀雜交的實驗結果，孟德爾認為兩對因子於產生雌、雄配子的過程中，不會互相干擾而隨機地分別進入精子或卵子細胞，因此由 F_1 (RrYy) 可以產生四種 RY、Ry、rY、ry 的精子或卵子的現象。孟德爾創造了自由分離律來解釋這種現象，同時也解釋了 F_2 的表型與基因型，及其比例的問題。很明顯地，不論是表型的 9：3：3：1 之比或是基因型的 1：2：2：4：2：2：2：1 之比，這

些比例的問題的解決都是經統計方法的數學處理。因此，自由分離律是機率性的遺傳定律，以機率性的遺傳定律來預測其他兩對性狀的雜交結果，就如上文提到的，若實驗或觀察所到的數據不支持所預測的結果，那麼，實驗或觀察的結果就成為此定律的異例。作者以孟德爾的自由分離律為例來說明預測的侷限性，摩根以果蠅的兩對等位基因（alleles，灰身 B 長翅 X、黑身 b 短翅 x）作雜交實驗，其 F_2 外型的比例就不是 9：3：3：1 之比，此實驗結果並不符應孟德爾的自由分離率而成為異例。此異例並沒有徹底摧毀了孟德爾的自由分離率，反而促使作此實驗的摩根創造了連鎖 (linkage) 與互換 (crossing-over) 的觀念（概念）來解釋此異例。他也因此一科學的成就，而得到 1933 年諾貝爾生理醫學獎的桂冠。就摩根的成功故事，讀者應能感受到科學研究的「山窮水盡疑無路、柳暗花明又一村」的懸疑動人又刺激有趣。因此，只要你有兩力：毅力和創造力，就可以在科學的領域有所突破而成就了個人的科學事業。

另外，科學的定律和理論的建構，雖然是科學家植基於科學的事實而創造出來的產品，科學家的創造力是個人創意 (creation) 的心智運作，而個人心智的運作受到個人的意向、傾向、意志、自我的內省、原有概念、價值觀等內在因素所左右，也就是說，個人心智的運作是相當地受制於個人心理的癖性 (idiosyncracy)。因此，科學的定律和理論建構的歷程，建構者的主觀元素扮演著關鍵性角色。例如：孟德爾所建構遺傳的三個定律，為遺傳學開創了系統性科學研究的第一人，他出生、成長於農村而具有豐富的農業知識，又到大學修讀數學，這些個人的元素都有助於、甚左右他構思遺傳定律以解釋豌豆雜交的實驗結果。

綜合上述，我們可對科學預測，作出三項預測的侷限性的來源如下：

1. 科學家在建構科學定律和理論的歷程，是個人主觀意識的心靈 (mind) 操作活動，在本質上，他是一種私密的、內蘊的、無聲的創造活動。因此，科學定律或理論用來預測自然現象的發生偏誤是無法避免的，這類的預測偏誤是來自於建構者的主觀性，也是人類無法克服的科學本質之一。

2. 第二類的預測偏誤是來自科學定律的機率性。有關科學的機率性定律的論述，於前文中已有諸多談論，在此作者不再贅述。但是，作者想要再次提醒讀者，生物醫學的研究者所發展出來的定律或理論，都是機率宇宙觀之下的產物，不但在科學預測有其侷限性，若要依據生物醫學的定律或理論來解釋生物醫學的現象，同樣地，是無法把「為什麼？」的問題完全解釋清楚的。例如，胃腸潰瘍的幽門桿菌理論，就實際的患者的診斷結果而言，據估計仍然至少有 5% 胃腸潰瘍的個案培養不出幽門桿菌，也就是幽門桿菌理論無法解釋這些患者，為什麼會得到胃潰瘍或十二指腸潰瘍，這就是機率性定律用於預測或解釋的侷限性的一個活生生的例子。

3. 第三項的預測的極限性，則歸因於人類（科學家）無法找出科學的最終極的原因 (ultimate causes)。就如被學界中尊稱為生理學之父的法國生理學家，伯納德 (Claude Bernard, 1813-1878) 所說的：「科學家通常很難以透視現象內部真實的機制，作為研究者的任務，首先必須要指出現象之存在，以及分析萬物改變的時候，如何地運作及改變，科學家無法指出產生這個現象的終極原因。」這些話由伯納德說出來，對主修生物醫學或醫療的學生及從業人員更具反思的深邃意

義，因為伯納德對胰島腺 (pancreatic gland) 的研究成果，對生理學和醫療科技的發展提供了無可取代的貢獻。除此之外，他創造了生理學上意義重大的概念，就是「恆定性」(homeostasis)，此一概念就是在當下生物醫學，不論在學術研究或臨床實用上，仍然「歷久彌新」絲毫不會褪色地被當作生理運作機制的中心理論。也由於科學家無法找出自然現象的終極原因，科學家所創造的的科學理論就不是 100% 正確的真理，因此依據科學理論預測時，就產生了無可迴避的侷限性。

五、結論

解釋與預測絕對不只是專業科學活動的專利，人的日常生活或其他的活動上，解釋與預測是每日不可或缺的心智運作，小如父母向子女解釋為何不替他們買這一樣玩具或含糖飲料，大如執政者向人民解釋為何官員宣稱景氣回春而失業率仍然高居不下。至於，科學的預測也和科學的解釋一樣，滲透到人類生活的每一層面，而且人本身若不刻意去注意，還會完全忽略而不自知，例如：個人的減重計畫、家庭的每個月的支出等都涉及預測的科學過程，而個人並不自知。因此，科學解釋與科學預測的認知運作能力，應成為我國的國民的基本科學素養或能力之一，這也是作者在「科學預測的意涵」這一小節，特別提出我國的國小、國中的科學教育的課程設計理念、目標對科學解釋和預測的重視，列為培育學生必須具有的多元科學素養之一，這也可以突顯臺灣國小、國中的科學教育的課程規劃是可以歐美、日本同步的，其目的在於學習者多元科學素養與能力的孕育，而不單是科學知識的學習而已。對我國國小、國中、高中的科學課程有興趣進一步了

解的讀者，可以進入教育部的相關網站搜尋，既可得到中小科學課程
的資料。

　　不論是科學解釋或預測，其解釋項或預測項都要含括科學定律或
理論。科學的定律又幾乎都是機率性定律；科學理論是由科學家所建
構（創造）出來，是與人的主體性思維息息相關；再者，科學理論也
是科學家就感官所覺知外在世界的現象，經統整於他個人原有的知識
系統而產生的外在世界的表徵，所以科學是無法發現最終極的原因。
因此，科學定律或科學理論都具有一定程度的獨特性，獨特性不論是
出於科學理論的本質或個人或科學社群的思維，對科學的解釋和預測
都會有其侷限性而容易造成偏誤。對大多數人（尤其是一般社會大
眾）而言，他們認為：科學知識、特別是自然科學知識、是不會因人
而異的客觀知識，這種對科學知識確定性 (certitude) 的論點，是我們
不可以輕忽的迷失論點。職是之故，科學解釋是不可能依科學定律或
科學理論而能完滿地回答科學的「為什麼？」的問題。至於科學預測
也是面臨相同的困境，尤其是面對有生命的複雜系統，常因「機緣」
(chance) 而引發系統內部的「突現」(emergence) 機制，促使系統產生
的新特性，使預測的確定性上大大地打了折扣，這是從事生物醫學或
醫療研究和實務的從業人員，特別值得需要小心謹慎、戒慎恐懼地加
以應對的問題。尤其是涉及病況複雜病患的醫療診斷與處置，更應慎
重地經三角校正 (triangulation) 找出病因，才能對病患作出接近完美
的醫療處置。

延伸問題

(一)科學家從事科學活動時，觀察時得到了自然界一些運作的現象後，對此現象他提出了一些解釋，你認為此時科學家提出解釋的目的是什麼？

(二)既然我國的國小、國中的科學教學蠻重視學習者的多元科學素養的學習，為何高中的科學教學偏重在科學知識的學習？而到了大學的科學教育，在教室的教學則幾乎只剩科學知識的傳授而已，為何大學反而忽視全科學的學習？請以你自己的經驗論述之。

(三)就甲狀腺機能亢進的患者的診斷，患者經進一步檢查後，其腦下腺分泌TSH 的細胞，其醫學影像顯示正常。換言之，患者甲狀腺機能的亢進不是因為下視丘→腦下腺→甲狀腺負回饋控制環的失常。假如你是患者的主治醫師的話，依據蘇瑟蘭的第二傳信者的賀爾蒙作用機制的理論，你預測患者甲狀腺機能亢進的原因是什麼？並詳細論證你的預測。

(四)既然科學預測的確定性不是絕對的，為何科學活動仍然把科學預測視為不可或缺的科學過程之一？

(五)以「預測→觀察→解釋」(Prediction→Observation→Explanation, POE) 的教學策略，可以把科學預測和科學解釋統整於同一個學習活動之中，可以增進學習者學習的成效。就你自己的學習科學的經驗，對此命題你的看法如何？

延伸閱讀：

[1] 涂可欣譯 (1999)：*看！這就是生物學*（This is Biology, Ernst Mayr 原著）。台北市：天下文化。

[2] 國立教育研究院籌備處 (2003)：*課程綱要閱讀*：九年一貫自然與生活科技學習領域。台北市：教育部。

[3] 陸健體 (1994)：*關於世界的問答-科學說明*。台北市：淑馨。

[4] 程樹德 (2000)：*研究科學的第一步*（Advice for a Young Investigator, Santiago Ramony Cajal 原著）。台北市：究竟。

[5] 黃達三、賴玉春 (1998)：國小教師於科學教學的口語解釋研究。*科學教育學刊*，(3)，285-302。

[6] 劉建榮譯 (1993)：*心的概念*（The Concept of Mind, Gilbert Ryle 原著）。台北市：桂冠。

[7] 蕭明慧譯 (1991)：*科學哲學與實驗*（Representing and Intervening, Ian Hacking 原著）。台北市：桂冠。

[8] Antaki, C. (1988): Explanation, communication and social cognition. In C. Autaki (Ed), *Analyzing everyday explanation: A casebook of methods*. London: Sage Publication.

[9] Bunge, M. (1985): *Treatise on Basic Philosophy: Volume 7*. Dordrecht: Reidel.

[10] Dagher, Z. R. (1989): *The nature of teacher verbal explanations in junior high science classrooms*. Unpublished Doctoral Dissertation, University of Iowa, Iowa, Iowa City.

[11] Dagher, Z. R. & Cossman, G. (1992): Verbal explanation given by science teacher: Their nature and implications. *Journal of Research in Science Teaching*, 29 (4), 361-374.

[12] Draper, S. W. (1988): What's going on in everyday explanation? In C. Antaki (Ed), *Analyzing Everyday Explanation: A casebook of Methods*. London: Sage Publications.

[13] Green, T. F. (1971): *The activities of teaching*. New York: McGraw-Hill.

[14] Harre, R. (1988): Modes of explanation. In D. J. Hilton (Ed), *comtempory science and natural explanation: common-sense conceptions of causality*. New York: New York University Press.

[15] Hempel, C. & Oppenheim, P. (1948): Studies in the logic of explanation. *Philosophy of Science*, 15, 135-175.

[16] Hesse, M. B. (1970): *Model and analogy in science*. Milwaukee, Wisconsin: University of Notre Dame Press.

[17] Kourany, J. A. (1987): *Scientific knowledge: Basic issues in the philosophy of science*. Belmont, California: Wadsworth Publishing Company.

[18] Lederman, N. G. & Zeider, D. L. (1987): Science teacher's conceptions of the nature of science: Do they really influence teaching behavior? *Science Education*, 71 (5), 721-734.

[19] Martin, J. R. (1970): *Explaining understanding and teaching*. New York: Mc-Graw-Hill.

[20] Nagel, E. (1979). *Teleology revisited*. New York: Columbia Unibersity Press.

[21] Oguntonade, C. B. (1971): *An analysis of teacher's explanations of problems in high school physis*. Unpublished Doctoral Dissertation, Teachers College, Columbia University.

[22] Pitt, P.C. (1988): *Theories of explanation*. New York: Oxford University Press.

[23] Poole, M. (1995): *Beliefs and values in science education*. Buckingham: Open University Press.

[24] Salmon, M.C. (1987): Why ask "Why?": An inquiry concerning scientific explanation. In J. A. Kourany (Ed), *Scientific knowledge: basic issues in the philosophy of science*. Belmont, California: Wadsworth Publishing Company.

[25] Smith, B.O. & Meux, M.O. (1970): *A Study of the logic of teaching*. Urbana, Illinois: University of Illinois Press.

[26] Sutton, C. (1992): *Words, science and learning*. Buckingham: Open University Press.

[27] Swift, L. (1961): Explanation. In B. O. Smith and R. H. Ennis Eds *Language and conceptions in education*. Chicago: Rand McNally.

[28] Wallace, W. A. (1972): *Causality and scientificeExplanation*. Volume two. Ann Arbor, Michigan: The University of Michigan Press.

[29] Watson, J. D. & Crick, F. H. C. (1953): A structure for deoxyribonucleic acid. *Nature*, 171, 737-738.

7 科學的進步

　　科學成為人類文明的顯學，若從哥白尼於 1543 年出版了《天體革命》(*The Revolution of the Heaveny Bodies*) 的科學史上的巨著，引發所謂的「哥白尼革命」開始算起，到當下也不過經歷了 557 年。從人類的演化暨文明發展紀年歷程的角度來看，科學事業的發展速度真是驚人。尤其是 19 世紀末到 20 世紀的前期，因物理科學發展的成就暨技學 (techonology) 應用的成功，造就了科學主義 (scienticism) 席捲整個人類文明的光環，一時之間人類除了科學之外似乎就別無其他人類文明的假象。也許有讀者認為前一句話太言過其實，若大家回憶一下中國的清政權 (Chin dynasty) 在戊戌變法時所喊出來的口號「船堅砲利」，以及五四運動把「德先生和賽先生」(Democracy and Science) 當作運動的圖騰。若以我國的近況來看，似乎不惶多讓，在 1990 年代就有一位非常知名的企業家，他認為臺灣的農業都是小農無國際競爭力，強力建議政府放棄農業，發展工業就可維持臺灣的經濟在世界的經濟發展舞台上站穩前茅。從上述華人社會的歷史案例來看，就可知道科學革命後，科學的成就給全世界帶來的衝擊力道之大的一斑。當然，有人會質疑只以三個例子就可以肯定了科學和技學對人類社會的衝擊嗎？

　　為了回應上述的質疑，若我們看一下英國物理學家史諾 (Snow) 於 1960 年出版的《兩種文化》(*Two Cultures*)，就可以知道當時的英國、也是世界性的，科學和人文兩個領域間的格格不入、更無對話的

局面，史諾也點出科學發展的成功，引發了社會一切向科學看齊的窄化的人類思維。雖然有人批評史諾仍然是以科學的、尤其是物理學的觀點來論述，但是他的《兩種文化》引起英國的學術界頗大的迴響，尤其是科學教育學者的反思，因而有「科學在社會」(Science in Society) 的科學教育理念的浮現。這一波的批判與反思，反映在大學科學教育上的著名例子，就是有大學提供一門「化學在社會」(Chemistry in Society) 的科學課程給學生修習。「科學在社會」的科學教育理念不但影響了英國的科學和科學教育界，更渡過大西洋到了美國，成為新一波教育、特別是科學教育改革的催化劑，來修正因 1957 年史菠尼克 (Sputnik) 事件的衝擊後，美國的科學教育目的完全導向於培養更多、更優秀的科學家和工程師的科學教育政策，以免更多的學生於高中階段就放棄科學。回應此一新的科學教育改革的浪潮，「科學／技學／社會」（Science/Technology/Society，簡稱 STS）的科學教育理念，就順理成章成為美國科學教育的主流思潮之一。1980 年以後，STS 的理念就被應用於科學課程的設計及教學實驗，同時也在中小學科學教學中實施，因而各式各樣的 STS 科學課程如雨後春筍地冒了出頭。其中最具顯著結果的研究，是由葉格 (Yager) 所領導的 Iowa Chautaugua Program，此計劃盛行於美國中西部各州，並受到相當多中小學教師的肯定。這種科學教育的理念不但在美國施行，於 1990 年之後也被東亞的日本、韓國以及臺灣等國家引入，作為科學教育改革的的理念之一。以我國為例，STS 的理念就實際反映在九年一貫的「自然與生活科技」學習領域的課程綱要之中。

　　STS 科學教學理念為依歸所設計出來的課程的特色，其 STS 的

課程內容及學生評量的重點，因學者們各有偏好及詮釋的不同而有差異，但是他們所發展出來的課程仍然有共通的特色。作者綜合各家的做法，認為以 STS 為理念所設計的科學課程，應具有下列的特色：

(一)重視科學、技學、社會間的交互作用，科學教育不應忽視科學對社會的影響；同時更不應忽視社會對科技的負面認知，認為現代科技可以解決一切人類的個人、家庭、社會與國家的問題，也就是把科技視為萬能。

(二)應以科學、技學所衍生的社會議題（social issues）作為組織科學學習內容的組織因子，不應只談到科學概念、原理、學說等，再涉及一些科學的應用就可算是 STS 導向的科學課程。

(三)應重視教育學生應用科學概念、方法及過程、科學態度於消弭議題的認知與理解。

(四)應重視學生科學探究（scientific inquiry）素養的學習，不只是科學概念等知識的講述，要把命題性知識和程序性知識的學習，統整於同一個學習活動，俾能協助學生建構多元的科學素養。

(五)評量應多元化地評量學生多維度科學素養（multi-dimensional scientific literacy）。也就是應評量下列六個維度的科學素養：

1. 科學概念、原理、原則、學說等的認知。

2. 科學探究過程之心智運作能力。

3. 創造思考智能：即能應用推理與批判能力、解決問題的能力等思維智能於議題的消弭。

4. 應用科學方法、認知、態度解決自己日常生活所面臨科技兩難問題。

5. 瞭解科學及其應用的本質，知悉科學的限制，科學之美，科學

應用的利與害。

6. 了解因科技應用所導致的全球性議題（global issues），並養成個人消弭這些議題的意願及個人作為（personal action）。

作者談論英國的「科學在社會」的科學課程和美國 STS 的中小學課程，並不厭其煩地論述了 STS 課程的特色，其主要的旨意在於闡明科學事業的發展與成長是離不開科學家和科學社群所處的社會。任何一個國家的科學和技學的發展，若不能為增進人民的生活福祉，那麼人民為何要以辛苦工作所得，納稅來支持科學家和科學社群進行科學研究。再者，各種科學技術的研發和製造，當然不是只帶來經濟或其他領域的正面效益而已，對社會、環境、甚至價值觀的負面影響要如何預防或消弭等，都是不可忽視的議題。

一、科學會進步嗎？

時序以進入二十一世紀的第一個十年的尾聲，科學的影響力無遠弗屆，科學和工藝完全滲透到人類生活的每一個領域，就連最為價值觀取向的文學、藝術、音樂等都免不了受到科學和技學的「肆虐」。也許讀者會覺得作者本節所下的標題：「科學會進步嗎？」，是不是多此一問？同時，也會懷疑作者用「肆虐」這個詞的用心「可議」，是否有意要挑起科學與人文間的大論戰？若讀者有此疑慮或想法，作者給予高度的支持和肯定，這表示我們年輕的一代有「盡信書不如無書」的體認和挑戰的情懷。而且，作者一貫所持的教育理念就是要學習者有質疑和挑戰權威、主流思潮、單一真理等科學態度與精神，更重要是挑戰的膽識。尤其是在生物醫學與醫療相關的科學領域，更需

要富有質疑和挑戰的科學態度和精神的新血注入，才能使我國的生物醫學與醫療相關的學術與產業持續發展而又不致失控，也更能替臺灣人民的健康建構一道堅強的防護網，並進一步為全人類的醫療作出國際社會應有的貢獻。

　　科學會進步嗎？一般人大概都持肯定的態度，對此問題的答案就是科學在進步當中。就以生物學的發展史來看，「生命是什麼？」這個問題，從最原始的泛靈論的解釋，到了科學革命之後，人類之外的其他萬物都失去具有靈魂的資格，而人類是持有身體和靈魂的個體，這個二元論 (dualism) 到目前為止，仍然為一般大眾所深信不疑，但是仍未通盤地解答了「生命是什麼？」這個問題。爾後，唯物論科學家所發展出來的「機械論」，反對者提出的「生機論」，兩者間的尖銳對立下，約於 1920 年生命科學界將兩派的思想的菁華融合統整後，提出「有機生物論」或譯成「機體論」(organicism)。此一解釋「生命是什麼？」的生物哲學思想，很快地成為被大多數生物學家所支持的主流思想。對於譯名，作者偏好「機體論」，因為「機體論」在華文的意涵上比較有「整體論」(holism) 的意涵。「機體論」會很快地被接受的原因，就如麥爾的論點，認為「機體論」既可符應機械論者的論點：「沒有抽象的生命物質存在」，以及「生命在分子層級是可用理化的定律或學說解釋」。另外，「機體論」也可符合生機論的主張：「生命和無生命是不同的，生物有許多自發性的特徵，尤其是從歷史演進（演化）所得到的遺傳程式，是無生命所沒有的，生物體具有多層秩序系統，這和無生命世界所發現的任何事物都不相同。」上述的科學思想的更迭算不算是某個科學領域的進步呢？

　　若我們從「科學解釋」與「科學預測」的科學運作論點而言，

「機體論」是比「機械論」或「生機論」進步的學說。因為,它可以解釋「機械論」或「生機論」不能解釋的生命現象。例如:DNA→mRNA→多胜,是目前分子生物醫學上的中心教條 (central dogma),它是符合於化學定律的分子生物學原則,可以解釋基因如何表現而顯示於生物體的外部特徵,這是生機論是無法解釋的。再者,人體的血液是由血漿和血球所組成,以紅血球的運輸氧而言,氧和血紅素的結合或釋放可用化學原理解釋,但是為何某些動物演化出來血紅素,又為何大部分哺乳類的成熟紅血球沒有細胞核,就不是「機械論」所能解釋得了的。讀者可以回到第二章的「生命是什麼?」作者所列的七項生命現象的特徵,一一檢視哪些是「機械論」可解釋的而「生機論」不能解釋的,哪些又是「機械論」不能解釋的而「生機論」可以解釋的,自己實際去體會一下「機體論」為何是比較進步的解釋「生命是什麼?」的理論。同時,作者也冀望能給讀者帶來「醍醐灌頂」的頓悟 (insight),純機械論的生物醫學典範,在機率宇宙論、突現概念和機體論的影響和挑戰下,生物醫學和醫療相關的學術與產業的研究人員在實際執行工作業務時,應採取什麼樣的研究取向與典範是值得我們加以檢討和反思的。

二、進步的指標

既然科學是會進步和成長,那麼,科學家或科學社群如何客觀地判定科學的進步或衰退呢?就如前文所說的:「機體論」是比「機械論」或「生機論」進步的學說。因為,它可以解釋「機械論」或「生機論」不能解釋的生命現象。」此一判定的參考指標是以「科學解

釋」與「科學預測」的科學運作為依據。此一指標並不是唯一的「天律」來判斷科學的進步與否，不同的科學哲學學派有不同的主張，底下就介紹著名學派對所謂科學進步的說法。

(一)巴柏的主張

基本上，巴柏在科學哲學有兩個主張：一是反歸納主義 (anti-inductionism)，再者是否證主義 (falsificationism)，但他不是一位歷史主義的科學哲學家。在這兩個主張之下，巴柏否定了歸納主義者的信念，認為個別的科學事實可以支持或驗證普稱定律 (general law)，他認為科學家提出普稱定律之後，是不能透過邏輯歸納的驗證理論 (confirmation theory) 加以驗證的。普稱定律只有可能被否證 (falsified)，也就說科學家提出的科學定律或學說，自己要「上天下海」努力地去尋覓科學事實來否證此定律或學說，若有一個科學事實和此定律或學說不相符應，則可以斷定該定律或學說不能成立，若所有的科學事實都和此定律或學說相符應的話，則該定律或學說被暫時保留下來。在不相符的情況下，科學家要再次提出定律或學說接受否證。巴柏的科學演進的模式可以簡化如下：提出科學定律或學說→接受否證→提出新科學定律或學說。而且他認為科學理論的進步與否，端看所提出理論的否證性 (falsifiability) 的大小而定。例如：下列三個理論哪一個的否證性大？

甲：「所有生物的細胞都有細胞核。」

乙：「所有動物的細胞都有細胞核。」

丙：「所有植物的細胞都有細胞核。」

我們都知道在生物分類系統上，生物包含五界：原核生物、

原生生物、菌物（真菌）、植物、動物。因此「生物」的含攝性 (subsumption) 要比「動物」和「植物」來得大，只要生物的細胞中有一種細胞無細胞核，就可以否證甲：「所有生物的細胞都有細胞核」；只要無細胞核的細胞就不是動物的細胞，乙：「所有動物的細胞都有細胞核」仍然會被保留；同樣地，只要無細胞核的細胞不是植物的細胞，丙：「所有植物的細胞都有細胞核」仍然會被保留。依據巴柏的主張，甲學說被否證的可能性大，所以甲理論要比乙和丙理論要好且是進步的學說。同時，巴柏也主張科學理論要接受試驗，它所謂的「試驗」就是以此理論來作科學預測的活動，預測的科學現象和實況是否相符來判定其好壞。綜合上述，作者認為巴柏對科學進步的指標，在於科學理論的可否證性的大小與預測科學現象是否和實境相符。但是，巴柏的科學哲學觀忽略了科學史的實際事例，也就是他的科學演進的模式：提出學說→接受否證→提出新科學定律或學說，幾乎找不到實際的科學事例可以支持他的科學模式。而且，他也只聚焦於科學理論在當下的否證性的大小，以及科學理論於預測活動時，所作的預測是否和事實相符。因此，他的科學哲學理性觀是不以科學史的事例去尋求答案及支持。

(二)孔恩的說法

孔恩對科學發展進程的主張是革命式的，它所主張的發展模式是：前科學→常規科學→革命科學→新常規科學。「前科學」是未建立任何典範可供科學家解決科學難題的階段，由各家自行進行科學解謎 (puzzles) 的遊戲，後來某個理論為科學社群所青睞而成為典範，科學的進展就進入「常規科學」的階段，這時科學家在這個典範

之下進行科學解謎的科學活動。若「常規科學」階段科學活動出現典範理論不能解釋的現象、或出現和典範理論預測不合的現象則稱之為異例，異例累積的越來越多則典範的權威性受到威脅，這時就會有新的典範被提出和舊典範相互競爭，而進入「革命科學」的階段，經過一段時間的論戰，當有新典範一統「江山」的話，則進入「新常規科學」階段。科學的進步和成長就依此模式循環不已地推動科學的發展。依此模式孔恩認為：科學的進步是跳躍式的前進而不是科學知識的累積而進步。科學真正的進步是來自典範的更迭，新典範之所以取代舊典範，是在於前者可成功的解釋舊典範所能解釋的所有科學現象外，對於舊典範不能解釋的異例也能成功地加以解釋。在「常規科學」階段，科學家在典範之下進行科學解謎的科學活動也不是全無貢獻，孔恩認為這一階段的科學活動，一來可鞏固典範，二來科學家可以經由科學解謎活動發現異例。因此，「常規科學」時期的科學家對當時科學進步的貢獻，在孔恩的心目中雖不如「革命科學」時期發展出「科學典範」的科學家，但是對整個科學的進步來說是不可或缺的科學事業的從業者。

　　綜合上述，我們可以這樣認為：孔恩對科學進步指標的主張是，提出更能幫助科學家解謎的科學理論，而判定典範的優劣者應該是科學社群的所有成員的責任和權利，也由於典範優劣判定不是提出者個人或某一小撮人獨斷的決定，而是由所屬的科學社群全體成員共同的判定而受到認同，因此孔恩可擺脫對典範轉換的主張給人非理性的印像 (image)。若我們撇開「常規科學」是否真正存在於科學發展軼事的問題爭議，或所謂「科學哲學約化為社會學」等等爭議，作者認為孔恩的科學進步指標有三：科學的解釋、科學的預測和科學難題的

解謎。

(三)拉卡透斯的主張

　　拉卡透斯的科學哲學主張和孔恩的科學觀是有本質上的差異，雖然是同在反邏輯實證主義的陣營。他對孔恩的典範轉移動力的主張深深不以為然，拉卡透斯反對孔恩把典範的更迭以社會心理學的方法來解釋，他認為：科學方法（或發現的邏輯）才是評價科學理論及科學進步的指標。同時，拉卡透斯極力反對孔恩將科學哲學約化為社會學，如此一來，他認為：科學的真理、客觀性、理性，及理智等將失去其神聖價值。對於拉卡透斯的這一番言論，作者認為他的說法是有點言過其實，也許是他誤解了孔恩對典範轉移動力的主張。再者，若科學理論更迭（典範轉移）的動力，科學家及其所屬的科學社群不能扮演關鍵性角色的話，那又如何找來中立的第三者呢？基本上，作者仍然認同孔恩的典範轉移的動力來自科學家及其所屬的科學社群。

　　事實上，拉卡透斯的科學哲學觀是走巴柏否證主義的修正路線，我們可由他的著作《否證和科學研究綱領方法論》(*Falsification and the Methodology of Scientific Rsearch Programmes*) 就可略窺端倪。就是如孔恩所說的，拉夫透斯是想把素樸的否證主義 (naïve falsificationism) 推向「精緻的否證主義」(sophisticated fasificationism)，這樣既可以避免有違科學史史例（就如天文學上的海王星事件）的素樸的否證主義，又可以免除孔恩非理性科學觀的質疑。拉卡透斯所謂的「研究綱領」並不是指「研究計畫」(proposal)，而是在某一科學領域中，一序列的理論發展，它可延續好幾個世紀，也可能被遺忘好多年，爾後又出現全新的事實或觀念而

重新得到生機而復活，它是具有歷史性的且是抽象的，不像「研究計畫」是具體而可執行的計畫。例如：英國的史諾醫生在醫學領域上的研究貢獻良多，其最大者莫過於對霍亂的研究，他不但阻止的霍亂再大規模地危害英國倫敦地區的居民，而其專題論文《霍亂的傳染模式》(*On the Mode of Communication of Cholera*)，在生物醫學史上就是重要的科學研究的方法學的著作之一。作者認為：在生物醫學的科學領域，史諾醫生的「霍亂的傳染模式」大致上可以符合拉卡透斯所謂的「研究綱領」的意涵。讀者若有興趣進一步了解史諾和霍亂研究，可詳閱《科學方法新論》的第二章：史諾與霍亂。

在「研究綱領」中，拉卡透斯借用數學家玻利亞 (Polya) 的「數學啟發」(mathematical heuristics) 的觀念，把「啟發」引入於科學研究綱領的建構。他認為研究綱領是為未來的研究，提供消極 (negative) 和積極 (positive) 啟發的引導 (guidance)。他主張：消極啟發就是研究綱領的理論之基本假設 (assumption)，是一組不必接受駁斥和修正的中心原則，也就是拉卡透斯所稱的研究綱領的「硬核」(hard core)。「硬核」是由輔佐假說 (auxillary hypothesis)、初始狀況 (initial condition) 等組成的保護帶 (protective belt) 所保護而不被否證。積極啟發就是一組粗略的指導原則，來指示「研究綱領」可能如何發展。「研究綱領」的發展過程，科學家會提出支援硬核的「次假說」(additional hypothesis)，科學家以此「次假說」來解釋既存的科學現象或預測新奇 (novel) 的現象。一個「研究綱領」的好或壞（進步或衰退）要如何判定？其指標為何？由拉卡透斯的「科學研究綱領方法論」的中心思想，我們可以這樣地認定：進步的「研究綱領」不但可以解釋既存的科學現象，更可以準確地預測新奇的科學現象，後

者也許在拉卡透斯的心目中比前者更具關鍵的指標意義。

(四)法伊爾阿本德的立場

法伊爾阿本德在其著作《反對方法》(*Against the Method*) 裡，強烈地表達了沒有一個為科學所提出的現存方法是成功的，如歸納主義、否證主義、典範轉移論等。同時，他認為這些科學方法論和物理學的歷史是不相容的 (incompatible)。在《反對方法》書裡，他也表明：科學可依據固定的和普適的規則來運作的想法，它一方面是不切實際的 (unrealistic)、另一方面是惡性的 (pernicious)。不切實際，是它低估了人的天賦和情境的驅策力量促使科學的發展；其惡性，是企圖以規則的枷鎖來消耗人性以增加專業認證 (professional qualification)。除此之外，由於這種想法忽視了複雜的物理和歷史條件，對科學轉變的影響，所以它對科學的發展是有害的，也使得科學少了適應而多了教條。由於所有的方法學都有其限制，最後只剩下唯一的「規則」可存留下來，依法伊爾阿本德的主張，那就是「沒有規則」(anything goes)。

對於法伊爾阿本德的「沒有規則」的科學觀，若是把科學的方法論理解成唯一的一套引導科學家選擇與決定科學理論、科學典範、研究綱領的規則的話，作者和澳洲科學哲學家查莫斯 (Chalmers) 持相同的看法，認同法伊爾阿本德的科學觀-「沒有規則」是唯一的規則。由於實際的科學活動並看不出來，科學家確實需要一套規來幫助他理性的選擇學說 A 而不選擇學說 B。況且，科學活動的複雜性和不可預測性 (unpredictability)，冀望以一套規則來主導某一科學領域的科學活動的實作，是不切實際的想法。讀者可以再詳讀高斯坦夫婦

(Martin, Goldstein and Inge, F. Goldstein) 所著的《科學方法新論》的
第二章：史諾與霍亂，藉以了解史諾醫生的「霍亂的傳染模式」研究
過程中，他選擇與決定科學理論、科學典範、研究綱領的規則是如何
進行的？

　　法伊爾阿本德的科學思想受到英國經濟學家及哲學家穆爾 (John
Stuart Mill, 1806-1873) 的《論自由》(*On Liberty*) 的影響，主張人生
而自由不須受到限制，此一想法反映在他的著作《反對方法》上並不
足為其，不過最後他不得不承認，任何個人都會受到其所處的社會結
構所限制。同樣地，科學家會受到下列外在因素所限制：儀器的性
質、研究經費、助理的智慧、同儕和團隊成員的態度，以及科學家個
人的數不清的身體、生理、社會、歷史的束縛所限制。對於法伊爾阿
本德的不可共量性 (incommensurability) 構念 (conception)，是植基於
觀察的學說依賴性，在概念的意義和詮釋及觀察陳述 (statement) 的運
用上，和所依據的理論意含息息相關。當兩個競爭學說在基本原理有
本質上的差異時，它們之間是無法共構有相同意義的概念而形成共同
意含的觀察陳述。例如：法伊爾阿本德指出物理學上的量子力學和古
典力學、衝量學說和牛頓力學、唯物主義和身心二元論。另外，在生
物醫學上，作者認為解釋「什麼是生物？」的機械論和生機論，以及
解釋致病原因的體液說和細菌學說，它們之間也有相當大的溝通上的
鴻溝而形成不可共量性。就這個部分的不可共量性而言，作者認為：
法伊爾阿本德和孔恩的理念是蠻接近的。

　　就上述法伊爾阿本德對科學的分析而形成的自我科學觀來看，
給人的第一個印象就是，科學家於選擇敵對學說時，若無從以學說的
內涵作為效標 (criteria)，它會由理性、客觀的單一維度的例行運作，

轉向個人主觀的偏好 (preferences)。因此，在不可共量性的敵對學說選擇的問題上，就使科學沾染上了濃濃的非理性的色彩，如審美的判斷 (aesthetic judgment)、品味的鑑賞 (judgment of taste)、形上偏見 (metaphysical prejudice)、宗教的欲求 (religious desire) 等。另外，鑑於科學本身的特質、科學的複雜性、科學具有多元的面向、科學和歷史的其他面向的緊密結合，導引主張科學無法以單一模式加以規範。就上述的法伊爾阿本德的科學觀來看，對於評斷科學理論的好或壞（進步或衰退）的指標，作者認為：法伊爾阿本德的論點比較傾向於孔恩的想法，由科學社群的集體的力量來判斷。

(五)歸納主義者的想法

歸納主義者所依持的方法論就是所謂的「歸納法」，是指由個別科學事實推導出普遍定律或原則的推理過程，這種推理的規則就是所謂的「歸納邏輯」(inductive logic)。雖然，這種方法論被查莫斯稱之為「素樸歸納主義」(naïve inductivism) 受到科學哲學學界的批判而被修正，最後出現前述各類的科學進展模式。但是科學知識：概念、定律、原則、和學說必須建構於科學事件（觀察陳述）是不可爭的事實，稱之是各種科學模式的不變的「中心教條」(central dogma) 也不為過，倘若科學遠離了事實那麼就不能稱之為科學，而是占星學、神學理論、……等。直到當下，「歸納邏輯」的推理模式仍然廣泛被運用於生物醫學的研究，例如：細胞學說的建立與驗證 (confirmed) 就是一個顯例，此學說到目前仍然屹立不搖於生命科學領域而被深信不疑；又如：「生物細胞都具有細胞核。」也是生物學家所經「歸納推理」的科學過程而建立和驗證的學說。

　　就歸納主義者的「歸納邏輯」的推理模式的內涵而論，科學的進步是「累積性」的和「連續性」的，也是科學的特徵之一。作者擬以讀者所熟悉的細胞學說為例來論述它。容作者再一次簡略敘述一下細胞學說建構的歷程如下：

　　德國植物學家許萊登於 1838 年出版了《*Contributions to Phytogenesis*》，在書中他主張植物體的各個構造都是由細胞組成的。同時，他對蘇格蘭的植物學家布朗 (Robert Brown, 1773-1858) 於 1831 年所觀察到的植物細胞核，給予極大的關注並肯定細胞核的重要性，許萊登進一步覺察到細胞核和細胞的分裂息息相關，因而率先提出：「所有的植物是由細胞所組成」這個超越同儕與時間的理論。

　　另一位細胞學說的貢獻者許旺也是德國動物學家及生物學家，其實他在生理學上的成就相當地卓著。在密勒的指導下，研究消化的實驗過程中，許旺發現酵母菌的有機體 (organism) 的本質。有一次和許萊登晚餐時 (1837)，對話中涉及植物細胞核和動物細胞的細胞核，許旺回憶起在動物脊索 (notochord) 的細胞也出現相似的構造-細胞核，此一相似性促使他們一致地肯定：細胞核是植物細胞和動物細胞共有的構造。此一聚會後，許旺正式提出：「所有的生物都是由細胞和細胞的產物所組成」的主張 (proposition)。第三位有貢獻於細胞學說的學者也是德國生物學家、醫生和病理學家維周，他提出細胞學說的第三部分：「所有的細胞都是來自先存的細胞」，進而使許萊登和許旺所創造的細胞學說更趨周延，以至於在科學史上，把細胞學說在生物學的重要性和化學上的原子論等量齊觀。

　　從上述細胞學說建構的簡略歷程，我們可以看到科學、至少是在生物醫學領域、的累積性和延續性。要說明生物醫學的累積性和延續

性，我們先看一下目前細胞學說的三項內涵：

1. 所有的生物都由一個或多個細胞組成；

2. 細胞是組成生命的基本單位；

3. 所有的細胞都是來自先存的細胞。

其中第一和第二項細胞學說的內涵，由許萊登於 1838 年所提出：「所有的植物是由細胞所組成」和許旺所提出：「所有的生物都是由細胞和細胞的產物所組成」的主張衍生而來，而第三項內涵則直接來自維周的：「所有的細胞都是來自先存的細胞」。1838 年許萊登和許旺相繼提出第一和第二項細胞學說的意涵之後，約 10 年維周提出細胞學說的第三項主張，這就顯示了細胞學說的累積性和延續性。若是從英國科學家虎克 (Robert Hooke, 1635-1703) 以自製的顯微鏡觀察軟木栓的切片，透過顯微鏡的放大，他看到了軟木栓薄片充滿許多中空的小格子，於是虎克把這些「小格子」為類比為「cellae」，而把「小格子」稱為細胞 (cell) 開始追蹤細胞學說的建構過程，更能突顯科學理論建構的累積性和延續性，若無虎克發明了顯微鏡和創造「細胞」這個概念，以及後來一些科學家點點滴滴的研究成果的累積和方法的延續，細胞學說的創建要延後多少年則是不可逆料的事情。

對於科學理論的評鑑，歸納主義者的主張是透過「驗證學說」(confirmation theory)，也就是估計驗證程度的方法。我們都知道「歸納推理」是經由個別的科學事實的歸納產出定律或學說，而定律或學說被提出後要接受檢驗以彰顯其真實度。雖然，我們無法完全由所出現的科學事實和定律或學說相符，就可以得到驗證，但是可以增加定律或學說的真實度。同樣地，歸納主義者也是以定律或學說的「解

釋」科學現象的多少和「預測」科學事項發生的成功率，來判定敵對定律或學說的好或壞（進步或衰退）。比較詳細的論述，讀者可詳閱查莫斯的著作《科學是什麼東西？》(*What is this thing called science?*) 的第一章：歸納主義：科學是經驗事實所衍生的知識 (Inductionism: Science as Knowledge Derived from the Facts of Experience)。

(六)勞登的進步理論

基本上，勞登 (Larry Laudan) 反對經驗主義者主張的科學進步的模式，因為這些進步的模式在科學史幾乎得不到科學史例的支持。就此而論，勞登是不折不扣的歷史主義的科學哲學家，因而他想從科學史的科學研究史例中去找出科學進步與理性的答案。前述對勞登的簡評可以由他的著作《科學的進步與問題》 (*Progress and its Problems*)，所陳述的理念中得到支持。

對於合理性 (rationality) 的主張，勞登提出和其他科學哲學家不同的思維方式。他把進步依附在合理性的看法，反轉過來加以反向思考進步和合理性的關係，因而勞登認為，科學進步的模式將比科學的合理性模式，更能說明科學進展的機制並合乎科學史的科學事例。在《科學的進度與問題》的第一章：導言，他表達了自己的想法：我們也可以用科學進步來界定什麼是科學理論的合理接受。因此，他提出：由於最進步的理論選擇，乃構成了合理性；而非由於我們不斷接受最合理性的理論才有了進步。對於科學進步，勞登認為：「進步」此一語辭，含有許多情緒性寓意深植於人們的主觀直覺中。但是這不是勞登要關心的面向，而他是為決定何時科學發生進步提供標準。同時，在建構進步的標準時，他把「進步」的意涵限制於所謂的「認

知的進步」(cognitive progress)，它是和科學的知性目標 (intellectual aspiration of science) 有關的那種進步。認知的進步既不是物質的、社會的、或精神等這些生活上的進步，於構想進步的標準時也不必被這些類的進步所囿限。就此而論，雖然勞登是工具主義的信仰者，但他不是熱衷於發展實用科技於日常生活的工具主義論者。

基於工具主義的科學知識論者，勞登是「科學在本質上是一種解決問題的活動 (problem-solving activity)」的堅定的信仰者。因此，科學是否進步的標準，是在於科學理論是否能對相關問題提供可以接受的答案，換言之，也就是它是否能對重要問題提供令人滿意的解決。除了此一論題之外，他的第二論題：在評估某一項理論的優點之時，主要應著眼於其是否能為重要的問題帶來適當的解決，而非詢問其是否為真、是否得到確證、是否以被妥善印證、或是否能在當代知識論的架構中得到認可。接著，他認為：若把挑戰性的問題和其適當之理論間的對應關係，視為是科學的基本論證的話，那麼這種想法就很接近科學事業的事實。因此，勞登是建立了「問題解決的模式」作為進步的標準。

勞登認為科學理論所企圖解決的問題，存在有兩重不同的類型，第一類是經驗性問題 (empirical problem)，也就是為一般人比較熟悉、較為原型的問題。一般而論，凡是自然界中能被我們覺得怪異的任何事件或物件，亦或是需要解釋的事件，都構成了所謂經驗性問題；第二類是概念性問題 (conceptual problem)，由於經驗主義的知識論統治了科學界長達百年以上，因而概念性問題在科學發展史上的重要性被忽視了。例如：科學界的天才之一，牛頓宣佈他的「世界體系」時，困擾當時學界的不是經驗性問題，而是概念性問題。因牛頓

理論的內涵可以解決許多關鍵的經驗性問題，但是同儕們對牛頓的「絕對空間」、「物體須作物理運動」、「兩物體在相隔的空間，產生交互作用」等學說的基礎假設的概念，對這些概念意涵上的歧異和混淆。遺傳學的發展史上，又如孟德爾的顯性律、自由分離律、及自由配合率等遺傳學上的成就，之所以被「束諸高閣」，作者認為，這也是當時的生物學界對孟德爾創造的「顯性因子」和「隱性因子」等概念意涵的的歧異和混淆不清，換句話說，就是孟德爾遺傳定律基礎假設的概念，超過當時生物學界的認知太多，以至於完全不了解其概念意涵，這也是作者經常把孟德爾稱為遺傳學研究史上「寂寞的獨行者」的主要原因，一方面說出科學天才 (genius) 的心聲；另一方面，也點出致志於科學研究的人要有「享受寂寞」的心理準備，尤其是未成名前的漫長研究歷程。

首先根據勞登的看法，把所謂「經驗性問題」加以釐清和歸類。勞登對經驗性問題的詮釋，認為：經驗性問題和一切問題，都是經由某些確定探討的情境脈絡 (situational context) 而產生，並且多少還得受此脈絡的界定或限制。他進一步地認為：我們對於自然秩序所持的理論預設 (presumption)，會為我們指出哪些是可以預期的、哪些是看來特異的或是有問題的 (problematic)、哪些是可以質疑的 (questionable)。這些問題雖然是在科學理論的預設之下才可能成為問題，基本上，這些都是關於自然界的問題，所以把它們稱之為經驗性問題。更進一步地，經驗性問題被勞登分成三類：

1. 未解決的問題

所謂「未解決的問題」(unsolved problem) -就是至今仍然無任何理論足以充分解決的經驗性問題。很顯然地，「未解決的問題」是科

學家日夜「縈繞於心」的謎題，無時無刻不在思考解惑之方。例如：解決 C_6H_6（苯）結構的德國化學家凱庫雷 (Kekulé)，解決之方是在家裡舒適的搖椅上假寐時，夢到壁爐的火舌像蛇的頭尾纏繞成環狀，突然驚醒時夢中的實境猶存，頓時把苯的結構和環狀連結在一起，這種「頓悟」不是把解決 C_6H_6（苯）結構的問題日夜「縈繞於心」的心智運作成效嗎？

2. 已解決的問題

所謂「已解決的問題」(solved problem) -就是既有理論已能適當解決的經驗性問題。同時，勞登也認為所謂「解決」的概念是具有高度的相對性的 (relative) 和比較性的 (comparative)。例如：我們可能會遇到兩種迥然不同的理論，同時解決同一個問題的情況，並且還會指出其中之一項理論比較好。另外，「解決」經常並不具有永恆性，也就是「解決」的衡量標準，隨著科學的進展而經常與時俱進改變。

3. 異例的問題

所謂「異例的問題」(anomalous problem) -就是這種經驗性問題不能為某特定的理論所解決，但是卻能被其相競爭的某一項理論或多項理論所解決。這對某特定理論來說，就可能會面臨「生存」(existence) 的危機，但不一定會被淘汰。若以孔恩的的科學進展模式來看，累積足夠的異例，就有可能進入「科學革命」的對立理論的爭鬥時期。

對勞登來說，上述的三類問題可以明確的表達對科學理論的評價，那就是：「已解決的問題」會被當成為支持某一項理論的證據；「異例的問題」是構成了反對某一項理論的論據；「未解決的問題」

則可以為未來的理論的探索指出各種可能的路徑。職是之故，勞登認為：科學進步的特徵之一，就是將未解決的和異例的經驗性問題，轉化成已解決的經驗性問題。就評價對立的科學理論來說，我們只要探討它們解決多少科學問題，在它們的面前還有多少異例，我們就可以約略地知道哪一項理論是較為進步的。例如：細胞膜結構的理論於1940 年代，生物學家先提出三明治模型（sandiwich model, 1935 年由 Davson 和 Danielli 共同提出），後來於 1970 年代分子生物學家提出流體鑲嵌模型 (fluid mosaic model)，由於流體鑲嵌模型可以解決或解釋離子、分子可進出細胞膜和細胞膜具有一些流體性質的經驗性問題，而三明治模型無法解決或解釋。因此，流體鑲嵌模型是進步的理論，三明治模型就漸漸被捨去。於 1970 年代的大學普通生物學的教科書是把兩種模型並列陳述，而現在的教科書幾乎都不再論述三明治模型或稱 Davson-Danielli 模型，使學習者少了覺知到科學理論的演替的科學本質，也就是科學理論是暫時性的而不是永久的真理。

接下去要談的是勞登所謂「概念性的問題」。勞登主張：所謂概念性問題是指「經由某些理論所展現的」問題，他進一步強調，概念性問題的存在絕對無法脫離那些將它們展現出來的母體理論，它們也沒有經驗性問題偶爾擁有的有限自主性，也就是說概念性問題在無理論的情況下，是完全不可能自己衍生出來的。例如：若牛頓不宣佈他的「世界體系」，就不會有「絕對空間」、「物體須作物理運動」、「兩物體在相隔的空間，產生交互作用」等概念性問題。又如孟德爾的遺傳定律，而衍生了「顯性因子」和「隱性因子」等概念性問題。就以上的敘述，概念性問題似乎和自然世界的實質物項（substantive entity，或稱科學實體）無關聯，其實正好相反。勞登認為：假如經

驗性問題乃是指某些領域裡有關於實質物項的第一級問題，那麼，概念性問題就是有關於那些經由專門設計而來，為回答第一級問題的概念結構之妥善基礎的更高一級的問題了。就以孟德爾的遺傳學研究而言，經驗性問題是 F_1 的外型只出現親代的一種特徵，F_2 的外型親代的兩種特徵都出現，兩種外型的個體數比為 3：1；而概念性問題則是顯性因子和隱性因子。由此可見，科學家所欲解決的問題不只是經驗性問題而已，概念性問題則是引導科學家探索經驗性問題解答的鑰匙。

當然，在科學事業的實際運作上，經驗性問題和概念性問題的分野，常常是沒有一條清楚的界線 (demarcation)，它們之間是一條連續的譜線 (continuum)。為了方便探討起見，按概念性問題的性質，勞登把它分成兩類，分別論述如下：

1. 內在概念性問題

當理論 T 出現某些內在不一致性，或者當它的分析的基礎範疇模糊不清時，就出現了內在概念性問題 (internal conceptual problem)。這種理論不一致性的內在概念性問題的出現，也有兩個層次的問題：

(1)第一個層次，問題和一個理論的邏輯不一致同時出現，這在科學發展的進程中，是非常尖銳的的問題，通常理論的支持者會放去邏輯推論規則、或把不一致的地方「局部限制」起來、或是拒絕接受攻擊一直到自己把不一致的地方清除為止。這也清楚地顯示素樸否證主義者 (naïve falsificationist) 的主張和科學史例的矛盾之處，也就是某一理論的支持者不會因一、兩次異例就自動放棄原理論而另創新理論。

(2)第二個層次，係來自於理論中概念的歧異或循環界定。概念的歧異是一種程度的問題，這是在科學實務上是不可避免的或消除的困境，這種概念性問題的例子在物理學史上是屢見不鮮的。例如：法拉第 (Michael Faraday, 1791-1867) 所提出的，電的互動模型就出現了「超距作用」(action-at-a-distance) 的概念性問題，此一概念性問題逼使法拉第放棄「互動模型」，另創「場論」(field theory) 來取代之，而避免了概念性問題。有關循環界定的科學史例子，在物理學上的分子動力論，它先設想彈性力學的構成分子（就是分子或其他粒子），然後再由此解釋氣體的彈性力學。這種由彈性力學到另一彈性力學（物體的象不一樣）的解釋被稱之為循環界定，作者比較喜歡稱之為循環論證 (tautological argument)，是因為這種解釋根本沒有增加任何新訊息給閱聽者，也就是等於沒有解釋一樣。

科學家於進行科學活動遭遇到內在概念性問題時的處置方式，基本上是透過英國科學家、科學史學家威廉・惠威爾 (William Wheweell, 1794-1866) 所謂的「概念釐清」(the explication of conception) 的策略，來把概念的意義加以澄清和分類，以增加一個理論的概念清晰度，就可以促使科學進步的重要進路之一。證諸科學史的事例，因概念釐清而引發科學理論創新所在都有，如物理學上的狹義相對論、行為主義心理學派的發展，都是由於認定了其理論的概念意涵不夠明確並加以修正而引發的。由此可見，科學進步的途徑之一，就是可經由某科學領域的內部機制，如同儕的質疑、駁斥、批判、攻擊等而導致。所以，對部分歷史主義的科學哲學家的科學觀將會導致科學理性失去主導科學的憂慮，作者到是抱持著十分懷疑的態度。

2. 外在概念性問題

當 T 和其他理論 T' 衝突，而這衝突的部分被 T 的支持者認為是有相當合理基礎的時候，就出現了外在概念性問題 (external conceptual problem)。理論間的衝突會形成它們之的「張力」(tension)。按勞登的主張，所謂理論間張力的意涵有下述三類：

(1)兩個理論邏輯的不一致或不相容。以天文學的理論發展為例，古希臘的歐多克蘇（Eudoxus, 約 408-355 B.C. 出生於 Cnidus）和阿里斯多德的同心圓理論，到托勒密的複雜的週轉圓、離心圓和同心圓理論，一直到 17 世紀末為止，天文學家為了避免前人所遭遇的異例問題，卻製造了大量的概念性問題。簡單地說就是同心圓理論和托勒密的理論在邏輯上的不一致，而衍生了許多概念性問題。

(2)兩個理論邏輯上相容，但合而觀之「不太真實」的理論所產生的。例如：17 世紀的機械生理學是建立在笛卡兒學派的假說上，而認定身體的各種運動過程，基本上都是由碰撞、滲透、流體流動等機械過程所造成。這種「機械」生理學和牛頓物理學一經比較，就可覺知到生命機體 (organism) 的體系，若按照牛頓物理學體系的非機體 (non-organism) 運作的想法，就失去極大的真實性。事實上，這種因理論間對比之下的不真確所造成的概念性問題，在科學史上不乏事例，也因而促使解釋功能好的科學理論生存下來帶動科學的進步。

(3)理論產出應用來增強另一理論，但只做到和該理論相容而已。這種情形在跨科學學科領域的理論，最容易出現此類的概念性問題。保守地說，20 世紀以來的生命科學，幾乎都在尋求跨領域的理論來解釋生命現象，也就是解決生命現象所衍生的問題，也引發了一些科學的質疑。例如：酵素催化理論和化學的催化劑理論相容-降低

活化能，但是無法完全以化學分析的手段來分析活細胞的酵素催化反應而受到質疑。但是質疑歸質疑，生物醫學的進展若不借住跨領域的理論、方法和技術，肯定無法突破現狀開創新的研究場域。例如：若無腦科學和認知科學的結合，就無從發展出來早期療育的腦科學理論和療育技術，也就無法發展出來「幼兒暨兒童心智發展科」的醫學新學門 (a discipline)。

再者，科學上跨學門的理論整合，發生理論間預設或概念的不相容，就如勞登所說的，是科學內在的困難 (intra-scientific difficulty)。這種困難在科學發展史上層出不窮，最後總是隨著科學理論的演化而出現另一新理論，把跨領域間理論的不相容消弭 (resolving)。例如：19 世紀發生於生物學家、地理學家、物理學家之間，有關於地球年代的爭議。生物學家和地理學家的觀點是地球確實相當古老，地理學家的「均變論」(uniformitarianism) 和生物學家的演化理論都是植基在「地球確實相當古老」的假說上。另一方面，物理學家喀爾文爵士 (Lord Kelvin, 1824-1907) 發現，他無法調和熱力學和這些核心假說。特別是，熱力學的第二定律（蘊含了熵的增加）與物種的演化觀念是不相容的，因為熵的增加會使得系統不穩定，不利於物種的演化；而第一和第二定律合起來，又與地理學者所主張的，地球內所保留的能恆久不變的假設不相容。在這類理論相互矛盾下，當時的科學界面臨兩難局勢頗為尖銳，到底要放棄熱力學，拒絕均變論的地理學，或是貶謫生物學的演化論，或是還有其他的選項？等到發現放射能 (radiation energy) 後，以放射能理論統合解釋了熱力學、均變論的地理學和生物學的演化論，把概念性問題解決了而帶動相關學門的進步。

　　綜合上述各家、各學派對科學的詮釋，作者認為我們對科學應有下列幾點認知或了悟 (insight)：

　　1. 科學觀或科學發展模式或對科學的詮釋不同，各家仍然一致地認為科學是會進步，科學知識也會成長；

　　2. 科學的進步取決於科學理論的進步或衰退，理論的進步導致科學知識的成長；

　　3. 科學理論的評鑑指標應該以：科學解釋、科學預測、和科學問題的解決等面向來評鑑兩個敵對科學理論的優劣；

　　4. 科學家對於科學理論的選擇以理性的考量為主，但難免有非理性的因素，如個人偏好、社會趨向、同儕效應、自我身心癖好等。

　　5. 跨領域的理論不相容，在科學家提出新理論或新發現時，就可能合理的解決概念性問題，而使相關的學門有大幅的進步。同時，跨領域的理論、方法、技術的整合，是開創新領域、新學門的不二法門。

　　6. 科學家於從事科學事業時，雖然有非理性因素，但是科學事業的中心教條是：「**科學知識：概念、定律、原則、和學說必須建構於科學事件（觀察陳述）上**」。就算科學家於理論選擇時，可能會受到有些非理性元素所左右，最終總是會被「中心教條」所支持的基本原則拉回到理性的陣營。

三、生命科學的進步

　　由於生命科學是二十一世紀的科學顯學或顯學之一，人類日常生活的食、衣、住、行、娛樂、休閒等，沒有一樣不是和生命科學

息息相關。在人類生存與健康的維護上更是需要生命科學研究成果的支持，可見生命科學研究除了純滿足人類知識的欲求外，在人類的生存與醫療上的應用是主要動力。論及生命科學的發展源頭，不能不溯源到古希臘思想家，如柏拉圖、亞里斯多德和伊庇鳩魯 (Epicurus, 342-270 B.C.) 等人，他們是最早試圖以非超自然觀念來解釋自然現象的哲學家。這股擺脫自然觀念的神秘力量主宰世界的思想，幾經周折而逐漸發展出來「機械化的宇宙觀」，也是後來所謂的「唯物論」的宇宙觀。此機械論思潮對「什麼是生命？」的問題，到了笛卡兒時代就進入了高峰，因為他留下了：「除了人類以外，所有的生物不過是機器而已」的銘言。唯物論的思想在人類科學史上最大的貢獻，是消弭神秘思想的盛行，導致對於自然現象提出科學解釋的科學方法的萌發並盛行，促使科學的發展擺脫掉了超自然力量的陰影。但是，由於機械論並不能解釋生物的整體運作和生命現象，導致對機械論的反動，這些反對的運動就被歸屬在「生機論」的大纛之下了。

在生命科學的發展史上，自伽利略以降，「生命是什麼？」的思想觀念，一直是在機械論和生機論的解釋間的論戰與爭鬥的主要議題。後來到了約 1920 年，出現了第三勢力的「機體論」來解釋「生命是什麼？」的觀念。「機體論」勝出的原由如下：生命現象是生物體的整體表現，而不是約化思想 (reduction) 的組件個別功能的組合起來就有整體的生命現象，而是組件間的組織而產生原來組件所沒有的功能。例如：生物能量學的 EM 路徑／糖解 (EM pathway or glycolysis)、TCA 循環 (TCA cycle)、電子傳遞鏈 (electron transport system)、氧化磷脂化反應 (oxidative phosphorylation) 等細胞內能量轉換過程，可以解釋細胞內 ATP 產出的能量學機制，但是無法解

釋真核細胞的 EM 路徑在細胞質進行，所生成的丙酮酸再轉運進入粒線體的基質形成乙醯輔酶 A (acetyl-CoA)，乙醯輔酶 A 才經 TCA 循環 (TCA cycle) 及電子遞鏈 (electron transport system) 在粒線體 (mitochondrion) 中完全異化 (catabolism) 生成 H_2O、CO_2 和 ATP；而原核細胞則無粒線體，所有的異化產生 ATP 的化學反應都在細胞質完成。要解釋上述的生命現象，由個體的整體機能的觀念仍然無法解釋清楚，似乎要以演化論的觀念才能發展出來比較合理的解釋。

另外，我們必須要了解的觀念，生物體不論是單細胞或多細胞，絕對不是一堆大分子，如 DNA、RNA、蛋白質等和小分子，如 H_2O、CO_2 和 ATP 等所堆砌而成。生命的世界從分子→細胞→組織→器官（植物則為組織系統）→器官系統→個體→族群→群落→生態系→地球系統 (earth system)。在這環環相扣的系統生命世界，不但是非常複雜的系統，每一組織階層都可能出現前一階層所沒有的全新特質，而且這些新特質不是前一階層的特性的加成，也無法從前一階層的特性中預測得知。例如：動物體的肌肉，他由肌肉組織、神經組織、結締組織、皮膜組織所構成，出現了原組成階層沒有的功能，那就是收縮產生動力帶動骨骼使動物體能夠位移。此一觀念就是於第二章所說明過的「突現」，由於「突現」觀念加入於生命世界的解釋，再因遺傳程式觀念的發展漸趨成熟，使得「機體論」所植基的整體論解釋更趨完備。對於「突現」的觀念耶可布 (Jacob) 在其著作《生命的邏輯：遺傳歷史一章》(*The Logic of Life: A History of Heredity*)，或麥爾所著《看！這就是生物學》的第一章：生命是什麼？都有比較詳細的論述，有興趣進一步理解的讀者們，可參閱他們的著作。

我們從以上的論述，可以得到一個印象，觀念或更確切的說是

科學理論的改變可作為科學進步的證據。但是，理論的改變是否是科學真正的進步則需要時間與事實的考驗，例如：孟德爾的遺傳定律：顯性律、分離律與自由配合律的研究結果發表於 1866 年，被「束諸高閣」冷落了 30 多年後，於 1900 年又因三位植物學家，德國的柯林斯 (Correns)、奧地利的侔馬克 (Tschermak) 和荷蘭的棣佛利斯 (de Vries) 等三人的獨立研究結果的雷同，孟德爾的遺傳定律再被挖掘出來而受到肯定，也因為他在遺傳學上的卓越貢獻，而享有「遺傳學之父」的地位。作者認為孟德爾的遺傳定律，是經得起時間和事實檢驗的典型例子。另外，又如提出「跳躍的基因」理論的女性遺傳學家麥克琳托克，當她提出「基因的轉位」理論挑戰基因組 (genome) 的穩定性時，年紀不到 40 歲。她的「跳躍的基因」理論經歷了嚴酷的考驗，終於在她 81 高齡時，諾貝爾獎評審委員會才把生理醫學獎的桂冠頒給她。但是，也有負面的案例，約於 1890 年代的末期，以蛋白質取代核質 (nuclein) 為遺傳物質的理論，後來陸續出現的實證研究結果，並不支持蛋白質為遺傳物質的理論，這也證明了科學家所創造的理論，並不是一定就是進步的，必須經時間和事實的考驗才能見真章。因此，生命科學的進步，基本上是建立在科學理論的創建和遞嬗，科學理論的遞嬗的參考指標，就是科學理論對自然現象的解釋力、預測力和解決科學難題的能力，以及對科學異例的抵抗能力。

　　除了上述生命科學理論的的創建和遞嬗外，底下簡略的說明一下生命科學史上，其他的理論的遞嬗的情形。在遺傳學的演進史上，大約西元前 400 年，希臘的西波克拉帝就創建了汎生論 (pangenesis)，此論認為生物體的各部位都會產生特殊的「精液」(semen) 或「種子」(seed)，流入生殖器官，交配後這些「精液」或「種子」(seed) 釋放

出來和親體的體液結合，直接形成生物體的各個部位。汎生論生存了2000 年，後來，德國的魏斯曼 (August Weismann, 1834-1914) 做了有名的老鼠切尾繁殖實驗，經歷 22 代的新生老鼠尾巴和第一代的親代一樣長，此一實驗結果否證了汎生論，他另外創立生殖質學說 (germ plasm theroy) 來解釋生物的遺傳現象。此學說的主張是把生物體內的所有細胞分為體細胞 (somatic cell) 和生殖細胞 (germ cell)，生殖細胞存有遺傳訊息經受精後傳給下一代形成子代的體細胞和生殖細胞，而親代的體細胞則對性狀的遺傳無任何貢獻。此理論的缺失是在於強調生殖細胞、精和卵的特色，和常見的精和卵共同貢獻其特質而混合出現於子代的遺傳現象不合。直到孟德爾才以其遺傳定律把遺傳學的研究與發展帶上坦途，這也是他贏得「遺傳學之父」的主要原因罷！

四、醫學的進步

到目前為止應該沒有人會否定 1900 到 2010 年的 110 年間，醫學的進步、若從對人的實用性和切身性來看，除了軍事科技可相媲美之外，實在別無其他科學領域可以和醫學的進步相匹敵。作者拿軍事科技和醫學科技作對比，是有點要突顯人類發展科技荒謬性 (absurdity) 的企圖，尤其是 1945 年二戰終戰之後的東西陣營冷戰時期，西方發展出來用於殺人的軍事科技、尤其是電子科技，回過頭來應用於救人的醫學科技，這不是人性本質的荒謬又何學說可做較為科學的解釋呢？對於醫學的進步，作者將從醫學理論和醫療技術這兩個面向來討論。雖然，實際的醫學發展過程，醫學理論和技術是相輔相成地並駕齊驅的進步，為了方便陳述起見而不得不作的下策。

　　事實上，醫學理論的建立是來自於疾病的治療。在史前，人類就以植物、動物和礦物 (minerals) 作為治病的藥物。基本上，這些藥物使用是以泛靈論 (animism)、精神／心靈論 (spiritualism)、黃教／薩滿教神秘論等學說為依據。古希臘的西波克拉帝與加倫發展出來的希臘「體液說」(Greek theory of humorism) 是第一個有歷史記載的致病理論。爾後，醫學的發展在於人體構造和功能的建立，例如：阿布卡西斯的解剖學、伊班·愛爾那費斯建構了血液在肺部轉運的理論。到了第十世紀阿拉伯的醫生拉濟茲第一個跳出來質疑希臘的西波克拉帝與加倫醫學理論-體液學說，但無法撼動體液說在中古西方與穆斯蘭醫學的主導地位。最主要的原因，作者認為：是拉濟茲醫生本身未提出解釋致使人致病的學說，在沒有抗衡理論的對峙的情況下，當然就沒有科學哲學家孔恩在《科學革命的結構》所提到的「典範的轉移」的科學事件發生，因而希臘「體液說」雖經拉濟茲醫生的質疑，仍然是解釋人何以致病的唯一學說。

　　此一情勢到了十九世紀中葉，由顯微鏡技術的持續發展與改進，發現了細菌和原生生物的存在，而且常在某些病人的身上出現，有許多科學家開始推論，這些微生物可能是人類致病的原因。此概念也出現在史諾的霍亂的研究，後來在 1860 及 1870 年代中，巴斯德和柯霍為生物醫學研究的成就再添上一頁，疾病的細菌學說 (germ theory) 才得到許多事實證據的支持。細菌學說的疾病理論，不但導致醫學理論的進步，因它可解釋與預測疾病的現象和發生，對於醫療技術的發展，例如：消毒觀念和技術的深植與實施、藥物和抗生素的研發等不一而足；另外，對於公共衛生與防疫觀念的深植和實施，巴斯德和柯霍在醫學發展史上立下了萬世不朽的貢獻。這也呼應了作者前文所提

及的觀念：醫學理論和技術是相輔相成地並駕齊驅的進步。細菌學說引發一系列醫療觀念和技術的改革與發展，而顯微鏡的改進和顯微技術的突破，又為醫學理論的創新注入嶄新的研究利器。到了二十世紀，人類罹患疾病的病毒說、細胞癌變說等被建構出來解釋細菌學說不能解釋的疾病，如流感於 1918 年西班牙大爆發而導致大流行，奪走數千萬條人命的事件後，也由於病毒說成功解釋流感的病因，並能預測流感發生盛流行的機率，而啟動防疫機制減少大流行的可能性。因此，流感病毒的研究和疫苗的研發就被帶動起來了，各種防範流感感染的防疫措施就應運而生。這也是新的醫學理論帶動醫療與防疫措施的進步。

在醫學理論發展上的貢獻，一位鬥牛士之國，西班牙的醫師在神經醫學的成就是不能不被提起的。此人就是 1906 年和義大利科學家高爾基 (Camillo Golgi, 1844-1926) 共同得到諾貝爾生理暨醫學獎的拉蒙‧卡哈 (Santiago Ramony Cajal, 1852-1934)。在神經系統的組織學研究上，他利用高爾基所發明的鉻酸銀染色法，研究分析的結果於 1894 年出版專論《神經系統結構的新觀點》一書。在此書中拉蒙‧卡哈把當時認為神經系統的細胞都是融合在一起，形成所謂的「多核細胞融合體 (syncytium)，以組織分析的事實證據駁斥此一神經系統結構理論，創立了神經細胞 (neuron、神經原) 的網絡的神經系統結構理論。」他以詳細的組織切片支持神經細胞在神經系統是獨立的單位，包括細胞體 (soma)、軸突 (axon)、樹突 (dendrites)。神經突觸 (synapse) 是他發現的神經細胞間的連結點結構並命名，神經細胞間訊號的傳遞，都要經過神經突觸。同時他也假設神經訊號的單向傳遞，因而提出神經迴路 (neural circuit) 的生理運作的概念。這些

研究的成就，把拉蒙‧卡哈送上學術成就的最高峰-諾貝爾生理暨醫學獎的桂冠。此外，他於 1904 年又出版了《人與脊椎動物神經系統的組織學》 (*Histology of the Nervous System in Man and Vertebrates*)，1914 年在出版《神經系統的退化和再生》 (*The Degeneration and Regeneration of the Nervous System*)。拉蒙‧卡哈的神經系統研究上的理論創建，可以說是奠定現代神經科學的基礎，稱他為「神經科學之父」亦不為過。

至於醫療科技的進步，從 1950 年代以後所發展出來的醫學科技的產物和技術更是琳郎滿目而不勝枚舉。遠古一點的，如義大利的醫生法蘿皮歐 (523-1562 A.D.)，由於他在頭部解剖研究，尤其是內耳的解剖構造命名上的成就，在臨床醫學上，促使他設計了耳鏡 (speculum) 實用於耳疾的診斷。X- 光攝影術應用於臨床診斷上，使醫師在診斷上更能得心應手，尤其是在外傷與肺結核 (TB) 的診療上造福人群無數。尤其是 X- 光攝影術對臺灣 TB 的防治控管上，更是立下了不朽的貢獻。X- 光繞射 (X-ray diffraction) 技術應用於生物大分子的研究，讓華生與克力克於 1953 年提出 DNA 結構的模型。這種把物理學上的技術應用於生物醫學研究，不但解決了遺傳學的難題，更導引生物醫學研究進入基因工程 (gene engineering)、基因治療 (gene therapy)、複製 (cloning)、……等新的研究領域 (domains)。新的研究成果，則進一步發展為新的醫學領域-基因療法 (gene therapy) 的理論基礎，到了這個階段生物學和醫學就「妳儂我儂」緊密地結合在一起了。至於其他先進的醫學科技和醫療技術則不再著墨，因它們不是本書要討論的重點。

最後，可能有讀者會思考醫學理論與技術的發展何者重要？作

者以賀爾蒙的作用機制理論的發展為例來做一些討論。美國科學家蘇瑟蘭創建了第二傳信者學說，來說明水溶性的腎上腺素要對標的細胞產生作用的機制。學說的中心主張，就是水溶性賀爾蒙必須經由中介者-cAMP 把訊息傳入細胞，才能改變或調整目標細胞的生化反應，完成腎上腺素的生理功能，進而調整個體的全身反應以回應個體內外環境的變化，個體也才能適應生存下來。同一時期，在內分泌學的研究上，華裔學者李卓皓教授解決人類生長激素 188 個胺基酸的排序問題，此一研究成果在當時也是令人醒目的科學成就。因此，李卓皓教授和蘇瑟蘭都被提名競逐 1971 年諾貝爾生理暨醫學獎，結果桂冠歸屬蘇瑟蘭，李卓皓教授競逐未果，當時令全球華人扼腕嘆息。假設諾貝爾生理暨醫學獎審議是完全公正的，那麼，理論的創建應該是比技術的發展更重要。雖然李卓皓教授發展的不是醫療技術，但是解決生長激素胺基酸的排序問題，仍然是科學研究的技術層面。從李卓皓和蘇瑟蘭在內分泌學研究成就，對生物醫學發展的持久性貢獻而言，蘇瑟蘭的「第二傳信者」學說不但解釋了水溶性賀爾蒙的作用機制，更進一步地引領細胞膜上或細胞質內各式各樣受器 (receptor) 的生物醫學研究，並把研究成果應用於臨床治療病患上，例如：標靶藥物的研發與臨床治療的應用等。反觀李卓皓的研究成果雖喧騰一時，但是仍敵不過時間的考驗，而成為內分泌學發展歷程的大海中的一點漣漪罷了，但是，我們也不要遺忘華人科學家李卓皓教授，在人類解開下視丘-腦下腺 (hypothalamus-pituitary gland) 秘密上的貢獻。從上述李卓皓和蘇瑟蘭在內分泌學研究成就，對生物醫學研究影響的深遠度和持續性而論，醫學理論的創建和技術的發展熟重，作者相信讀者心中自有一把尺可衡量而能自我判斷罷！

五、結論

對所有的科學家和絕大多數的一般大眾而言，都相信在科學家世代接替的努力下，人類對自然的理解一定會持續地增加，有關宇宙如何運作的機制也一定在科學家的研究之下，逐漸地創建發展出來接近或符合實境的科學理論，以作為解釋自然現象或預測自然現象發生與否的依據。當然，對高度複雜的自然系統，某些問題是集全人類的智慧都無法找出答案，例如：生物為何會死？為什麼有宇宙的存在？為什麼有地球上會有人類演化出來？而不是其他類型的智慧生物？除了這一類比較「形而上」的問題之外，其他無數的問題，在每個領域的科學研究人員的努力探索之下，將會逐漸地獲得解答，雖然答案有可能並不令人完全滿意，或距離自然界的本質和運作機制的真實尚遠，但這也是人類能擺脫以超自然力量解釋自然的唯一途徑和出口。

既然幾乎大家都相信科學是在進步中，那麼，如何檢驗科學的進步？以及檢驗的標準為何？標準的信、效度 (validity / reliability) 又如何？對於前兩個問題，雖然科學哲學家們都同意科學是會進步，但是他們的主張並不一致。大致上我們仍然可以找出其主張的共通性。例如：科學的進步取決於科學理論的進步或衰退；兩個敵對科學理論的評鑑指標應該以：科學解釋、科學預測、和科學問題的解決。對於第三的問題，因涉及科學的客觀與主觀性問題的爭議，檢驗標準的信、效度，幾乎無人探討，而是由科學家依據個別的事實與邏輯論證來認定。因而導致科學家選擇理論時以理性的考量為主，但難免參雜非理性的因素，如個人偏好、社會趨向、同儕效應、自我身心癖好等；再者，科學家於從事科學活動時，雖有非理性因素，但是科學的

中心教條是：「科學知識：概念、定律、原則、和學說必須建構於科學事件（觀察陳述）」最後科學家少許的非理性，會被「中心教條」所支持的基本原則拉回到理性的陣營。

科學的進步在於科學理論的進步或衰退，因此，科學家的科學事業發展的基礎是建構更能解釋與預測現象，以及解決科學問題的科學理論，這樣的理論就更能抵抗駁斥或否證。就此觀之，作者有一點偏見，認為從事科學研究者的創造力比科學知識重要。就以提出 DNA 的雙螺旋 (double helix) 結構模型的華生和克立克為例子來陳述作者的論點，於 1950 年代在分子生物學的研究領域，許多科學家都想解開 DNA 結構的秘密，當時有關 DNA 分子的知識幾乎都已被科學家理解得差不多了。例如：DNA 的組成的分子，由氮鹼基 (nitrogen bases)、去氧核醣 (deoxyribose)、磷酸鹽 (phosphate)，到去氧核甘 (deoxynucleoside)、去氧核甘酸 (deoxynucleotide)：A：T＝1：1、C：G＝1：1、氫鍵、DNA 的 X-光繞射攝影圖像等，他們是依據上述的知識去構思 DNA 的結構，再加上他們的創造力扮演關鍵的力量而解開了 DNA 結構的分子生物學難題。作者會做此認定的論據，在於當時的歐洲研究遺傳物質的分子結構的科學家都想解開了 DNA 結構的難題，而且都具有上述的 DNA 知識，為什麼唯獨華生和克立克能率先提出雙螺旋結構模型呢？若不從個人的特質的角度解讀的話，似乎就無法加以理性的解釋了。讀者若認同作者的主張「創造力比科學知識重要」的話，可以回憶一下自己學校學習科學的經驗，「創造力」是否由融入學校的科學習動和評量之中？若無，請讀者思考一下我國的科學教育又應如何改進呢？

再者，我們必須建立一個非常重要的概念，就是醫學的進步完

全是立基於生命科學和其他科學領域的理論與技術的創新，而且是形成環環緊密地相扣的發展鏈。例如：物理學上的 X-光繞射技術的突破，帶動生物大分子結構的研究，導致 DNA 的雙螺旋結構模型的建構，又引發了基因工程研究的蓬勃發展，進而在醫學上發展基因療法的醫學技術。因此，在此作者也可以斷言，醫學生和醫療相關系所的學生若無堅實的基礎科學的多元科學素養，要在其專業領域成為佼佼者，似乎是「緣木求魚」的夢想。最後，對科學我們要再建立的另一基本理念，是科學不能推論出任何有關自然界運作的最終真理 (final truth)，也就是「科學不是萬能」。另外，科學的進步與否的判斷，要把科學放在整體的地球生命系統來考量，否則就是非人性的科學，也就不會被社會大眾所認同，而科學也會被認為是一項浪費金錢的科學家遊戲而已。

延伸問題：

(一)在生物醫學的研究上，是否就如巴柏所言是按「臆測與駁斥」(conjecture and refutation) 的科學模式在進步？請舉例論述你的見解。

(二)在生物醫學的發展史上，是否有孔恩所說的「常規科學」和「革命科學」的時期？請舉例說明之。

(三)拉卡透斯的「研究綱領」中，「硬核」是由輔佐假說 (auxillary hypothesis)、初始狀況 (initial condition) 等組成的保護帶 (protective belt) 所保護而不被科學事實所否證，因而被稱作「精緻的否證主義」，你是否認同他的主張？請舉生物醫學的史例論述自己的觀點。

(四)在生物醫學的研究上，你認同法伊爾阿本德的「沒有規則」 (Anything goes) 的科學觀嗎？請舉例論述你的論點。

(五)在科學研究事業上，作者認為，創造力比科學知識重要，你的見解為何？

請詳細論述你的觀點。

(六)作者認為，醫療系所的學生若無堅實的基礎科學的多元科學素養，要在其專業領域成為佼佼者，似乎是「緣木求魚」的夢想。你的見解為何？請詳細論述你的觀點。

延伸閱讀：

[1] 牛頓編譯中心 (1986)：最新科學入門：*分子・蛋白質・細胞*。台北市：牛頓。

[2] 牛頓編譯中心 (1986)：最新科學入門：*微生物・身體*。台北市：牛頓。

[3] 李執中、杜文仁等譯 (1992)：*科學方法新論*（How We Know, Martin Goldstein 與 Inge F. Golsdtein 原著）。台北市：桂冠。

[4] 林正弘 (2007)：*伽利略・波柏・科學說明*。台北市：東大。

[5] 周寄中譯 (1992)：否證和科學研究綱領方法論（Falsification and the Metholoy of Scientific Research Programme. Imre, Lakatos 原著）。在《*批判與知識的增長*》（Criticism and the Growth of Knowledge, Imre Lakatos & Alan Musgrave 編著）。台北市：桂冠。

[6] 周寄中譯 (1992)：對專家的安慰（Paul, Feyerabend 原著）。在《*批判與知識的增長*》（Criticism and the Growth of Knowledge, Imre Lakatos & Alan Musgrave 編著）。台北市：桂冠。

[7] 郁慕鏞 (1994)：*科學定律的發現*。台北市：淑馨。

[8] 涂可欣譯 (1999)：*看！這就是生物學*（This is Biology, Ernst Mayr 原著）。台北市：天下文化。

[9] 陳衛平譯 (1992)：*科學的進步與問題*（Progress and its Problems, Larry Laudanm 原著）。台北市：桂冠。

[10] 桂起權、章掌然 (1994)：*人與自然的對話-觀察與實驗*。台北市：淑馨。

[11] 唐家惠譯 (1995)：*玉米田裡的先知*（A Feeling for the Organism: The Life and Work of Barbara McClintock, Evelyn Fox Keller 原著）。台北市：天下

文化。

[12] 程樹德譯 (2002)：*研究科學的第一步：給年輕探索者的建議*（Santiago Ramony Cajal 原著）。台北市：究竟。

[13] 劉建榮譯 (1993)：*心的概念*（The Concept of Mind, Gilbert Ryle 原著）。台北市：桂冠。

[14] 蕭明慧譯（1991），*科學哲學與實驗*（Representing and Intervening, Ian Hacking 原著）。台北市：桂冠

[15] 蔡伸章譯 (1993)：*近代西方思想史*（An Intellectual History of Modern Europe, Roland N. Stromberg 原著）。台北市：桂冠。

[16] Chalmers, A. F. (1982): *What is this thing called science?* New York: University of Queensland Press.

[17] Danielli, J.F., Davson, H. (1935). A contribution to the theory of permeability of thin films. *J. Cell. Comp. Phys.* 5 (4): 495.

[18] Feyerabend, P.K. (1975): *Against method: Outline of an anarchistic theory of knowledge.* London: New Books.

[19] Heisenberg, W. (1971): *Physics and beyond: Encounter and conversation.* New York: Haper & Row.

[20] Hopson, J.L, Wessells, N.K. (1990): *Essentials of Biology.* New York: McGraw-Hill.

[21] Jacob, F. (1973): *The logic of life: A history of heredity.* New York: Pantheon Chicago Press.

[22] Yager, R. E. & Tweed, P. (1991): Planning more appropriate biology education for schools, *The American Biology Teachers*, 53 (8), 479-483.

8　科學的實體

　　當我們在生命科學或相關學門、如細胞生物學等的教科書上，通常都會看到兩幅細胞膜的構造圖，一幅是電子顯微鏡放大幾十萬倍電顯圖，另一幅則是畫得五彩繽紛、令人目眩的細胞膜構造模式圖。模式圖可以表徵流體鑲嵌 (fluid mosaic) 的細胞膜構造，模式圖上標示了的大分子結構有：磷脂雙層 (phospholipid bilayer)、通道蛋白 (channel proteins)、醣蛋白 (glycoproteins)、周邊蛋白 (peripheral proteins)、膽固醇 (cholesterols)。若我們把電子顯微鏡放大幾十萬倍照相圖和細胞膜構造的模式圖詳細對比，除了約略可見到磷脂雙層之外，其他模式圖上的大分子結構幾乎無法從電子顯微鏡的超高倍的照相圖比對出來。那麼，到底細胞膜構造的模式圖只是科學家腦中的圖像呢？或是科學家的理智為了組織實驗及解釋實驗結果創建的理論模型呢？還是真有流體鑲嵌模型的細胞膜實體呢？讀者若回顧下，細胞膜結構模型發展和遞演的歷史過程，對上述兩個問題、尤其是第三個問題、應該會有自己的想法吧！是不是也會質疑在自然狀況下生物細胞的細胞膜的構造，真的和流體鑲嵌模型所表徵的完全一樣嗎？這些科學上的議題，就涉及科學哲學所謂「科學實體」(scientific entity) 的比較形而上 (metaphysical) 的問題。

一、何謂科學實體？

事實上，有科學實體的爭議始至於 1960 年代，科學哲學界引爆了「科學理性的危機」問題，爭議的焦點就是來自對命題：「科學知識是人類理性的最高成就」的質疑。有科學哲學家在重新審視科學史的許多科學研究的故事之後，開始懷疑「理性」在科學事業是否因智性的對壘 (intellectual confrontation) 下，「理性」在科學事業上是否仍然佔有主導的地位，可決定科學理論是否接近所謂的「真理」或決定什麼科學活動該進行？此信心危機為科學哲學界帶來兩個問題，其一是邏輯與知識論的問題，另一則是科學實在論 (scientific realism) 的問題。科學實在論引發學界的爭議，就如以昂 · 海金 (Ian Hacking) 所臚列的如下問題：世界是什麼？其中有什麼樣的東西？有什麼是真實的？真理是什麼？理論物理所假定的事物是真實的，或只是人類的理智為了組織實驗而有的建構？以昂 · 海金進一步說到：這些都是關於科學真實性 (reality) 的問題，是屬於形上學的範疇。作者於本章只對「理論物理所假定的事物是真實的，或只是人類的理智為了組織實驗而有的建構？」加以討論，對於其他問題則略過不論。為何作此決定？作者的用意有三：一是為呼應寫本書的原始用意，在於協助讀者於學習科學時，能建構真正多元的科學素養，太過形上學的問題作者認為屬於進階 (advanced) 科學哲學的範疇，那是研究生或主修科學史、科學哲學和哲學者要去深入探究的議題；第二，生物醫學的研究上，模式或理論的建構是無時不用的科學方法，例如：細胞模式 (cell model)、動物模式 (animal model)、人體模式 (human model)，又如 DNA 雙螺旋結構模型、第二傳信者激素作用機制等不一而足，因此

模式或理論的真實性問題應該加以討論；第三，很多人認為自然科學可類分為「硬科學」(hard science) 和「軟科學」(soft science)，前者如物理學、後者如生物醫學。事實上，以學門或單一的觀點（如應用多少數學於理論建構）分科學的「軟或硬」可能失之偏頗，作者為了打破此一迷失，特別聚焦於「理論物理所假定的事物是真實的，或只是人類的理智為了組織實驗而有的建構？」這個問題作深入的探討。

　　自然科學的研究是科學家向自然界提出問題後，再以科學方法尋求解答的一種認知活動。從人類整體科學發展的歷程來看，科學家於進行科學探索時，大概會提出三類型的問題：「是什麼？」(What?)、「如何？」(How?)、「為什麼？」(Why?)。在生物學上，麥爾在他的《看！這就是生物學》的第六章：生命科學的來龍去脈中，他也認為生命科學研究上的三大類問題和其他科學領域一樣，也是「是什麼？」、「如何？」、「為什麼？」就生命科學領域來說，對某一概念的研究是有層次性來提問。例如：先要問「細胞是什麼？」就是建立所有有關細胞的描述性的知識，其次要問的是：細胞如何運作使生物體表現出生命現象？再下來要問的是：細胞為什麼要這樣運作才能產生細胞的生命現象？以細胞生物學的發展歷程為例，由 1665 年虎克出版的《微物誌》(*Micrographia*) 中，有關軟木栓 (cork) 切片在顯微鏡底下觀察到的似蜂巢 (honey-comb) 的小孔狀構造，並以「cell」稱之開始，到當下的最現代的細胞分子生物學或分子醫學。期間經歷了解決「是什麼？」問題的描述性 (descriptive) 科學的階段，描述性細胞學發展到對細胞結構有相當的理解的階段，細胞學家就提出「如何？」的問題，細胞學就進入「功能性細胞學」的階段，為了解決「如何？」的問題，就不能不借用理化科學、尤其

是化學上的原理、學說，這時的細胞學則邁入了「分子細胞生物學」(Molecular Cell Biology) 的階段了。再接下來的「分子細胞生物學」的研究導向，自然而然地科學家就會提出一連串的「為什麼？」的問題以尋求答案。由形態的「細胞學」發展到「分子細胞生物學」這一階段，科學家對細胞的研究所提出「如何？」的問題，和物理學一樣，要構想、創造理論或模型，以作為設計和組織實驗或解釋與預測科學現象等的根據。職是之故，作者質疑以學門或單一的觀點（如應用多少數學於理論的建構）分科學的「軟或硬」的正當性和合理性。事實上，生命科學暨生物醫學和理論物理一模一樣，在研究的歷程中，科學家要運用猜測、臆想、類比、隱喻等抽象的心智操作來建構理論或模型，以表徵生物的構造、如細胞膜的流體鑲嵌模型，或生理作用的機制、如水溶性激素作用的第二傳信者理論。若和物理學的理論來比較，細胞膜構造的流體鑲嵌模型和波耳的太陽系原子結構模型，不但一樣地迷人、一樣地引人入勝的展現了科學之美之外，也可以合理的解釋細胞內、外物質通過細胞膜的機制，更是科學家的創造力的極致表現。過去科學哲學家獨厚理論物理來思考科學的問題，容易陷入「科學數學化的危機」之中而不自知，這也是造成今日物理教學陷入「公式化」的數學計算窠臼，雖然個人認為數學的應用於物理，可使物理學更結構化與簡潔化。但忽略物理學概念的徹底理解，形成學生只會以數學方程式解答問題，但不會應用相關概念於情境式問題解決的最可能的肇因之一。

二、生命科學與生物醫學的科學實體

接下來，作者要以實例來探討生命科學暨生物醫學上的「科學實體」。首先以古典遺傳學的發軔故事，孟德爾豌豆的雜交實驗，以及他所創造的遺傳定律來論述之。若我們回顧第三章的表 3-1 孟德爾豌豆一對性狀雜交試驗的結果，為方便作者說明和讀者的閱讀，再把表 3-1 重現一次如下：

表 3-1　孟德爾豌豆一對性狀雜交試驗的結果

性狀	子一代的外顯特徵	子二代的顯性個體數	子二代的隱性個體數	子二代顯性與隱性個體數比
種皮的形狀	形狀全為光滑	光滑：5474	皺縮：1850	2.96：1
種皮的顏色	種皮全為黃色	黃色：6022	綠色：2001	3.01：1
花的顏色	花色全為紫色	紫色：705	白色：224	3.15：1
豆莢的形狀	形狀全為飽滿	飽滿：882	皺縮：299	2.95：1
豆莢的顏色	顏色全為綠色	綠色：428	黃色：152	2.82：1
花的著生位置	位置全為腋生	腋生：651	頂生：207	3.14：1
莖的高度	個體全為高莖	高莖：787	矮莖：277	2.84：1

由上表所顯示的「科學實體」，作者認為豌豆的七對外顯的性狀是屬於科學實體，即種皮的形狀：光滑 vs 皺縮；種皮的顏色： 黃色 vs 綠色；花的顏色：紫色 vs 白色；豆莢的形狀：飽滿 vs 皺縮；豆莢的顏色：綠色 vs 黃色；花的著生位置：腋生 vs 頂生；莖的高度：高莖 vs 矮莖。這七對豌豆的外顯性狀，只要是視覺和認知功能正常，以及具有一般顯花植物外型構造知識的人，他們所看到的七對外顯的性狀是應該相同的，它們是具體存在的客體，和你看到的

桌子、椅子等家俱一樣的實實在在存在的物件。相對地，豌豆一對性狀雜交後，F_1 代只表現親代一種性狀，而 F_2 代則表現親代的兩種性狀，其個體數比約為 3：1，此一現象是經人工操作後所產生的事件 (event)。假設我們把人當作是認知或科學探究的主體 (subject)，則物件和事件就是認知或科學探究的客體 (object)。在孟德爾的研究歷程中，「顯性」和「隱性」則是他為了解釋豌豆一對性狀雜交後，F_1 只表現親代一種性狀而創造的概念，並以這兩個概念為基礎，提出 (proposed) 顯性律來解釋或預測一對性狀雜交後，其 F_1 表型如何表現的事件（現象）；以及自由分離率來解釋或預測一對性狀雜交後，F_2 表型如何表現的事件（現象）。同樣的情形，他在豌豆兩對性狀（種子形狀與種皮的顏色）的雜交實驗時，為了揭示黃圓：黃皺：綠圓：綠皺約 = 9：3：3：1 這個科學事件背後運作的機制，孟德爾又創造了自由配合律來解釋它。自由配合律從兩對性狀雜交實驗，F_1（都是黃圓的表型）所產生配子的規律性，來解釋 F_2 的表型除了出現親代的兩種性狀外，還出現黃皺和綠圓兩種親代所沒有的表型特徵，以及 F_2 黃圓：黃皺：綠圓：綠皺的個體數比約為 9：3：3：1。就此觀之，「顯性」和「隱性」、「顯性律」、「自由分離率」和「自由配合律」都會落入以昂·海金所說的「理論物理所假定的事物是真實的，或只是人類的理智為了組織實驗而有的建構？」的爭議中。這也是為什麼作者在第三章於科學定律的產出的過程，一直強調科學定律是科學家的「創造」成分大大的多於「發現」的立論基礎。

就孟德爾的豌豆一對和兩對性狀雜交實驗的整個歷程為例來討論，所謂「科學實體」的問題，作者認為可由三個層次來看待生命科學與生物醫學的科學實體，分別論述如下：

　　第一個層次，就是所謂的「物件」的意涵。就如豌豆的種皮的形狀：光滑 vs 皺縮；種皮的顏色： 黃色 vs 綠色；花的顏色：紫色 vs 白色；豆莢的形狀：飽滿 vs 皺縮； 豆莢的顏色：綠色 vs 黃色；花的著生位置：腋生 vs 頂生；莖的高度：高莖 vs 矮莖，或兩對性狀：黃圓 vs 黃皺 vs 綠圓 vs 綠皺等。這些物件都是本體的 (ontological) 實質存在，它們的存在可經由人類的感覺器官感受到，這一層面的科學實體的真實性是少有爭議性的。但是，這種只透過人類感官的「自然觀察」，是會受到人類的感覺器官的生理感受的侷限，影響和限制了人類的觀察的可能性、精確性、速度，例如：人的視覺器官-眼睛只能接受 380-760 毫微米波長的光波，其餘波長的電磁波是人眼無法感知道的外界訊息；又如人耳只能感受到頻率 20-20,000 赫茲的聲波，在這範圍之外的聲波，是人耳無法接收得到的。又如，人類感覺器官可以感受到天氣很冷，但無法確定氣溫是下降多少度？若有「風冷」(wind chill) 時，則人所感受的冷會比實際的氣溫更冷。再如，人眼對於速度極快或極慢的運動體，也是無法加以明確地分辨。由於人類覺知到自己的感覺器官的生理功能的侷限性，使得科學家於探索自然時，除了運用「自然觀察」外，會創造發明儀器來協助自己進行「實驗觀察」，這就引發了第二個層次的科學實體的議題。

　　第二個層次的科學實體，是人類的感覺器官感受不到，要借助儀器才能被人類的感覺器官感受到它存在的物件。例如：虎克利用自製的顯微鏡看到軟木的細胞、DNA 結晶的 X- 光繞射圖、DNA 隧道式 (tunneling) 掃描電子顯微鏡放大 25 萬倍圖等都是此類的實體。在臨床醫學上，胸部 X- 光透視圖、MRI、FMRI、PET 斷層掃描圖等，應該也是屬於此一層次的實體。此一層次的科學實體的真實性，

乍看起來似乎毫無爭議，但仔細地深思一下，經人工處理過的細胞當然不是原來的細胞，那麼，虎克利用顯微鏡看到的軟木細胞和原來的軟木細胞的真實性相較，我們可以相信多少？又如 DNA 結晶的 X- 光繞射圖、DNA 隧道式 (tunneling) 掃描電子顯微鏡放大 25 萬倍圖等，由於 DNA 結晶和電子顯微標本都是經人工一連串處理後的成品，兩成品的處理過程比軟木切片要繁複得多。因此，DNA 結晶和在細胞核內形成染色體 (chromosome) 的 DNA，在真實性上可相信的程度是否比虎克的軟木細胞切片真實性要低得多呢？那麼，我們會問：DNA 結晶的 X- 光繞射圖、DNA 隧道式 (tunneling) 掃描電子顯微鏡放大 25 萬倍圖和實體比較，這些圖像的可信度是多少？利用 X- 光繞射圖所建立的 DNA 雙螺旋結構模型的可信度是多少？DNA 隧道式 (tunneling) 掃描電子顯微鏡放大 25 萬倍圖真正可以作為支持 DNA 雙螺旋結構模型的科學事實嗎？在臨床醫學或認知科學上，胸部 X- 光透視圖、MRI、FMRI、PET 斷層掃描圖等，雖然檢驗的標本或研究的樣本並未離體 (in vivo)，但這些 X- 光透視圖和斷層掃描圖的形成，射線 (radiation) 仍然要穿透層層組織才能到達標的組織或器官 (target tissues or organs)。這時我們也會問：射線穿透組織或器官再照射到達標地組織或器官，射線的本質會不會被改變？經射線照射過的組織或器官，和原組織或器官完全一樣嗎？所形成的影像能反映組織或器官真實的情況嗎？又能反映多少原實體的本質或特徵呢？

第三個層次，不但是人類的感覺器官感受不到，連儀器都無法協助人類的感覺器官感受到它的存在，它就是以昂‧海金所說的「理論物理學所假定的事物」，也就是本書第三章、科學知識的結構：事實、概念、定律與學說，討論過的科學概念、科學定律、科學學說。

就科學的本質上來論，科學概念、定律和學說是科學家為了解釋科學事件（現象）而「創造」出來的。例如：孟德爾創造了「顯性」和「隱性」這兩個概念，是為了解釋豌豆一對性狀雜交後，F_1 只表現親代一種性狀的遺傳現象（事件）；創造了「自由分離率」來解釋一對性狀雜交所出現的 F_2 表型，顯性個體數：隱性個體數約 = 3：1 的現象（事件）；在豌豆兩對因子雜交實驗時，F_2 表現四種性狀，其個體數比約為 9：3：3：1，孟德爾又創造了「自由配合律」來解釋，黃圓：黃皺：綠圓：綠皺約 = 9：3：3：1 這個科學事實背後運作機制的規律性。有關學說的部分，孟德爾未進一步提出更具包容性的 (inclusive) 遺傳理論-學說，例如：基因學說 (gene theory)，可把「顯性律」、「自由分離率」和「自由配合律」含攝在學說之下，而且可由學說推導出這三個定律或其他的遺傳定律。就如化學上，分子動力論 (kinetic theory) 可含攝 $P_1V_1 = P_2V_2$、$P_1/V_1 = P_2/V_2$、$PV = nRT$，並且 $P_1V_1 = P_2V_2$、$P_1/V_1 = P_2/V_2$、$PV = nRT$，可由分子動力論推導出來。

雖然以昂‧海金所說的「理論」是指理論物理學所「假定的事物」，在生命科學與醫學上，類似理論物理學所謂的「假定的事物」比比皆是。例如，探索「生命是什麼？」的問題，由最初期人類所創建的「泛靈論」、以及爾後的「唯物論」、「生機論」、「機體論」來解釋「生命是什麼？」的過程；關於生命的來源則有「無生源論」(abiogenesis)、「生源論」(biogenesis) 的爭議；解釋物種起源 (origin of species) 的演化論則有拉馬克的「用進廢退說」和達爾文的「天擇說」間的爭鋒。在遺傳學上科學家所創造的理論而引導遺傳學研究的進展，更是把二十世紀的生物醫學帶入基因工程與基因治療的

世紀。例如：孟德爾的遺傳定律、早夭的魏斯曼胚芽學說 (gemmule theory)、及爾後逐漸奠定其主導地位的基因學說 (gene theory)；分子遺傳學的進展上，遺傳的化學物質 (chemical basis of heredity) 的 DNA 和蛋白質的爭議、畢德 (Beadle) 和塔騰 (Tatum) 提出的「一基因-一酵素」(one gene-one enzyme) 學說、DNA 雙螺旋結構模型、麥克琳托的「基因的轉位」理論等。在免疫學上，日本人利根川進 (Susumu Tonnegawa, 1939-) 提出「產生抗體多樣性的遺傳原理」(the genetic principle for generation of antibody diversity)，他也由於這項科學成就，得到 1987 年諾貝爾生理暨醫學獎的桂冠。如上述，在生命科學與醫學的研究進展的過程上，作者認為，生物醫學家建構「理論」和理論物理學一樣，是人類的理智為了組織實驗而建構的。作者也認為，生物醫學的發展和進步，全靠科學家創建理論而指引科學家一步一步地探索前進。科學研究若無科學家的創意去構想理論則無法發展與進步，所以臺灣的科學教育、尤其是國中以後的各級學校、應及早全面跳脫科學知識為主要導向的科學教學，才能逐漸地厚植具有創建理論能力的生物醫學及相關領域的研究人力，臺灣也才能把 21 世紀的明星產業之一的生物科技研究推向國際舞台。事實上，生物醫學及其相關生物科技的研究是我國最適合發展的少數研究領域之一，因為這項研究需要高素質的人力-碩、博士的需求量大，研究設備的投資不會太大，只要政府、業者有心就可以尋覓到高素質的研究人力，也就可以在短期之內做出不錯的成績。

由於科學理論是人為的建構，對於科學理論的真實性的問題，就引發科學哲學家間的論戰。他們之間因對「科學實體」的觀點的不同，分成科學實在論 (scientific realism) 和反實在論 (anti- scientific realism) 兩個陣營。通常科學實在論者主張，正確的理論所描述的物質、狀態、和機制確實存在。以生物醫學為例子，DNA 雙螺旋結構模型、細胞膜的流體鑲嵌模型、三連密碼 (triplet codon) 等，就像我們每天早餐所看到的燒餅油條、蛋餅、珍珠奶茶等一樣地真實。DNA 的複製、蛋白質在核醣體 (ribosome) 上合成、第二傳信者的水溶性賀爾蒙作用的機制，就像我們看到的交通自動控制號誌的運作、火車平交道自動柵欄的升降一樣地真實。反實在論者則主張，自然界當然有遺傳的現象，但是他們認為，沒有孟德爾所謂的「顯性因子」、「隱性因子」的存在，只不過是孟德爾創造出來組織和解釋實驗結果（數據）的理智工具罷了。

三、科學實在論

　　事實上，「科學實在論」就如以昂・海金所言，它比較像是一種態度，而不僅是一種清楚陳述科學哲學理論。它影響之所及，不只是引導思考自然科學內涵的方式，也使得藝術與文學的創作內涵更生活化、寫實化。因此，「實在論」其實是一種風潮式的運動，風潮所及影響到人類文明的每一個層面。由此可見，學說或思潮若成為一種運動，其「衝量」(momentum) 所展現出來改革 (innovation) 動能是無法預估的。話又說回來，新思潮或學說的創造者，大都是年少的青壯輩，在科學領域的例子不勝枚舉，前已述及不再贅言。作者冀望讀者能興起「有為者亦若是」的膽識和豪氣！就如提出消化道潰瘍幽門桿菌理論的兩位年輕的澳洲醫生那樣，勇敢地，連自己指導教授的想法都加以挑戰，就如古希臘哲人柏拉圖的銘言「吾愛吾師、吾更愛真

理」所揭示的「愛智」的價值觀。

若依據以昂‧海金的論點，他用「理論存有物」(theoretical entity) 來代表理論所假設的、卻無法觀察到的事物。在理論物理學，如粒子、場、過程、結構、狀態等等；在生物科學及相關領域，則如顯性因子、隱性因子、基因、DNA 複製、糖解、TCA 循環、電子轉移鏈 (ETC) 和氧化磷脂化反應 (oxidative phosphorylation) 等等，都是以昂‧海金所主張的「理論存有物」的範疇。如此，以昂‧海金把科學實在論分成兩種：一種是針對理論的理論實在論；另一種是針對存有物的存有物實在論。今分別探討如下：

(一)理論實在論

理論實在論者關心的是，理論是否為真、或是可真可偽、或可能為真、或以真理為目標。近代的哲學家，大部分都關心科學理論是真或偽的問題。假如一個人相信理論是真的，那麼它就會相信理論中的存有物是存在於自然界。例如：假如你相信孟德爾的顯性律、自由分離律是真的，那麼你自然而然地就會相信「顯性因子」、「隱性因子」的存在，就如餐桌上的一串香蕉的存在一樣的真實。有無可能，一個人相信理論是真的，但他不相信理論中的存有物的存在是真的，就如理論物理學的夸克 (quarks) 理論，你相信它為真，但否定夸克的存在，這不是相當矛盾的事情嗎？針對此問題，我們以孟德爾的遺傳實驗為例作深入的探討。

孟德爾豌豆一對性狀雜交試驗的結果：F_1 的表型只顯示親代中的一種性狀，如光滑的種皮等；F_2 的表型，親代的兩種性狀都出現，如光滑的種皮和皺縮的種皮，其個體數比為 2.96：1，約為 3：

1（讀者可參考表 3-1）。對於 F_1 表型的這種結果，親代特徵完全表現於 F_1 者，孟德爾稱之為顯性 (dominant)，親代特徵完全未表現於 F_1 者，孟德爾稱之為隱性 (recessive)：F_2 的表型，F_1 未出現的隱性特徵，則完全發展出來。為了解釋豌豆一對性狀雜交試驗的結果，他創造 (coined)，顯性因子、隱性因子兩個名詞，也就是現在所謂的等位基因 (alleles)，由於當時基因這個名詞尚未出現，孟德爾以「因子」 (factor) 稱之。同時，以顯性律來說明植物一對性狀雜交外型表現的規律性。對於 F_2 的表型，親代的兩種性狀都出現，顯性和隱性的個體數比約為 3 ：1，孟德爾又以自由分離律和數學的推演、$(A + a) \times (A + a) = AA + 2Aa + aa$、來解釋產生兩種表型和個體數之比。若讀者想知道一些孟德爾所發表的原著《*Experiments in Plant Hybridization*》的內涵，可參考塔馬霖 (Tamarin) 所著的《*Principle of Genetics*》第 18 頁，【Box 2.2, Some Excerpts from Mendel's Original Paper】的簡約敘述。

　　接下來，我們會問，是否有可能一個人相信孟德爾的遺傳定律是真的，而不相信「顯性因子」、「隱性因子」的真正存在的可能性呢？是不是可以不去理會「顯性因子」、「隱性因子」是否存在，而邏輯推理的方式重寫定律？如此，孟德爾所假設的「顯性因子」、「隱性因子」就可以成為邏輯建構自由分離律和自由配合律的基礎，而成功地表徵 (represented) 了豌豆一對性狀雜交後，親代的性狀遺傳給子代的規律性。就遺傳學的發展歷程來看，上述的可能性是不能毫無顧忌地加以排除的。在孟德爾的時代「顯性因子」、「隱性因子」如「月裡嫦娥」一樣虛幻，因為「遺傳因子」是他的「假設物件」，作為把親代特徵傳給子代的載體 (carrier)。就算分子遺傳學成為穩固

的學門 (discipline) 近 60 年（作者以 1953 年起算）的當下，有關基因的構念 (conception of gene) 仍然處在「月朦朧、鳥朦朧」的「曖昧」(opaque) 狀態，也就是，在分子生物學界，對於什麼是基因？(What is a thing called gene?) 並無一致的定義或想法。

當今，基因最摩登的基因「工作定義」(working definition)、也可以說「工作假說」(working hypothesis) 就是：基因組的序列上一個可定位的區域，並可對應於一個遺傳單位，它具有調節區、轉錄區、及其他功能的序列區 (a locatable region of genomic sequence, corresponding to a unit of inheritance, which is associated with regulatory regions, transcribed regions, and other functional sequence regions)。另外，從結構的觀點，真核生物的基因包括內插子 (introns) 和外顯子 (exons)，轉錄後內插子被剪輯 (splicing) 掉，所形成的 mRNA 會被轉譯成為蛋白質。若由一個基因的功能結構來考量，它包含啟動子 (promoter) 位於調節區、轉錄區、增強子 (enhancer)，轉錄成前 mRNA (pre-mRNA)，剪輯掉內插子後，成為可被轉譯為蛋白質的 mRNA。再者，我們若以突變 (mutation) 的角度來看，DNA 上的任何氮鹼基 ATCG 的序列的變異或轉換，都會影響蛋白質的胺基酸序列。例如，鐮形紅血球貧血 (sickle-cell anemia)，患者的血紅素的 DNA 上的 A-T 對 (pair) 突變為 T-A 對，mRNA 的三連密碼子由 GAG 轉換成為 GUG，合成的血紅素中胺基酸序列由原來的（正常的）麩胺酸 (glutamine) 則被纈草胺酸 (valine) 取代，這種不正常的血紅素就是鐮形紅血球貧血的肇因。就此而論，DNA 上的一對氮鹼基、如 A-T 對就可以稱為基因，以突變的觀點而稱之為突變子 (muton)。因此，我們就會問「基因」的實體是存在的嗎？若我們相信它是存在

的，那我們要相信哪一種「工作定義」？基因的實體是單一型式的存有物或是多樣型式的存有物呢？

　　綜合上述關於基因概念化 (conceptualization) 的歷程，及其概念化的多樣性，不禁讓我們懷疑「遺傳因子」、「基因」等理論存有物存在的真實性。回到以昂・海金的問題，理論物理所假定的事物是真實的，或只是人類的理智為了組織實驗而有的建構？同樣的情形，在分子生物學上，遺傳學家所概念化的「遺傳因子」、「基因」真的和在生物體內的「遺傳因子」、「基因」是相同的嗎？或只是遺傳學家為了組織實驗和解釋實驗結果而假設 (hypothesized) 的實體呢！又如研究化學演化的學者波南帕魯瑪對於「何謂生命？」，他認為「生命」可定義為：由碳化合物所組成，能夠自行複製或繁殖，而且具有食物及能量的新陳代謝功能的大分子。簡言之，生命就是大分子、新陳代謝和複製行為。波南帕魯瑪之所以這樣定義生命，除了他是以分子生物學的中心教條：DNA→mRNA→多胜肽為唯一的理論依據之外，他也創造了另一理論來詮釋「何謂生命？」的意涵，其意圖為何？作者認為：在於組織、設計實驗，預測和解釋其實驗結果，更重要的是賦予自己的研究事業，具有科學的價值與意義。若波南帕魯瑪以一般生物學家的「生命」定義，作為判定其實驗能否產生「生命」的話，很顯然地，不但自己的研究完全沒有科學的意義和價值。更嚴重地，這可要危及他對第一個生命起源的信念，那就是：「所有的生命的化學起源方式都是相同的」。就此而論，若以波南帕魯瑪的所建立的「何謂生命？」的理論，作為「何謂生命？」的判準，這種理論存有物是不存在於當下的「地球生命系統」之中。但是，波南帕魯瑪若不建構這樣的「生命」定義，那麼他的第一個生命是起源於地球的

化學起源說，以及以此一學說為依據而啟動的所有研究，就完全失去理論支持的基礎，也就完全失去預算支持的價值而結束他在這方面的研究事業。前文已述及，理論實在論的主張：假如一個人相信理論是真的，那麼它就會相信理論中的存有物是存在於自然界。但是，綜合以上的論述，理論實在論的這種信念其真實性有多少？是值得讀者在從事生物醫學研究或執行醫療業務時關注並詳加思考的議題。

(二)存有物實在論

　　雖然近代的哲學家，大部分都關心科學理論是真或偽的問題，並且相信理論為真，則理論存有物的也必定存在。但是，存有物實在論者關心是科學的存有物是否存在的問題，而對科學理論是真或偽的議題並不重要。是否有人是存有物的實在論者，理論的反實在論者，對於這個問題，以昂‧海金舉了一個比較極端的例子，他認為天主教神父相信上帝的存在，卻認為在原則上不可能出現對上帝形成任何真正的、積極的、可理解的理論。例如：對「上帝是萬物的創造者」這個命題的真偽，就目前的狀況來說，是無法形成可被證成 (justification) 或證偽 (falsification) 的理論，因為，任何命題都可以「四字假說」(four-word hypothesis)：這是上帝的旨意 (It was God's will) 加以解釋，就如舒柏 (Elliot, Sober) 所言。在哲學上，英國的生物學家赫胥黎 (Thomas Henry Huxley,1825-1895) 於 1860 年創造了「不可知論的」(agnostic) 這詞，來統合自古希臘以來的思想，認為人類永遠不可能知道這個世界的運作之道背後的真相 (truth)。當然，作者認同人類無法「發現」這個世界的運作機制的最後真理 (final truth)，若把不可知論者的主張存而不論，只對生命科學與生物醫學

的第一層次科學實體存有物、尤其是第二層次科學實體存有物之存在問題加以探討，也許對讀者的未來專業發展將更有助益。

在本章的第二部分，作者認為「生命科學與生物醫學的科學實體」，可分成三個層次來面對和討論。第一個層次的實體是「自然觀察」可觀察的「物件」，它的「存在」是少有爭議的，若有爭議的話，大都是人類的感官功能的侷限性問題。第二個層次，是人類的感覺器官感受不到，要借助儀器才能被人類的感覺器官感受到它存在的「物件」。此類的物件是比較有爭議性的科學實體，例如：細胞膜的電子顯微鏡放大幾十萬倍電顯圖，作為建構細胞膜的流體鑲嵌模式圖的依據，那麼，我們會問電子顯微鏡的放大圖和細胞膜真實的構造是一樣的嗎？假設是一樣的，但是在電子顯微鏡的放大圖上，除了約略可見到磷脂雙層之外，其他模式圖上的大分子結構，如通道蛋白幾乎無法從電子顯微鏡的超高倍的照相圖比對出來。又如 DNA 結晶的 X- 光繞射圖、DNA 隧道式 (tunneling) 掃描電子顯微鏡放大 25 萬倍圖等，由於 DNA 結晶和電子顯微標本都是經人工一連串處理後的成品。因此，同樣的情形，我們也會懷疑 DNA 結晶和在細胞核內形成染色體 (chromosome) 的 DNA，在真實性上可能有相當大的差距！以處理過的 DNA 結晶所形成的影像，我們也會問其真實性有多少？

在「自然觀察」上受到感官功能的限制，生物醫學或其他的科學研究非得借助儀器的處理來增加觀察的可能性時，我們如何來看待此議題呢？假設我們跳開「機械論」和「決定論」(determinism) 的思維，轉而用以「機率論」和「突現」的概念，來看待第二個層次的「物件」問題，也就是人類的感官感受不到，而必須要要借助儀器才能被人類感受到它存在的「物件」，那麼，實在論和反實在論

間的不可相容性的矛盾可就沒有這麼尖銳了。基本上，「機械論」和「決定論」的思維，其理論的基礎是唯物論 (materialism)，其基本主張是：物質是自然界唯一存在的東西，而一切的現象、包括意識 (conciousness)、都是物質互動的結果。若從本體論 (ontology) 的範疇來看，唯物論是可歸類在單一主義者 (monist) 本體論的陣營之下，和二元主義 (dualism) 和多元主義 (pluralism) 有本質上的差異。唯物論也是物理主義的型式 (form) 之一，因此在對自然現象的解釋上，是尋求單一的理論或解釋，這一點又和觀念主義 (idealism) 與精神主義 (spiritualism) 的世界觀相對立。

當下的科學界，大多數的學者所相信的是機率論的宇宙觀或本體觀，而生物醫學及生命科學相關領域的科學家尤然。「機率論」的基本主張是，是來自於反對物理主義的一元論的宇宙觀或本體觀，傾向於二元或多元的宇宙觀或本體觀。例如：對人來說，其本質包含身體 (body) 和心靈 (mind) 兩種元素，雖然兩者會交互作用，但又獨立運作，解釋心理運作的理論不能合理解釋生理的運作機制，反之亦然。就算當下的腦科學的研究，以進入分子層級的腦功能研究，但仍然沒有一個腦功能的分子認知科學 (molecular cognitive science) 理論，可完美地解釋或預測記憶的行為或情緒行為。同時，多元的宇宙觀或本體觀也是呼應非決定論 (indeterminism)，或反對決定論的哲學思潮。大體上來說，決定論者相信宇宙現象完全是由因果律 (causal laws) 所控制下，可能的單一狀態。以生物決定論為例，其中心思想就是：生物（包括人類）的行為、信念、慾望 (desire) 都完全取決於遺傳天賦 (genetic endowment)。這種先天決定生物的一切表現的理論，排除一切機緣性 (chance) 因素於生物（自然）現象的解釋，只歸因於必然性

(necessity)；而非決定論者，則相信機緣性和必然性共同規範了生物（自然）運作機制的規律性和可能性，前者是原因與改變，後者則維持不變或穩定 (static)。在人體的生理運作上，遺傳天賦決定了人類腦下腺前葉能分泌 188 個胺基酸的生長激素，而它的分泌受到下視丘所分泌的 GHrH (GH releasing hormone) 的調節，這些都是天賦的必然性；人體生長激素分泌的實際運作，則受到人體外在因素、如日照、氣溫等，以及內在因素、如個人的日週期 (circadian rhythm)、整體的生理狀況等，這些內、外在因素就是真正造成生物系統運作的原因與改變的動態元素。

隨著科學思想的發展，上述科學非決定論的思想是得到科學界跨領域的認同，例如：法國生物學蒙諾（Jacques Monod, 1965 年生理醫學獎），他的科學非決定論的思想，顯示於他寫的一篇文章：《機緣性和必然性》(*Chance and Necessity*)。另外，在物理學上的海森堡 (Werner Heisenberg)、宇宙學上的佈姆 (Max Borm)、哲學家傑爾曼 (Murray Gell-Mann) 等都表現出他們的非決定論的思想。比利時物理化學家 (physicist-chemist) 普里歌金（Ilya Prigogine，1977 年諾貝爾化學獎），在典型的演化出來的複雜系統 (evolutionary complex systems) 上，是抱持著非決定論的信念。在生物醫學上所面對的的科學存有物，在普里歌金的眼中，都是演化的複雜系統，此類系統的特性是不可逆性 (irreversibility)，例如：擴散、放射衰變 (radioactive decay)、太陽輻射 (solar radiation)、天氣系統和生命的突現和演化。普里歌金認為，生物體和天氣系統一樣是不穩定系統，此類系統所表現的特質，不是以熱力學的平衡理論 (thermodynamic equilibrium) 就可以解釋和預測的。下一次若讀者又看到媒體或官員、甚至總統在嘲

諷、申斥氣象局的氣象預報不準時，會不會建議前列的有「獨特」發言權的人物，購買本書好好地讀一讀呢？（一笑！)，才知道一些科學的極限與侷限，才不致「官大學問大」或「自以為是」地信口開河的亂掰一通！

綜合上述論點，我們以物理學史上的物理巨擘牛頓、愛因斯坦、薛丁格（Erwin Rudolf Josef Alexander Schrödinger, 1933 年物理學獎）來說，他們以決定性的方程式 (deterministic equation) 來闡述他們的學說。因此，不論牛頓等三人在物理學上的成就有多大，他們所依持的決定論的科學哲學觀，作者認為應「束諸高閣」了。同時，也建議讀者於學習科學時，除了學習以數學型式的表徵之外，更要探索數學方程式或科學公式背後，所隱函的科學本質和本體論的意義是什麼！才能達到「探賾索隱」學習到真正的科學，進而建構自我的多元科學素養，作為發展個人生物與醫療專業的堅實基礎。

自然界複雜系統除了受到機率論、多元論等科學哲學思想的滲透外，「突現」更是左右複雜系統特性的顯現的重要因素，就如氣象學與海洋學的中長期的預報上，因為氣象與海況時常伴隨水汽運動所產生的擾流，常因隨機過程而「突現」(emergence) 出來原系統所無的特性。若論及生命科學或生物醫學的生命系統，其系統的複雜性程度和天氣系統相較，絕對有過之而無不及。首先，我門來看看地球生命系統由最底層循序而上的組織階層，作者主觀的分為動物界和植物界兩個系統建構如下：

動物：原子→分子→大分子→胞器→細胞→組織→器官→器官系統→個體→族群→群落→生態系→地球生命系統。

植物：原子→分子→大分子→胞器→細胞→組織→組織系統→個

體→族群→群落→生態系→地球生命系統。

　　事實上，只敘列上述的兩個系統，只是作者為了便於敘述，而做的簡化地球生命系統的個人構思而已。其他的生物如原核生物界、原生生物界、菌物界並未顯示於上述的兩個系統中。另外，作者必須強調的極端重要的概念，就是原核生物界、原生生物界、菌物界的生物，在由群落→生態系→地球生命系統的組成系統的任何一個組織階層，都扮演極為重要的角色。如生態系和地球生命系統的生產者、消費者、分解者，尤其是分解者的功能更是地球生命系統中，物質循環，如碳、氮、水、及其他物質的循環，佔有動物、植物所不能取代的生態區位 (niche)，如缺少了分解者，那麼，物質循環的機制將漸漸地停頓，不但危及整個地球生命系統的平衡，以碳循環為例，若有朝一日地球上的碳循環停頓，整個地球生命系統也將隨之解體，地球就成為毫無「生機」的星球。

　　對生命科學或生物醫學界來說，幾乎所有的科學家都不會否認，由「原子→分子→大分子→胞器→細胞→組織→組織系統→個體→族群→群落→生態系→地球生命系統」是真實存在的科學實體。存有物實在論在生命科學或生物醫學研究上所引起的疑慮及爭議，在於每一組織階層，由「原子→……→個體」，經實驗處理後所觀察到的存有物之存在，在科學與科學哲學界是無人會置疑的。但是，有兩個問題會浮現出來：第一個是，經人為處理過的存有物和未經人為處理前的原來「物件」是一樣的嗎？若不一樣，則第二個問題是，處理過的存有物其「失真」率（度）是多少？對於第一個問題，作者相信所有的科學家與科學哲學家都有一致的答案，那就是「不一樣」。至於第二個問題，就無法有單一而無爭議的答案了。要回答第二個問題，作者

認為要考慮下列情境因素：

第一個因素，涉及存有物處置程序的繁複程度，處置過程越繁複，其失真的機率則愈高。例如：DNA 結晶和電子顯微標本都是經人工一連串處理後的成品，兩成品的處理過程比軟木切片要繁複得多。因此，DNA 結晶和在細胞核內形成染色體 (chromosome) 的 DNA，在真實性上可相信的程度一定比虎克的軟木細胞切片真實性要低得多。這也就是為什麼華生和克立克在 1953 年 4 月 25 日，於自然 (Nature) 發表的論文「*Molecular Structure of Nuclei Acids: A Structure for Deoxyribose Nuclei Acid*」的起頭，就「開宗明義」地就說道：「*We wish to suggest a structure for the salt of deoxyribose nuclei acid (D.N.A.)*」，他們「建議」(suggest) 結晶 DNA 的一種分子結構模型。他們為什麼不說「發現」DNA 的分子結構？他們為什麼不用定冠詞「the」而用不定冠詞「a」呢？作者認為（猜想）有兩個原由如次：第一個原由，是 DNA 的雙螺線分子結構模型，確實是華生和克立克自己依據 DNA 的化學組成分析的數據、當時理論化學的化學鍵結理論、DNA 的物理性質、和 DNA 結晶的 X- 光繞射圖建構出來的模型，模型本質上就不是實物，是人創造出來以表徵不可見的科學物件。模型並不像自然學家 (naturalists) 發現的尼加拉 (Niagra) 瀑布那樣的真實，或如動物學家於於巴里島發現紅毛猩猩的科學事實。因此，在華生和克立克的心目中，DNA 的雙螺線分子結構模型，只可能是眾多 DNA 的分子結構的一種而已。第二個原由是華生和克立克應該知道：結晶 DNA 和細胞核內組成染色體的 DNA，在實體上是有差異的，DNA 結晶的 X- 光繞射圖也不是能 100% 真正反映了組成染色體的 DNA。我們可以清楚地知道，經實驗處理後的物件並不能完

全和原物件一模一樣，而且處理的程序越複雜，則在結構和功能上，可能離原物件的真實性就越遠。

　　第二因素，涉及到實驗觀察儀器的精密度，精確性愈高的儀器所觀察到數據或影像，則愈能反映原物件的真實性。例如，顯微鏡放大倍率越大則越能觀察到越小的物件，而其解析度越大則越能分辨出來樣本中的兩個微細構造。又如前面已論述過的三聚氰胺的檢驗儀器，MS/MS/GC 的精確性比 MS 要大得多，檢驗所得到的三聚氰胺的量則越能反映原樣本含量的真實性。因此，科學家基本上是要針對解答研究問題來蒐集適宜的資料，蒐集到的資料是否合適於研究問題的解決，又取決於方法和儀器是否適宜。例如：顯微鏡的使用，放大倍率和解析度是相對的，顯微鏡的解析度和所使用光源的波長成反比，同一波長放大倍率越大，則解析度越差。此一現象在物理學的量子力學上，海森伯格的測不準原理 (Heisenberg uncertainty principle) 就提到，在量子力學上有些成對的物理性質、如粒子的位置 (position) 和動量 (momentum)、是不能同時被決定的。因此，選擇什麼樣性能的儀器，都是要科學家自己根據解決研究問題的需要而自我決定。

　　第三個因素，涉及科學家自己的信念。例如，英國實證主義哲學家休姆 (David Hume ,1711-1776) 不相信波義耳（Robert Boyle，1627-1691，英國物理學和化學家）機械論哲學中，無法看到的彈力球或原子。古典物理學大師牛頓 (Issac Newton, 1643-1727) 也主張：我們應該仔細尋找和現象有關的自然律。法國哲學家、社會學學門 (discipline of sociology) 和實證主義教義 (doctrine of positivism) 的創始者孔德 (Auguste Comte 1798-1857)、他也被認定可能是人類文明史第一位科學哲學家、也不相信當時的原子和乙太 (ether) 是存在的。在

科學的研究上，他認為：科學家必須先做假設，才能知道從何處進行研究自然。雖然他是實證主義者，但認為實證的知識必須以現象為基礎，他也認為，以現象為基礎所建立的科學定律是我們可以準確測定的。從上述孔德的主張和理念來看，他相信科學家所建立的科學定律，但不相信任何假定的存有物（物件）。若以孟德爾豌豆雜交實驗為例，依孔德的理念，他是相信孟德爾的顯性律、自由分離律、自由配合律；但他不相信顯性因子和隱性因子的存在，因為顯性因子和隱性因子是孟德爾所假定的物件。

但是，科學隨著時間軸的延長而進展，許多當時科學家所假設的物件，因實驗儀器精密度的提升，或新的儀器和技術被發明出來，其真實性漸漸被接納。例如：波義耳的氣體定律所假定的彈力球或原子，而原子的存在似乎不受當時的學者所肯定，到了二十世紀的 30 年代，在科學界幾乎都把原子當作自然界實質存在的物件。若以遺傳學的基因學說來論，孟德爾創造 (coined) 「顯性因子」和「隱性因子」以降的近百年 (1868-1953) 後，華生和克立克建構了 DNA 的雙螺旋模型，爾後在分子生物學界，雖然對於什麼是基因？還是無一致的定義。儘管對於基因的構念，仍然處在「月朦朧、鳥朦朧」的「曖昧」(opaque) 狀態，但是對於基因是否存在於生物體，起碼在生命科學及相關領域的科學家都是持肯定的態度。又如在生物化學上的細胞呼吸的第一階段的糖解作用，最常見的路徑為 EM 路徑 (Embden-Meyerhof pathway)，其起點反應物是 D-葡萄糖、終產物是丙酮酸鹽 (pyruvate)、NADH，並淨得到兩分子的 ATP。糖解作用的 EM 路徑，其建構的歷程可溯及 1860 年巴斯德發現微生物和發酵 (fermentation) 有關，1897 年布許納 (Eduard Buchner, 1860-1917) 發

現酵母菌細胞的抽取液可以使糖發酵。到 1905 年英國生化學家哈登
（Arthur Harden,1865-1940,1929 年化學獎）和楊格 (William Young,
1878-1942) 確定抽取液含有兩種成分，一種是熱敏感、高分子量的
次細胞 (subcellular) 成分-酵素；另一種是熱不敏感、低分子量的成分
-ADP、ATP、NADH 和其他輔助因子 (cofactors)，兩種成分共同存在
時，發酵作用才能進行。糖解作用的 EM 路徑的詳細的步驟，由梅耶
厚夫 (Otto Meyerhof) 的努力之下，於 1940 年確定。由於糖解反應快
速，中間產物 (intermediate) 的生命期 (lifetime) 短、穩定狀態 (steady-
state) 的濃度低。因此，EM 路徑被提出的初期，其是否真正存在也
受到質疑與挑戰。但到了 1960 年代，糖解作用的 EM 路徑就全面出
現於大學生物化學的教科書。作者論述至此，要清楚地揭示的理念，
就是科學家對科學「物件」的存在與否的認知，隨著科學的發展與時
間軸的延伸是會改變的。另外，社會大眾的科學認知，也會影響科學
家對科學「物件」的存在與否的認知發生變化。例如：當社會大眾把
DNA、基因、……等琅琅上口時，無形中這些所謂「科學物件」存
在的真實性，要被否認也是困難的。就此而論，評估一個國家的科學
水準，全民的科學素養是不可忽視的一環，因而要發展全民的科學素
養，除了深化學校科學教育來培育學生多元科學素養之外，更要著力
於全民的科普教育不以為功的。

四、實用主義的科學實體觀

實用主義 (pragmatism) 起源於美國，祖師爺是曾經擔任約翰‧
霍普金斯大學哲學系教授的培爾斯 (Charles Peirce, 1938-1914)，後經

心理學家及哲學家的詹姆士 (William James, 1842-1910) 將他發揚光大，成為美國二十世紀初葉哲學思想的主流之一。因而，他們和哲學家及教育學家的杜威 (John Dewey, 1859-1952)，號稱為美國二十世紀的三大哲學家。由於培爾斯不喜歡當時詹姆斯的實用主義，他把自己的哲學思想重新命名，稱之為實用的主義 (pragmaticism)。事實上，譯成華文之後，實用主義和實用的主義在意涵上似乎沒有的多大差異，把 pragmatism 的形容詞 pragmatic（實用的），再加上字尾 ism（主義）就成為「實用的主義」這個哲學上的新「主義」，也就成為培爾斯專用的哲學用詞了，這也顯示他的怪異僻性 (idiosyncracy) 的一斑。

　　培爾斯的實用的主義哲學如何看待「科學實體」呢？作者先引以昂・海金原著「Representing and Intervening」，蕭明慧譯的《科學哲學與實驗》中的一段話來分析培爾斯對「科學實體」的主張：

　　　我們所謂的真實 (real) 是指什麼呢？這個概念一定是在我們發覺有不真實，有幻象之前就有了；也就是，當我們第一次自我修正時……那麼，真實就是遲早總會產生的訊息及推理，因此它是與你我的幻想無關的。那麼，真實性 (reality) 這個概念的來源顯示，真實性主要涉及「科學社群」(community) 這個概念。「科學社群」不具特定的限制，而且善於知識的成長。所以，認知的這兩個序列-真實與不真實-包括了那些科學社群一再證實的，以及那些在同樣情況下總會被否定的。那麼，如果有一個命題，它的錯誤絕不會被發現，它的錯誤因而是絕對不可知的，根據我們的原則，這個命題就絕對不含錯誤。結果，在認知中被認為是真實的，就的確是那樣。沒有任何事物可以阻擋我們對事物真相的求知，而且我們似乎也知道了許多真像，雖然我們不能絕

對的確定。《培爾斯的哲學》布赫勒 (J. Buchler)。

從上段的引述中，我們可以感受培爾斯的科學真實觀，是持著相對主義的真理觀，此一相對的真理觀，我們可由上段所引述中他說到：「我們似乎也知道了許多真像，雖然我們不能絕對的確定」，略可窺見其端倪。同時，他認為真實性 (reality) 不是來自科學理論能符應外在世界的符合性 (correspondence)，而是來自於科學社群所得到的一致結論。對於「科學的實體」就是所謂「科學物件」存在的真實性，雖然培爾斯並未特別提出他的主張，不過於引述的上文中述及：「沒有任何事物可以阻擋我們對事物真相的求知，……，雖然我們不能絕對的確定」。前已述及，科學的實體包含事件和物件，科學家的事業就如培爾斯所說的事物真相的追求，他所說的事物，作者認為就是事件和物件。就科學事件（現象）的探索而言，科學家努力於創造理論來解釋和預測現象；而對於科學物件的研究，則在於探究物件的本質。就培爾斯的想法而論，他是不會反對科學物件存在的真實性，電子、基因就像椅子、桌子一樣的真實。但是，他認為：我們是生活在機率的宇宙中，機率一方面是不確定的，另一方面，卻以機率性定律來解釋宇宙現象的規律性，甚至以機率性定律來預測宇宙現象的發生。因此，我們可以推論，雖然培爾斯相信科學物件存在的真實性，但他的信念是機率宇宙論的範疇下的機率的真實性 (probable reality)。總結起來，我們可說，實用的主義哲學的科學實體觀的基本主張是，科學物件的存在是確定的，但是其真實性是機率的，就像電子我們無法確定它的位置但可預測出現於某處的機率是多少。又如一對夫婦生男或生女的機率是 1/2，但我們無法確定婦人懷孕後，未經

超音波的檢查就可知道胎兒是男或女，就算是一對夫婦連生 10 胎都是男生，當這個婦人懷第 11 胎時，胎兒是男性的機率仍然是 1/2，這就是機率論宇宙觀的本質。

五、工具主義的科學實體觀

培爾斯的哲學思想和法國哲學家尼采 (Fridrich Wilheim Nietzche, 1844-1900) 一樣，承襲了康德 (Immanuel Kant, 1724-1804) 和黑格爾 (Georg Wilhelm Friederich Hegel, 1770-1831) 的主張和信念。「真理不在於符應外在世界」的主張，來自於康德；「過程與進步是人類知識的主要特性」的信念，則是淵源自黑格爾。因此，培爾斯強調理性的方法和研究者社群 (the community of inquirier)、也就是作者常用的「科學社群」（通常以學會的形式組成）。一種科學的學說或信念會在「科學社群」內逐漸形成，進而成為當時的主流學說或信念，這種理念和孔恩的《科學革命的結構》所揭櫫的理念有點神似，因他們都把科學理性的把關，賦於「科學社群」極大的重任，但無「革命」的意味。另外，培爾斯認為透過「研究者社群」運作，真理最後是「研究者社群」所產生的事物。

然而，詹姆士與杜威雖然和培爾斯舉著實用主義的大纛，但他們似乎並不在意最後會出現的真理是什麼樣貌。詹姆士與杜威認為，他們活著如果不是為了現在，至少是為了不久的將來，他們所持的實用主義的特質顯然異於培爾斯所持的最後真理的特質（讀者可參閱蕭明慧譯《科學哲學與實驗》的第四章：實用主義）。因此，在美國萌發、壯大的實用主義就分成兩支了，一支以培爾斯為首；另

一支以詹姆士與杜威為首。到後來，杜威自稱他的哲學為工具主義 (instrumentalism)，以資區別與早期的實用主義的不同。他認為，我們所製造的東西都是工具，這些工具幫助我們將經驗轉變為符合我們目的的思想與行為。工具主義在美國的發展，很快地滲透到其他領域，如教育學、科學哲學等，因而「工具主義」變成了指涉科學哲學的名詞。對大部分當時的哲學家而言，工具主義論者就是反科學實在論者。他們主張：理論是作為組織有關現象（事件）的描述，以及從過去推論未來的一種工具或計算方法，他們的這種主張和孔恩的「典範」的本質又有些雷同。他們也認為：理論及定律不是真理，它們只是工具，不能當作真實的主張；如果名詞指的是觀察不到的存有物，那麼，這個名詞一點也沒有指涉詞的作用。

從上述工具主義論者的科學哲學思想的描述，我們可肯定地說，他們是反理論存有物的真實存在。就以孟德爾豌豆雜交試驗為例，「顯性因子」和「隱性因子」是觀察不到的，它們是沒有指涉詞的作用，換言之，「顯性因子」和「隱性因子」是不能指涉任何科學實體。顯性律、自由分離律、自由配合律只是孟德爾建構出來描述（解釋）豌豆雜交試驗的現象，例如：以顯性律解釋 F_1 只顯現親代中的一種表型，以自由分離律解釋 F_2 的兩種表型的個體數比為 3：1（一對性狀的雜交），以自由配合律解釋 F_2 的四種表型的個體數比為 9：3：3：1（兩對性狀的雜交），而不是真實存在的真理。就科學實體而言，感官可知覺到的科學物件，工具主義論者是相信它們的存在的，至於需要儀器的協助才可被我們觀察到的科學物件，作者認為，杜威的實用主義支持者應該不會否定這類科學物件存在的真實性。但是，在機率論的宇宙觀之下，大概工具主義論者不會把這類的科學物

件當作 100% 的原來的物件來看待吧！

六、結論

科學事業研究的客體有二，一為事件、即自然界的現象，例如：生物的有性生殖、生物的遺傳現象、刮風下雨、天體運行、地震、燃燒和氧化等等；另一為物件、就是在自然界所存在的物體，包括宇宙間的生物與非生物的實體。科學家的作為就是向自然界提出問題，再透過自然觀察或實驗觀察，蒐集資料來解答自己所提出的問題，科學家的解答就形成科學知識-科學事實、概念、原理、定律、與學說。就科學的發展進程來論，從古至今，科學家所提的問題可以分成三大類：是什麼 (what)？如何 (how)？為什麼 (why)？

通常，「是什麼？」要探索的科學內涵是在於描述物件，例如：細胞是什麼？就是要回答細胞的構造、細胞的功能等；又如元素是什麼？就是要描述元素的特性。要回答是什麼的問題，須透過自然觀察或實驗觀察來蒐集相關的資料，才能根據資料得到適宜的解答。如何 (how)？和為什麼 (why)？是針對自然界所發生的事件（現象）所提出的問題，這兩類的問題都涉及科學理論的建構。因此，提出問題的同時，也要提出假設 (hypothesis) 作為研究者的暫時答案，並以此假設設計、組織實驗觀察或自然觀察，以及作為分析資料的定錨作用 (anchoring)。就算觀察前，研究者暫時沒有提出確定的假說，於進行觀察時也要提出「工作假說」作為組織所蒐集的資料，並為接下來的觀察定出方向或主題，直到完成研究者所設定的研究目的。就科學進展的時間軸的延伸來看，任何學門都會連續性提出：是什麼？如何？

為什麼？以生命科學對細胞的研究來說，從「細胞」概念的確立到「分子細胞生物學」學門的奠定，生命科學家就以接力式的提出這三大類的問題。

科學家不論回答上述哪一類問題都涉及研究的「科學客體」，既科學存有物或稱之為物件和事件。在生命科學或生物醫學領域，科學存有物的實在性可分三個層次來討論：

第一個層次，人類的感官可直接感知到的存有物，其存有的實在性，通常是不會被否認的。比較有爭議的是研究者的選擇性觀察存有物特質的某些向度 (dimensions)，這是難以完全避免的研究者的主觀性 (subjectivity) 的介入，因為幾乎所有的研究都是理論導向的，也就是觀察是學說依賴的。這樣會不會「感性」凌駕「理性」而使科學理性喪失其主導科學的地位，此一憂慮雖然不能說是「杞人憂天」，但在科學社群的「把關」之下，是有點過濾了，除非學門的科學社群的成員都在陷入於「和稀泥、打混戰」的墮落之中！

第二個層次，人類的感官不能直接感知到的的存有物，必須借助儀器我們才能觀察到的物件，例如：顯微鏡下的細胞影像、DNA 結晶的 X- 光繞射圖、DNA 隧道式 (tunneling) 掃描電子顯微鏡放大 25 萬倍的電顯圖；在臨床醫學上，胸部 X- 光透視圖、MRI、FMRI、PET 斷層掃描圖等，都是屬於此一層面的實體。這些圖像的存在的真實性，應該也會獲得大多數人（專業或非專業）的認同，但是這些影像能反映組織或器官真實的情況嗎？又能反映多少呢？是我們不能不加以深思的問題。例如，要依據 DNA 結晶的 X- 光繞射圖，來建構的 DNA 雙螺旋結構模型時，則要考慮 DNA 結晶的 X- 光繞射圖的真實性是否足以令人相信。同樣的情形，在臨床醫學或認知科學上，

若以胸部 X- 光透視圖、MRI、FMRI、PET 斷層掃描圖作為診斷的依據時，這些影像的真實性的機率大小，是研究者及臨床醫師不能不慎重思慮而須未雨綢繆的兩難 (dilemma) 議題。但是，作者認為，只要診斷者能把「機緣」(chance) 和「必然」(necessity) 間作個平衡，以及把「突現」的概念應用於診斷的歷程，就會嚴格地看待個別差異的現實以及顯像和實在間的差異，而減少錯誤判斷的機率。

　　第三個層次，不但是人類的感覺器官感受不到，連儀器都無法協助人類的感覺器官感受到它的存在物，它就是以昂・海金所說的「理論物理學所假定的事物」，也就是本書第三章、科學知識的結構：事實、概念、定律與學說，討論過的科學概念、科學定律、科學學說。就科學的本質上來論，科學概念、定律和學說是科學家為了解釋科學事件（現象）而「創造」出來的。這一層次的科學實體是爭議最多的，不同的科學哲學（或哲學）學派有不同的主張，這是各個學派對科學理論所持的信念的不同所致，不涉及對錯的問題。每個科學從業人員 (practioner) 都可以抱持自己認為值得依恃的信念，選擇自己「喜歡」的科學理論存有物是否真實存在的主張。同時，科學家對同一理論存有物的真實性的主張，會隨科學發展時間軸的延伸而改變，這種改變也相當符合古希臘哲人赫拉克利塔斯 (Heraclitus) 之言：世界上唯一不變的真理，就是變。以作著本身的經驗而論，二十多年前作者是抱持的理論存有物真實性的主張，認為：理論是真實存在於自然的世界，此一理念顯示於外的作為，就是認為，「華生和克立克『發現』DNA 的結構」或「蘇瑟蘭『發現』第二傳信者的賀爾蒙作用機制 (mechanism)」。後來傾向於認同杜威的工具主義的主張，跟他一樣

認為：我們所製造的東西都是工具，這些工具幫助我們將經驗轉變為符合我們目的的思想與行為；理論和定律不是真理，它們只是工具。假如二十多年前有人把我當作工具主義論者，我一定會當他的面，不但否認到底並和他力爭我的主張：理論是真實存在於自然的世界！

延伸問題：

(一)作者認為：在孟德爾的時代「顯性因子」、「隱性因子」如「月裡嫦娥」一樣虛幻，因為「遺傳因子」是他假設的物件。對於此命題，請提出你的反思 (reflection) 和論證？

(二)對於是否有流體鑲嵌模型的細胞膜實體存在於自然界的五界的生物細胞，請提出你的想法並詳細論述之。

(三)作者認為：基因的構念 (conceptions of gene) 仍然處在「月朦朧、鳥朦朧」的「曖昧」(opaque) 狀態。對於作者的「基因的構念」的想法，你有何反思及評論？你對基因的「定義」又是什麼？請詳論之。

(四)所有的科學研究，研究者的主觀性的介入是難以完全避免的，這樣會不會「感性」凌駕「理性」而使科學理性喪失其主導科學的地位呢？作者認為不會！對於作者的觀點，你有何評論和批判？

(五)就機率論的世界觀，大多數的學者都認為 X- 光透視圖、MRI、FMRI、PET 斷層掃描圖，並不能 100% 表徵原組織或器官的真實樣貌，假如你需要這些影像圖作為研究和診斷之用，要抱持何類信念來解讀這些影像圖，才會對你的解釋或診斷結果的正確性最有助益？

延伸閱讀：

[1] 牛頓編譯中心 (1986)：最新科學入門：分子 · 蛋白質 · 細胞。台北市：牛頓。

[2] 牛頓編譯中心 (1986)：*最新科學入門：微生物・身體*。台北市：牛頓。

[3] 李執中、杜文仁等譯 (1992)：*科學方法新論*（How We Know, Martin Goldstein 與 Inge F. Golsdtein 原著）。台北市：桂冠。

[4] 林正弘 (2007)：*伽利略・波柏・科學說明*。台北市：東大。

[5] 周寄中譯 (1992)：否證和科學研究綱領方法論（Falsification and the Methology of Scientific Research Programme. Imre, Lakatos 原著）。在《*批判與知識的增長*》（Criticism and the Growth of Knowledge, Imre Lakatos & Alan Musgrave 編著）。台北市：桂冠。

[6] 周寄中譯 (1992)：對專家的安慰（Paul, Feyerabend 原著）。在《*批判與知識的增長*》（Criticism and the Growth of Knowledge, Imre Lakatos & Alan Musgrave 編著）。台北市：桂冠。

[7] 郁慕鏞 (1994)：*科學定律的發現*。台北市：淑馨。

[8] 涂可欣譯 (1999)：*看！這就是生物學*（This is Biology, Ernst Mayr 原著）。台北市：天下文化。

[9] 陳信宏譯 (2001)：*愛在大腦深處*（A General Theory of Love, Thomas Lewis, Fari Amini, Richard Lannon 原著）。台北市：究竟。

[10] 桂起權、章掌然 (1994)：*人與自然的對話-觀察與實驗*。台北市：淑馨。

[11] 唐家惠譯 (1995)：*玉米田裡的先知*（A Feeling for the Organism: The Life and Work of Barbara McClintock, Evelyn Fox Keller 原著）。台北市：天下文化。

[12] 程樹德譯 (2002)：*研究科學的第一步-給年輕探索者的建議*（Santiago Ramony Cajal 原著）。台北市：究竟。

[13] 劉建榮譯 (1993)：*心的概念*（The Concept of Mind, Gilbert Ryle 原著）。台北市：桂冠。

[14] 蕭明慧譯（1991），*科學哲學與實驗*（Representing and Intervening, Iar Hacking 原著）。台北市：桂冠。

[15] 蔡伸章譯 (1993)：*近代西方思想史*（An Intellectual History of Modern Europe, Roland N. Stromberg 原著）。台北市：桂冠。

[16] Chalmers, A. F. (1982): *What is this thing called science?* New York: University of Queensland Press.

[17] Feyerabend, P.K. (1975): *Against method: Outline of an anarchistic theory of knowledge.* London: New Books.

[18] Heisenberg, W. (1971): *Physics and beyond: Encounter and conversation.* New York: Haper & Row.

[19] Hopson, J.L., Wessells, N.K. (1990): *Essentials of Biology.* New York: Mc-Graw-Hill.

[20] Jacob, F. (1973): *The logic of life: A history of heredity.* New York: Pantheon Chicago Press.

[21] Sober, E. (2000): *Philosophy of biology.* Boulder, Colorado: Westview Press.

[22] Tamarin, R.H. (1993): *Principles of genetics.* Dubuque, IA.: Wm. C. Brow.

[23] Vittzhum, R. C. (1995): *Materialism: An affirmative history and definition.* Amhert, New York: Prometheus Books.

[24] Watson, J.D., Crick, F.H.C. (1953): Molecular Structure of Nuclei Acids: A Structure for Deoxyribose Nuclei Acid. *Nature*, No.4956, April 25.

[25] http://en.wikipedia.org/wiki/Gene.

[26] http://en.wikipedia.org/wiki/Glycolysis

9　科學的學習

　　科學文明的起源是非常的淵遠流長，從人類的遠古的祖先開始，人類的科學就啟蒙了。若從達爾文生物演化的天擇理論 (natural selectionism) 的觀點來看，人類知識的獲得與發展都是為了個體的生存和種族的延續。我們的先祖為了生存必須從自然界尋覓生活資源，於尋覓中進行心智操作的認知活動，經由一連串的心智探索活動所得到的經驗，可以說就是科學知識，例如：區辨哪些植物的果實是無毒的、可吃的、味美的；哪些動物是無毒的、可吃的、容易獵取的，若我們以不甚嚴謹的說法，這些知識不就是近代生物學的植物學和動物學嗎？事實上，皮亞傑在他的著作《發展知識論》(genetic epistemology) 的理論架構中，就特別地強調：「認知是適應的活動」(Knowing is an adaptive activity)。就此而論，依作者的偏見，個人認為所有的科學、特別是生命科學及生物醫學、都是人類求生存和繁衍後代的知識。按一般常理來判斷，各級學校的科學課程的教學應可以和學生的生活更貼近而有趣易學才對，而不應像現在學校科學的學習所呈現的樣貌。當下學校科學學習所呈現以記憶為主、追求單一答案的樣貌，探究其原因，作者認為科學知識論在理性主義、實證主義的主導之下的科學哲學信念，仍然深深地影響著當下各級學校科學的教與學，而偏離了科學家實際從事科學活動的過程。例如：忽略了科學家創造科學理論以解釋科學活動所蒐集的資料，也就是科學家的創造力在其個人科學成就的貢獻，比科學知識重要的科學本質。

　　另外一個原因，就如德國基爾大學教授杜伊特 (Reinders Duit) 和澳洲學者崔格斯特 (David F.Treagust) 所說的，美國的高中生科學學習成就低落，是肇因於行為主義 (behaviorism) 仍然是美國教育的主要學習的學說基礎。行為主義學派的學習原理是植基於蘇聯生理學家巴夫洛夫 (Ivan P.Pavlov, 1848-1936)，所提出的古典制約作用 (classical conditioning)。爾後，制約反射 (conditional reflex) 理論被美國心理學家華森 (John B. Watson, 1878-1958)，借用來解釋人類的行為。行為主義學派的支持者，認為學習的歷程只是刺激和反應的連結，在行為形成的歷程中，注重行為的分析、塑造和增強 (reinforcement) 的應用。其學習的原則為：把教材分析成小單位 (units)，再由簡入繁、循序漸進，注重重複練習和記憶，強調增強原理的使用。在這樣的學習原則指導下，學習者幾乎都是在學習零碎的知識，對於學門知識的整體架構學習的重要性被漠視。但於 1990 年代後，建構主義在科學學習上漸漸受到重視，且逐漸取代行為主義學派的學習理論，至少在科學領域的學習，成為跨世紀的學習理論的主流。所謂「建構主義」就科學教育的應用觀點來看，它是知識論的一個新興學派；另一方面，他又是新興的學習理論。

一、建構主義的知識論

　　建構主義在絕大部分科學教育學者的腦海中是一種知識論，也是一種學習理論 (learning theory)。作者認為，學習理論和知識論可說是一體的兩面，知識論是探索人類知識的起源與如何獲得，因此不同的知識論的導向，所孕育出來的學習理論就可能有天壤之別。例如：洛

克的「白板說」(blank slate)，所孕育出來的學習理論就是所謂的拷貝說 (copy theory) 的學習理論。

　　論及建構主義的起源真的是淵遠流長，有人認為由西元前 5 世紀希臘的阿布德拉 (Abdera) 的詭辯派 (sophist) 哲學家，普洛特哥拉斯 (Protagoras) 就已具有建構主義的思想，因他的銘言之一：「人是萬物的尺度」(Man is the measure of all things)。後來的學者把他的這句話解讀成：「人可以隨自己的想法，建構衡量萬物的標準」，因而封他為建構主義思想的最早的啟蒙者。另外，義大利的哲學家吉昂巴蒂斯塔‧維哥 (Giambattista Vico, 1668-1744) 提出了一個命題：真理本身是事實或是人造的（「true itself is fact」or「the true itself is made」原文：*verum esse ipsum factum*）。維哥不但以這一句話而受到矚目，也因這句話而被解讀成為早期的建構主義者知識論 (constructivist epistemology.) 的範例。接著，我們若從自然科學史的故事來看，康德在其鉅著《純粹理性批判》中，呈現了自然科學和一切人類知識的主體性理念。他指出：與經驗有關的知識（後驗的知識）是隨時可能會錯。進一步，他又指出：人類的視覺經驗並非單純地被動接收外界的刺激，它還會主動把感官所接收到的訊息，放到一個可以理解的架構去彙整成為可以解釋的感官現象。我們可解讀康德的「可以理解的架構」的「架構」為個人原有的知識架構。若從前述的觀點切入，作者認為，他的建構主義的思想，則幾乎和當下建構主義者的發展知識論 (genetic epistemology) 的主張並無二致。

　　當然，還有其他的學者對建構主義者的知識論思想有所啟發。一般研究知識論的學者或科學教育學家來說，和現代建構主義最緊密連結的學者，應屬瑞士的生物學家、兒童心理學家和認知心理學家和發

展知識論者-皮亞傑。他一生大概出版了 30 本專書及 200 多篇論文，在《發展知識論》一書，其探討的內容在於知識、特別是科學知識、的形成和知識的意義。於書中皮亞傑揭示自己的科學知識的知識論的主張，他認為：「科學知識永續的在演化 (evolution)，顯示出來的是天天都在改變其樣貌。」因此，我們不能一方面說，有科學知識的歷史 (history of knowledge)；另一方面又說，今天科學知識的現狀。當下的科學知識的存在只不過是歷史上的一剎那，知識的改變也比我們想像的更快速。他強調：科學思想不是固定的特例 (instance)，而是過程 (process)」。他還特別地強調：「這是一個持續組構和重組織的過程 (a process of continual construction and reorganization)」。從皮亞傑的這些理念，我們不但可以嗅出他濃厚的建構主義的知識論的氣息之外，他也和物理學家波耳（Niels Bhor, 1885-1962, 1922 物理獎）及德布羅意（Louis de Broglie, 1892-1987, 1929 物理獎）一樣，抱持著非確定論 (indeterminism) 的世界觀。換言之，科學知識沒有最後的真理 (final truth)，知識隨著科學過程的替演，持續地在改變與重組，因而科學家只能經科學過程，得到最適宜的科學概念、定律和學說。同時，作者也可以合理推論，他不是理論存有物實在論的支持者，比較傾向於杜威的工具主義論者，而且，我們也可以由皮亞傑的另一著作，《理解就是發明》(To understand is to invent)，可得到類似的隱意 (implication)。

　　科學知識的產生必須必須植基於科學事實，殆無疑慮。例如：生物學上所建立的「昆蟲」概念，昆蟲概念的構念是「具有三對足、身體分成三部分-頭部、胸部、腹部的無脊椎動物」；化學上所建立的氣體方程式，$PV = nRT$；物理學上的 $E = MC$ 等。由於科學知識的這

種特殊性，這也就是為什麼從 19 世紀以降，「實證主義」和維也納學派的「邏輯實證主義」的知識論一直主導著科學哲學思潮的主要原因。爾後，此思潮受到歷史主義的科學哲學學者們的挑戰，「實證主義」和「邏輯實證主義」的知識論主張才逐漸衰微。建構主義的思潮也在這一波對「實證主義」和「邏輯實證主義」的反動浪潮中，逐漸於 1990 年代被深入的探討與研究，尤其是在科學哲學和科學教育領域，不論在建構主義核心理論的建構或精緻化 (elaboration)，或科學教育上教學和學習的應用研究都有驚人的進展。建構主義的知識論於發展過程中，衍生出不同的派別，主要的派別略述如下：

(一)激進建構主義 (radical constructivim)

以馮‧格拉瑟菲爾德 (Ernest von Glasersfeld) 為代表的激進建構主義，其知識論的基本主張是，知識是認知主體-人主動地依自己的原有知識結構來進行認知的心智活動所建構的。激進建構主義知識論者主張：學習是認知主體建構自我的科學知識的新架構，科學的認知 (knowing) 純粹是認知主體個人的心智操作，所建構的知識是個人的心智操作的結果，他人是無法代為操作的。因此，依激進建構主義知識論者的理念，作者認為：孟德爾經由豌豆的雜交實驗結果，「建構」了「顯性因子」和「隱性因子」的遺傳學概念，以及「顯性律、自由分離律、自由配合率」等遺傳學定律，這對孟德爾來說，在幾乎完全無任何有關於古典遺傳學知識的年代，前述的科學知識，不就是他自己的個人建構嗎？讀者以後若在相關的教科書讀到，「孟德爾『發現』了顯性律、自由分離律、自由配合率等遺傳學定律」的敘述時，是不是會覺得現在的科學教科書敘寫的用語，似乎有點偏離了科

學史和科學的本質了呢？

(二)社會建構主義 (social constructivism)

社會建構主義的知識論者主張：認知的主體和社會的領域 (realm) 是緊密地互連在一起。就如恩耐斯特 (Paul Ernest) 所說的，人類的實體 (human subjects) 是透過人和他人的互動及個體內在的操作過程 (individual processes) 而形成。因此，沒有任何基本的隱喻 (metaphor) 支持一個完全單離的個人心智 (isolated individual mind)，取而代之的隱喻是，「對話人」(persons in conversation)，也就是人在有意義的語言及特別語言上的 (extralinguistic) 的交互作用與對話之下，才能形成所謂的「人類的實體」。換言之，個人的心智必須視它為廣闊情境中的一部分，也就是個人健全心智的發展，端視其是否和他人有全面性、意義性的交互作用與對話。在這樣的隱喻之下，社會建構主義的知識論者的世界模型 (model of the world)，是社會建構起來的一種世界，創造出來共同分享對於隱晦的物理真實 (physical reality) 的經驗。職是之故，人所建造的「物理真實」是應持續被修正，以及人的互動俾能適應於本體的真實 (ontological reality)。

(三)情境建構主義 (contextual constructivim)

科本恩 (William W. Cobern) 分析世界觀 (world view) 的哲學意涵的各家學說的形成時，建立了知識的社會建構 (social construction) 的知識論主張。他把自己的建構主義的知識論稱之為情境建構主義。情境建構主義和社會建構主義的差異，在於前者比後者有更大的外在情境脈絡 (situational context)，對認知主體建構自己的知識架構的影響

因子，除了社會建構主義者所聚焦的，人與人、如同儕等之間的交互作用外，更擴及語言、文化、信仰、性別、種族、價值觀等。

雖然建構主義有不同的派別，但是它們對「人是如何『知』(knowing)？」都有相同的理念，那就是：知識是由人（科學家或學習者）自己主動建構的。因此，建構主義的知識論者，有下列三項共通的主張：

1. 知識是由認知主體（科學家或學習者），自己建構而來的。例如：美國科學家蘇瑟蘭提出了第二傳信者學說，來說明水溶性的腎上腺素如何對標的細胞產生作用。學說的中心主張，就是水溶性賀爾蒙必須經由中介者 -cAMP 把訊息傳入細胞，才能改變或調整標的細胞的生化反應，完成腎上腺素的生理功能，進而調整個體的全身反應以回應體內外環境的變化，個體也才能適應生存下來。薩瑟蘭的學說是建構在原有科學知識之上，如激素有水溶性和脂溶性、細胞膜結構的流體鑲嵌模型、所有的生化反應須在細胞內才能進行、激素要產生生理作用必須影響細胞的生化反應等。很顯然地，水溶性激素作用機制的第二傳信者學說（理論）蘇瑟蘭根據實驗的結果和已知的科學知識所建構出來的，不是他根據實驗的結果而發現的。假設學生要學習第二傳信者學說，要有意義地精熟的學習，就必須先具有相關的先備知識 (prior knowledge)，才能把第二傳信者的知識和原有的知識架構結合，再建構新的知識架構，而不是靠教師的傳授就可以精熟地學會和第二傳信者學說的相關知識，更不是靠記憶就能完成精熟的學習任務。

2. 認知是認知主體組織其經驗世界，並非發現本體的真實或物理真實。知識是認知主體經驗的合理化與適應化，而不是有關外在世

界的最後真理。例如，孟德爾實作了豌豆的雜交試驗，為了合理化與適應化其實驗結果（認知主體的經驗），孟德爾建構了「顯性因子」和「隱性因子」的遺傳學概念，以及「顯性律、自由分離律、自由配合率」等遺傳學定律。這些遺傳學的知識也不是最後的真理，如顯性律不能解釋的實驗結果出現時，遺傳學家又建構了「中間型遺傳」或「不完全顯性」的概念來合理化其實驗結果。至於「顯性因子」和「隱性因子」的遺傳學概念，以及「顯性律」是否仍保有遺傳學的「工具」價值呢？此一質疑，對學過遺傳學的人來說，是多餘的「質疑」，因答案是十分肯定的。職是之故，學習者於學習科學時，意圖熟記科學知識，倒不如把「科學知識」當作認知的「工具」來解決問題。就如學習者於學習孟德爾的遺傳定律時，以「顯性律、自由分離律、自由配合率」為「工具」，來解決自己家族的血型遺傳的謎題，將會更能得到精熟的學習效果。

3. 新知識的建構，必須立基於認知主體的既有知識架構、世界觀 (world view)，而且會受到既有知識架構和世界觀的限制。作者又一次以孟德爾的遺傳學實驗為例子，來說明科學家在進行科學活動時仍然是受限於他的先前經驗。孟德爾是在農場長大，因而具有豐富的動、植物知識，這說明他為什麼會對生物的遺傳有興趣來探索，以及把豌豆作為實驗的對象。同時，孟德爾還到維也納的大學修讀數學，所以他能以數學的原理來處理實驗結果（數據）。例如：對於豌豆一對性狀雜交，F_2 的表型，親代的兩種性狀都出現，顯性和隱性的個體數比約為 3：1，孟德爾了創造自由分離律，以及能以數學的推演、$(A + a) \times (A + a) = AA + 2Aa + aa$，來解釋產生兩種表型和個體數之比。假如孟德爾不懂數學的二項式展開的數學運作，他可能就無

法完美地解釋 F_2 的基因型及比率為，AA：Aa：aa＝1：2：1。由此可見，個人的原有經驗和知識影響其知識的建構至鉅，是不容我們忽視的。也許，更值得讀者於學科學時，應牢記於心的一項基本學習原理，那就是：科學知識的學習是學習者依據自身原有的知識架構，再把新知識融入於既有架構而建立新的知識架構。

二、建構主義的科學學習觀

前已提及，行為主義學派的學習原理的理論依據是古典制約作用，認為學習的歷程只是刺激和反應的連結，在行為形成的歷程中，注重行為的分析、塑造和增強 (reinforcement) 的應用。其學習的原則為：把教材分析成小單位 (units)，再由簡入繁、循序漸進，注重重複練習和記憶，強調增強原理的使用。在這樣的學習原則指導下，教師是教學的主體，課程便成為教師傳授的「物件」；不但忽視了學門知識的整體架構學習的重要性外，更忽略學習的主體是學生的學習本質。而建構主義的知識論所衍生出來的學習原理，正好是修正行為主義學派的學習原理缺失的有效策略。建構主義學習觀今分項討論如下：

(一)科學課程方面

以建構主義為導向的科學課程，其目標是在協助學生建構多元的科學素養，不只是習得科學知識而已。科學教育領域的學者雖然對科學素養概念的詮釋，各家有不同的構念，基本上，作者認為，科學素養應有下列的多元面向：

1. 科學概念、原理、原則、學說等的認知。

2. 科學探究過程之心智運作能力。

3. 創造思考智能，即能應用推理與批判的能力於問題的解決。

4. 應用科學方法、認知、態度解決日常生活所面臨科技兩難議題。

5. 瞭解科學及其應用的本質，知悉科學的限制和科學應用的利與弊。

6. 覺知因科技應用所導致的全球性議題，並養成個人消弭這些議題的意願及個人作為。

(二)學習者的角色

在建構主義下所意識到的學習者在學習情境中，所扮演的角色和行為主義之下的角色有相當大的差異。綜合學者的研究，建構主義的理念下，學習者的角色特徵如下：

1. 學習者的心智中帶著本身既有的想法、信念進入學習情境，而不是如洛克的「白板說」所言，學習者是的心智一片「白板」，隨教學者的意圖「拷貝」所傳授的任何知識。

2. 學習者不是知識的被動接受者，而是主動的知識建構者。

3. 學習者既是主動的知識建構者，因此，在學習的情境中，學習者扮演溝通協商者，和教師及同儕溝通協商科學知識的意義。

4. 同儕是合作者，而不是競爭者。

綜合學習者所扮演的角色特性，以大一普通生物學課程而論，學習者學習「基因」概念為例說明之。學習者帶著由國中、高中所學習到和基因相關的知識進入學習的場域，這些和基因相關知識如下：

孟德爾的遺傳概念與定律、體染色體、性染色體、細胞分裂、減數分裂、氮鹼基、DNA、rRNA、tRNA、DNA 雙螺線結構模式、DNA 複製、轉錄、內插子和外顯子、RNA 剪輯、轉譯、DNA→mRNA→多胜、等位基因、染色體與基因學說。學習者可組織學習社群，每一社群 3-5 人，在學習基因的進階概念前，先釐清前述的概念的意義並作成概念圖，藉以連結各個概念間的階層關係或概念間的橫向關係，進而形成有意義的概念生態結構。再以此概念生態結構圖，作為學習基因進階概念、如操縱子等新知識的鷹架 (scalfolding)，學習者以此學習策略來學習「基因」的進階概念，就可以建構比較完整的基因的概念系統，進而達到事半功倍的學習成效。

(三)教師的角色

在建構主義下的學習情境中，教師所扮演的角色和行為主義之下的角色有相當大的差異。建構主義的理念下，教學者應扮演的角色特徵，綜合如下：

1. 教師扮演著促進學習者建構知識的協助者 (helper)，而不是知識的傳播者 (inseminator)。

2. 當學習者於學習情境中，發生認知失衡 (cognitive disequilibrium) 時，也就是學習者的舊有知識和新學習的知識，有結構性或本質上的差異，這時教師提供學習的媒介 (medium) 給學習者，藉以協助學習者把舊有知識和新知識作連結，進而達成認知平衡化 (equilibration)。教師只是學習媒介提供者，而不是只把完整課程內容的呈現者。

3. 於學習的情境中，教師應扮演教材修正者，修裁教材內容以符

應 (corresponded to) 學習者認知的需求和學習情境脈絡的變化。

4. 於學習的情境中，教師應扮演學習者迷失概念 (misconception) 的診斷者，俾能深入理解學習者的學習困難，適時給予學習者適當的協助，以幫助學習者修正不適宜的概念，建構符合當下學門 (discipline) 所認定的合適概念。例如：有很多學生都會說，「基因成對」，這是不適宜的概念；而「等位基因 (alleles) 成對」是可以被生命科學界接受的適宜概念。

5. 於學習的情境中，教師應扮演學習者間爭論 (argument) 的調節者 (moderator)。既然，學習者的心智中帶著本身既有的想法、信念進入學習情境，在學習過程中就大家的想法不但不會完全一致，可能在想法上差異蠻大的。因此，學習的情境中，學習者間對科學知識正確性爭論是不可避免的，這時教師應適時扮演調節者的角色，引導爭論者進行真正的科學論證。這也是當下的各級學校教師、特別是科學教師於教學實境中，爭論的調節者是常常要扮演的角色之一。

(四)學習與教學策略

許多科學教育學者根據建構主義知識論的主張，提出許多建構取向的科學學習與教學的策略。事實上，教學與學習是一體的兩面，教學若不以學習者的學習效能為依歸，則教學是無方向或方向不明的活動；學習若無適宜的教學策略來指導，則學習者將無從得到適時、適性的引導和協助，完成既定的學習任務 (task)，學習亦將成為效率不彰的消耗時間的活動罷了。建構主義知識論之下，常用的學習與教學策略如下：概念構圖 (concept mapping)、認知 V-圖 (epistemological-V)、建構詮釋教學模式 (ICON model)、學習環

(learning cycle)、POE 教學策略等。由於作者的偏好,前兩項學習(教學)策略將於以下三、四節詳細討論外,建構詮釋教學模式和 POE 教學策略,作者將簡要地介紹於後:

1. 建構詮釋教學設計模式 (ICON model)

ICON 模式是布拉克 (Black) 和麥克靈托克 (McClintock, R.O.),於 1996 年提出的建構主義知識論為導向的教學設計策略。建構詮釋教學設計模式提出 8 點教學設計原則,今臚列如下:

(1)透過真實活動 (authentic activities) 的觀察。

(2)學習者從事詮釋建構 (interpretation construction)。

(3)情境脈絡化學習者的先備知識 (contextualizing prior knowledge)。

(4)促使學習者發生認知衝突 (cognitive conflict)。

(5)應用「認知見習」 (cognitive apprenticeship) 的過程,學習不同的科學過程。

(6)應用「合作學習」的共同學習策略。

(7)應用「多元詮釋」 (multiple interpretations) 的策略。

(8)施行「多元應用」 (multiple manifestations) 的策略。

由上述的 8 項教學設計原則,若追究其所植基的科學知識是人所主動建構的知識論觀點,這些原則都可以作學習者達成精熟學習的策略。例如:大學一年級的普通生物學課程,於學習孟德爾遺傳定律和學習「基因」這個概念時,就可以應用(1)、(2)、(3)、(6)、(7)、(8)等策略。上述策略的應用,就是學習者自己是孟德爾遺傳定律和「基因」概念的建構者,把自己的先備知識(國、高中所學的)活化於學習的實作情境脈落中,再自己詮釋事實或現象。詮釋所得的想法或假

說，要和同儕討論並提出不一樣的想法，進行多元詮釋，最後要把遺傳定律應用於解決生活上遇到的遺傳問題，才能達到精熟的學習，建構出來自己的遺傳定律和何謂基因的整體概念。

2. POE 教學策略

懷特 (White) 和贛斯頓 (Gunstone) 於 1992 年提出了，「預測-觀察-解釋」(Prediction-Observation-Explanation) 的教學策略，教學者可以藉 POE 引發學生的想法，引導學生討論他們的想法和觀察結果的異同，並提出合於當下科學理論的解釋。此教學策略通常以下列的三個連續的步驟進行：

(1)預測

學生預測教師演示實作將會出現的結果或現象，寫出自己的預測及支持預測的理由。可以 3-5 人一組，分組進行學生的學習活動。

(2)觀察

學生觀察教師的實作演示活動，觀察後紀錄下所觀察到的結果或現象。

(3)解釋

各組檢視預測和觀察到的結果或現象的一致性，各組進一步討論預測和實作的結果或現象為何不一致？並提出自己的解釋。若預測和觀察到的結果或現象的一致，各組也要進一步討論支持預測的理由是否可以再精緻化 (elaboration) 或作更廣泛的理論連結。

以 POE 教學策略所實施的教學活動，教師只扮演媒介者、促進者、諮詢者的角色，所有的想法都要來自學生的構思，這樣才能真正探索到學生的既有想法和信念，也才能經由學習活動，真正學到多元的科學素養。例如，科學知識、科學論證和推理、以及科學是人創造

的、科學的可誤性、科學的暫時性等科學本質 (nature of science)。

(七)評量

評量是課程的一部分，設計科學課程的專家們都很清楚，設計一門科學課程，應包括：課程目標、課程內容的選擇、學習者的先備概念（過去稱為學生的起點行為）、教學方法和策略、評量的目的與方式等。可見對學習者學習成效的評量，就一門科學課程的學習品質而言，其重要性是不言可喻的。雖然評量在通常的認知上，是教學者對學習者作評量，事實上對一個主動學習者，自我評量對學習的成效提昇或學習策略的修正將更有助益。底下就建構主義的知識論作為學習理論之下，其評量的特色分成評量的目的和方式兩個面向略述於下供讀者們修正學習策略的參考。

1. 評量的目的

以建構主義為導向的教學與學習的評量，給學生量化的分數不是評量的主要的目的，更不是唯一目的。同時，學習既然是學習者主動地建構知識，因此自我評量自己的學習效果是學習的一部分，所以學習者對評量的目的應要有所了解。一般來說評量的主要目的為達成下列的目標：

(1)診斷學習者的迷失概念的改變。

(2)多元科學素養的建構。

(3)科學論證推理能力。

(4)科學概念的應用能力。

(5)科學論述的辯護能力。

(6)閱讀科學書刊的習慣和態度。

(7)參與和科技有關的社會議題的態度。

上述的評量的目的和一般考試的目的是截然不同的，因此，所採用評量的方式等，亦應隨著目的的差異而變新，才能達成以建構主義為導向的教學與學習的的整體的課程目標，進而達成協助學習者建構多元的科學素養，使學習者再發展其專業生涯上奠定了堅實且完備的科學基礎。

2. 評量的方式

由於建構主義為導向的教學，其評量學生的學習成效的和一般考試的目的是截然不同的，因而評量和教學是要完全結合在一起，也就是評量是融入於學生的學習過程之中，就如郭隆郎特 (Gronlund) 的主張一樣。他認為：評量需要完全的和教學的三個階段：教學起始 (beginning)、教學中 (during)、教學結束 (at the end) 統整起來。因此建構主義為導向的教學評量方式，作者建議可以採用下列的原則、方式或策略進行：

(1)多用診斷性 (diagnostic)、形成性 (formative) 評量，少用總結性 (summative) 評量。

(2)多用隨機性 (casual)、非正式 (infomal) 評量，少用正式性 (formal) 評量。

(3)多用開放性 (open-ended) 評量，少用封閉性 (closed-ended) 評量。

(4)多用檔案式 (portifolio) 評量，以了解學習者的整體學習進展，作為指導學習者下一階段學習的依據。

(5)若要用選擇題，則要採用二階式的選擇題，即第一階是答「是或不是」，第二階是 4-5 個選項，藉以診斷學者的概念是否

適宜。

(6)應用概念圖作為評量的工具，藉以診斷學習者概念的整體架構 (conceptual scheme) 是否適宜 (appropriate to) 於當下的學門理論。例如：遺傳學的基因學說，要深入了解學習者所建構的基因的概念架構是否適宜，概念圖就非常適宜作為評量的工具。詳細的論述，請讀者參閱本章的第三部分：概念圖的學習策略。

(7)應用高文的認知 -V 圖，作為評量學習者的多元科學素養的學習成效的策略。詳細的論述，請讀者參閱本章的第四部分。

三、概念圖的學習策略

本書第三章的內文中已論述過科學概念在科學知識的結構的位階，在本節將提供一個由建構主義知識論的學習觀作為學習理論架構的概念學習策略。概念圖是諾瓦克 (Novak) 發展出的教學策略，當然也可作為學習者的學習策略。概念圖經由諾瓦克的研究團隊的多年研究，得相當多的研究數據，支持概念構圖 (concept mapping) 確實可以改進科學的教學與學習成效的理論。底下簡略地敘述一下，有關概念圖的本質與特性。

(一)概念圖的本質

概念圖是一種簡單的圖示法，用圖來表示個人內心一群概念的關係，形成有系統的概念綱領 (conceptual scheme)。主要的作用是在於呈現句子中的概念意義，它可以幫助你瞭解一些重要概念間的連結，也可以清楚地看出你對某一主題的概念網絡。概念圖應該是具有階層

性的（如圖 9-1），較一般性的、包含較廣的概念應該在圖的上方，而較專一的、包含較少的概念應該在圖的下方。

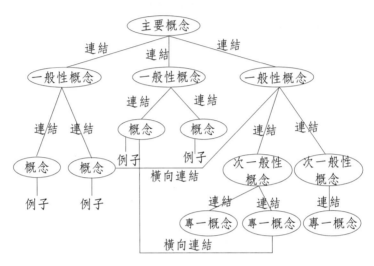

圖 9-1 概念圖的概要圖

(二)概念圖的特性

要利用概念圖作為教學與學習的策略，只要把握概念圖的幾項特性，就可以製作出很好的概念圖了。諾瓦克指出概念圖具有下列幾項特性（參考圖 9-1）：

1. 概念圖是組織知識和呈現知識的工具。它包含概念（通常以圓圈或是方形框住）、連接線（連接兩概念）、連接詞（說明概念間的關連），概念和連接詞形成知識的命題。

2. 概念的呈現是有階層性的，較一般化的、包含較廣的概念放在圖的上方，較專一的、包含較少的概念放在圖的下方；

第三、概念圖包含橫向連結，可以讓學習者知道不同概念間的關係。

第四、概念圖包含例子，可以幫助學習者澄清概念的意義。

(三)概念圖的構圖策略

概念構圖 (concept mapping) 可以循一定的步驟來學習，漸漸地達到熟稔的境界。為幫助讀者容易了解概念構圖的製作，特別引用作者的導生李秀娟的碩士論文的例子做說明。她以國中生物課本（部編本）的「生物圈」的概念圖為例來說明概念圖的構圖策略如下：

地球的表面高低起伏，有高山、平原，有海洋、河流，又有一層大氣層環繞著，而且到處都有陽光照射。日光、水和空氣孕育了無數的生命。

所謂生命現象是指個體所具有的代謝、生長、生殖、感應和演化等現象。具有生命現象的個體稱為生物，如動物、植物和微生物等。反之，沒有生命現象者，稱為無生物，如岩石、礦物等。生物和無生物都是由分子組成的，但是生物的組成較複雜。我們認識生物、學習生物學，要知道，生物只是自然界組織中的一環。

絕大部分的生物需要養分、水、日光和空氣等，以維持生命。養分是生物維持生命的基本物質。

水佔生物體內成分的百分之七十左右，是生物行消化、排泄或光合作用等種種代謝活動所必需的物質。日光可供植物行光合作用，也使地球表面溫暖、光亮而適合生物生活。空氣中的氧氣（O_2）可供生物呼吸，二氧化碳則供植物進行光合作用。由此可知環境中的水、空氣、日光等，是維繫生物生存的重要因素。

地球上的生物及其依存的環境，稱為生物圈。這個範圍包

括水域、低層大氣及部分地殼表面所組成的區域，也就是說地球表面的陸地、水中及空中，都有生物生存。例如七千公尺以上的高處，科學家也收集到細菌。另一方面，在海底深處也有生物生存。概括地說，在海平面以上和以下各約一萬公尺的部分，都有生物。

依據上述課文，概念構圖可以分成下列的幾個步驟：

1. 選出課文中重要的科學語彙和事件，如表 9-1 所示：

表 9-1　課文中選出的重要專有名詞和事件

概念（專有名詞）	概念（事件）
生命現象	代謝、生長、生殖、感應和演化
生物	維持生命
動物	消化、排泄等活動
植物	光合作用
微生物	溫暖、光亮
無生物	呼吸
岩石、礦物	空氣稀薄
養分	溫度低
水	
日光	
空氣	
生物圈	
陸地、水中、空中	
高空	
海洋深處	

2. 介紹主要概念，也就是包含較廣的概念，而且各主概念包含許多次概念（表 9-2）。

表9-2 主概念與次概念之介紹

主概念	次概念
生物圈	・地球上的生物及其依存的環境,稱為生物圈 ・其範圍包括水域、低層大氣及部分地殼表面所組成的區域,也就是說地球表面的陸地、水中及空中,都有生物生存。
生物與無生物	・具有生命現象的個體稱為生物,如動物、植物、真菌和微生物等。 ・沒有生命現象者,稱為無生物,如岩石、礦物等。 ・所謂生命現象,是指個體所具有的新陳代謝、生長、生殖、感應和演化等現象。
生物生存所需之養分	・絕大部分的生物需要養分、水、日光和空氣等,以維持生命。 ・水佔生物體內成分的百分之七十左右,是生物行消化、排泄或光合作用等種種新陳代謝活動所必需的物質。 ・日光可供植物行光合作用,也使地球表面溫暖、光亮而適合生物生活。 ・空氣中的氧氣 (O_2) 可供生物呼吸、二氧化碳 (CO_2) 則供植物進行光合作用。

3. 定義概念階層,包含較廣的概念屬於較高的階層。

階層一、生物圈

階層二、生物和無生物

階層三、生物生存空間、生物生存所需成分

階層四、生物生存空間介紹、生物生存所需成分介紹

階層五、較專一的概念

4. 依據上述,製作一個「前概念圖」(即完成圖之前的概念圖),可以說是一個草圖,包括概念階層。

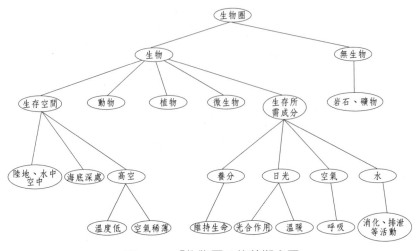

圖 9-2　「生物圈」的前概念圖

5. 增加連接詞定義概念間的關係，傳達有意義的命題。

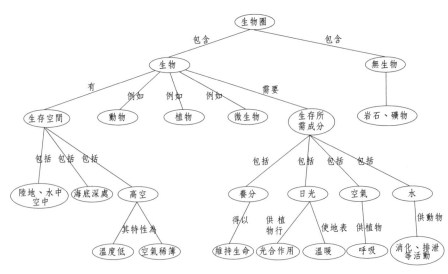

圖 9-3　增加「連接詞」的概念圖

6. 增加橫向連接，將不同的概念連接起來。

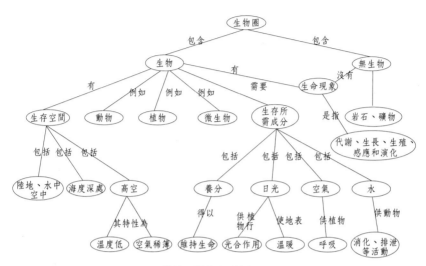

圖9-4　增加「橫向連結」的概念圖

7. 再經過修正成為最後的完成概念圖。

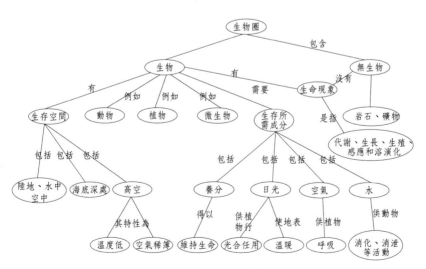

圖9-5　完成的概念圖

(四)概念圖在跨領域課程設計與學習上的應用

　　根據梅遜的研究，概念圖可以幫助教師對自己學科知識的再思考。因此，概念圖可以利用於教師對自己的授課內容的再重現，把課程內容的概念連結更結構化。例如：在生物學要設計「水循環」的科學概念課程內容的相關概念連結，教師可以圖 9-6 來思考自己授課內

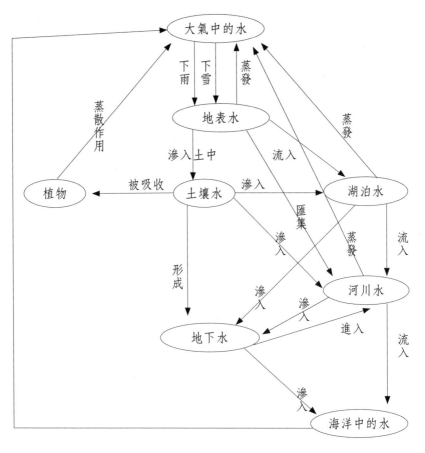

圖 9-6　　水循環概念圖

容的概念階層性，使得課程內容比較不會遺漏了某些重要的概念。同樣地，讀者於跨領域的學習內容，也可以應用概念圖把跨領域的概念統整在一起成為有意義的概念架構。

(五)概念圖在學習上的應用

概念圖也是一種學習的策略，以下分兩個面向來討論，第一個面向把概念圖作為學生學習的前置組織因子 (advance organizer)，也就是在教師於講授與討論課程內容時，學生以概念圖作為組織講授與討論內容的鷹架 (scaffolding)，俾利於組織自己的知識結構。例如：於學習神經系統時，學生以有關神經系統的概念圖（圖 9-7）作為前置組織因子，作為自己建構神經系統知識的架構。

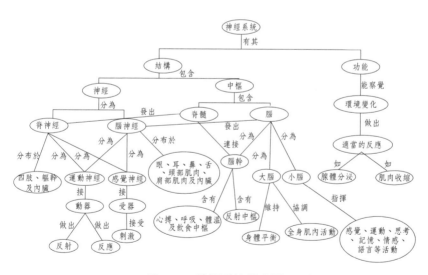

圖 9-7　神經系統概念圖

第二個概念圖應用於學習上的面向，就是學生可以利用概念

圖作為檢測自己的先備知識的策略。根據布魯納 (Bruner) 與奧斯貝爾 (Ausubel) 所主張的學習理論，學生要能進行有意義的學習 (meaningful learning)，學習的內容要植基於學生的先備知識。若學生的先備知識不足，則不能真正達成有意義的學習，而只能勉強地進行機械式 (rote) 的記憶學習而已。圖 9-8 是一位國中一年級學生所完成的神經系統的概念圖。學生自己可以根據自作的概念圖來偵測個人的先備知識的完備性，再自主地自我尋求相關訊息補正充未完備的部分。同時，諾瓦克也建議：教師應引導學生利用概念圖作為診斷自己迷失概念 (misconception) 的工具，針對自己的迷失概念，進行自我的補救學習。作者進一步地建議讀者，於學習科學時，把和主題相關的所有的概念作成概念圖，並把此概念圖作為引導學習此一主題的架構，以概念圖修正自己的概念結構。因此，概念圖可以作為預習或複習的工具，就算是應付考試時於考前的數十或數分鐘，把自己所作的概念圖拿來瀏覽一下，也可以收到真正「抱佛腳」的功能。

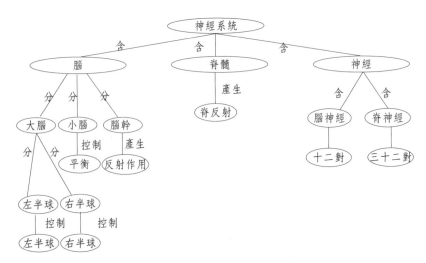

圖 9-8　國一學生甲的神經系統

(六)結語

　　「教學即是藝術，更是科學」是很多教育學者拿來訓勉老師的一句口頭禪。作者對這句話的解讀是：藝術是指教師於指導學生時，態度要藝術化，讓學生覺得老師的言語溝通的用字遣詞或肢體動作很優美而達意，不但不會有溝通的壁障，更進一步的孕育出來師生和諧互動的氛圍，也才能激發學生強烈的學習動機及意願。通常教師對學生期望值越高，則學生的學習成就越高。另外，教學是科學，即是應用以科學研究為基礎所發展的教與學的方法與策略。相對地，學習能否藝術化？以及怎樣藝術化？這兩個問題涉及每個人的的認知與背景，實在難予回答和詮釋。至於，學習是否是科學，那就無庸置疑了，到目前為此，有關學習的理稐和實務的專書與期刊論文，可說是「汗牛充棟」地「百花齊放，百家爭鳴」而目不暇給。就如懷海德(Whitehead) 對教育目的中所揭示的理念，他主張：

　　　（在概括期）學生已有某些確定的知識，已養成某些確定的性向，已清楚理解普遍法則、原理、以及該原理形成的細節。這時學生要使用新的武器，他是有效能的個體，他也要發揮效能。於是他又回到浪漫期曲折的探險歷程之中，只是這時他的心靈是訓練有素的軍團，而不是烏合之眾。因此我們可以說，教育當始於探索 (research)，終於探索。

　　因此，就「教育當始於探索，終於探索」來論，作者堅定地相言，學習者可以應用概念圖，來進行心智的操作，來完成自學的探索活動，進而增進其學習效能 (learning effectiveness)，建立終身學習的

習慣，也才能終身發展個人的專業生涯。

四、認知 V- 圖的學習策略

培養具有科學素養的國民一直是國內科學教育界的共同努力的目標，以我國的科學教育的課程目標為例，自 1970 年代以後都把培養學生的科學素養列為各科學學門教學的總目標之一。對於科學素養的界定隨著科學及科學哲學的演進，在科學教育上對科學素養的詮釋亦隨之更迭，由於科學素養的三元件-科學概念知識、科學方法過程、科學態度演化到更多維度 (dimensions) 的科學素養意涵。我國為國民中小學所制定的新科學課程，更把科學素養的意涵擴充為：科學過程技能、科學認知、科學本質、科學態度、科學思考智能、科學應用等六個維度。

雖然教育工作者都同意科學教育最為重要的目的在於培養具有科學素養的國民，但是都認為我們的科學教學引不起學生的興趣，國民的科學素養不足，所學的科學不是應用於日常生活問題的解決，只是應付學校的考試等等對科學學習的負面評價。就算在西方國家的科學教育，也陷入於同樣困境之中，因而激起了西方國家對科學教育內涵的重新定位，並積極重組其科學課程結構。例如：美國的科學促進會（American Association for the Advancement of Science）、國家研究委員會 (National Research Council)、國家科學教師協會 (National Science Teachers Association)、澳洲的西澳教育部 (Education Department of Western Australia)、英國教育與科學部的威爾斯支部 (Department of Education and Science in the Welch Office) 都提出新的科學課程，規畫

培養學生具有多維度的科學素養的教學和學習的方法。這些課程一致地認為最好的方式是安排學生學習科學時，能像科學家在從事科學工作時一樣去探索科學，進行科學發現及科學知識的建構創造之旅。因此，在科學教學上，提供適宜的情境供學生實際體驗科學家「做」科學的活動，學生以活動的結果為基礎建構命題性知識，是比較符合科學社群真實的科學研究活動的教學方法。

同時，托爾敏 (Toulmin) 主張：科學家在進行科學研究時，不但應用現有的概念來解釋自然現象，並且批判現存的概念藉以改進某一科學領域現有的內涵。對一個新進的科學家在適應科學的涵化 (scientific enculturation) 時，若只學習如何應用科學概念於現象的解釋，而不能學習如何促使自己去增強或改變現存的概念的話，那就不能成為一個真正的科學家。假設我們要回應托爾敏的主張，則科學實作的教學和學習，可能就不能只要求學生「手到」(hands-on) 而已，一定要學生於學習活動時也能「心到」(minds-on)，也就是要學生能「手腦並用」，不只是按「食譜式」地操作得到結果就算了。至於，要如何達到這種高品質的科學教學和學習，特別是實作的教學和學習呢？作者認為，郭文 (Gowin) 所發展的認知 V- 圖 (epistemological V-diagram) 應可以作為有效的實作教學與學習策略，來幫助科學教學和學習達成此項任務。

(一)什麼是認知 V- 圖？

所謂認知 V- 圖是郭文於 1970 至 1980 年代所發展出來幫助學生學習真正科學的策略，簡稱為 V- 圖，和概念圖 (concept map) 合起來，被科學教育界公認能幫助學習者真正了解科學，並可以作為評量

學習者了解多元科學素養的工具。今以圖 9-9 來表示 V- 圖並詳細加以說明。

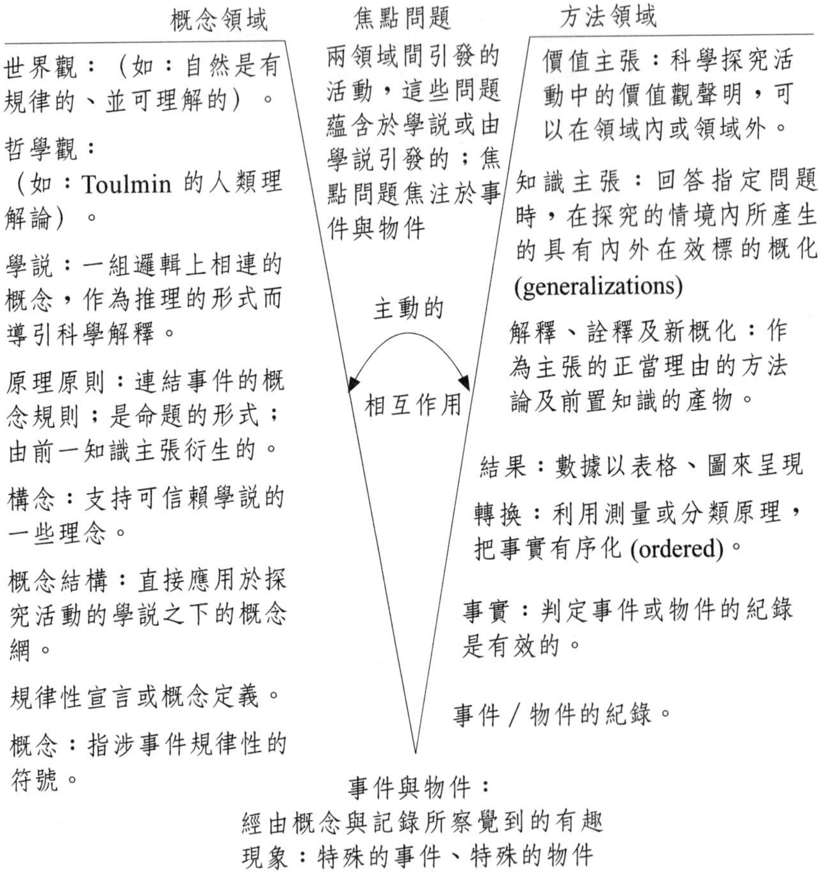

概念領域　　　　焦點問題　　　　方法領域

世界觀：（如：自然是有規律的、並可理解的）。

哲學觀：
（如：Toulmin 的人類理解論）。

學說：一組邏輯上相連的概念，作為推理的形式而導引科學解釋。

原理原則：連結事件的概念規則；是命題的形式；由前一知識主張衍生的。

構念：支持可信賴學說的一些理念。

概念結構：直接應用於探究活動的學說之下的概念網。

規律性宣言或概念定義。

概念：指涉事件規律性的符號。

兩領域間引發的活動，這些問題蘊含於學說或由學說引發的；焦點問題焦注於事件與物件

主動的

相互作用

價值主張：科學探究活動中的價值觀聲明，可以在領域內或領域外。

知識主張：回答指定問題時，在探究的情境內所產生的具有內外在效標的概化 (generalizations)

解釋、詮釋及新概化：作為主張的正當理由的方法論及前置知識的產物。

結果：數據以表格、圖來呈現

轉換：利用測量或分類原理，把事實有序化 (ordered)。

事實：判定事件或物件的紀錄是有效的。

事件 / 物件的紀錄。

事件與物件：
經由概念與記錄所察覺到的有趣現象：特殊的事件、特殊的物件

圖 9-9　Gowin 的認知 V- 圖

　　郭文發展的 V- 圖是把學校的科學實驗活動，盡量以反應科學家進行科學探究的實際情境中，所發生的「手到」、「心到」的全部的

外在及內在的活動統整包涵起來。底下分為四個面向來說明 V- 圖，即焦點問題、物件及事件、概念領域、及方法領域。

1. 焦點問題 (focus questions)

提出焦點問題是任何科學探究活動的起點，通常問題形式是問「什麼？」(what)、「何時？」(when)、「如何？」(how) 以及「為什麼？」(why)。當科學家提出問題時，一般都可以由焦點問題反應出他／她的價值觀 (values)、哲學觀、或世界觀 (world view)。除了上述的因素影響到科學家對問題的選擇外，科學家自己的興趣、先前的知識 (prior knowledge)，其他的外在因素如：社群的、政治的、經濟的因素等，都會影響研究者對焦點問題的擇定，就如敏慈 (Mintzes) 和諾瓦克的主張一樣。因此，科學實作教學和學習，在理想的狀況下，應盡量由學生提出他／她們想探究的焦點問題。以專題導向的科學學習 (project-based science) 來論，引導問題 (driving questions) 的選擇及確定，克雷捷克 (Krajcik) 等人也主張應由學生自己提出，或由教師及學生共同討論後提出並確定之。因此，要改進國內科學實作活動的學習效能，可能要多鼓勵學生提出得花長時間深入探究的問題，若仍然停留在要學生於短時間完成的食譜式實作活動，可能不會引起學生太多的學習興趣，對學生建構科學概念的知識也助益不大。

2. 物件與事件（objects and events）

所謂物件和事件是為發展焦點問題的暫時性答案或工作假說 (working hypothesis) 所必須加以探索的客體及現象。物件是探索過程中可被知覺的東西，或被感覺器官能操弄的東西。科學探究者也可以利用儀器來協助感官來觀察或記錄。事件是因物件而發生（或促使發生）的現象。因此，物件與事件是探索者為解答焦點問題而設定的。

3. 概念（思考）領域 (conceptual/or thinking side)

概念領域的內涵，就是科學知識的部分，也就是科學本質中有關「什麼」(know what) 的面向。在科學的學科知識上，概念為組織知識命題的基本單元，相關概念相連結成為原理、原則或定律。再往上的知識階層則為學說，例如：原子說、細胞學說、演化論、相對論等等。而探索者的哲學觀、世界觀雖隱含於探索者的心智中，但決定了探索者的學說取向，如實證主義者注重因果關係等。

4. 方法或操作領域 (methological/doing side)

在 V- 圖的右邊，所涉及的議題是探索者解決焦點問題時，要做的活動。雖然這些議題對一般學習者而言，是比概念領域的學說要來得簡單，但是仍然要詳細地運用思考智能，並不是單單靠手的「操作」即可達成的。底下把此一領域的四個主題說明如下：

(1)記錄（record）

科學家於進行科學探究活動時，把有關物件或事件的訊息記錄下來，作為解答焦點問題的原始資料。常用的科學記錄形式為：書寫的文件、照片、錄音、錄影、電子化記錄等。同時，科學家於觀察記錄時，常常透過一套「概念目鏡」(conceptual goggles) 過濾觀察。因此，查莫斯認為：觀察沒有所謂的「學說中立」(theory-free) 的觀察。

(2)轉換 (transformation)

有關物件或事件訊息的記錄，科學家會建構這些記錄的意義，建構意義時會受到自己原有知識 (prior knowledge) 及價值觀所左右，不管科學家如何轉換記錄，其目的皆指向焦點問題解答的尋求。科學常用轉換的形式為：計算異同、製作圖表、統計轉換、流程圖表、數學

式等等。

(3)知識主張 (knowledge claims)

科學家於科學探究時，對焦點問題所提出的解答（可能是暫時性的）即為知識主張。科學家所提出的知識主張必須要和概念、原則原理、學說、及哲學觀一致，也必須在邏輯推理上和記錄及轉換相關。因此知識主張陳述探究活動的界限及限制 (limitations and constraints)，而且知識主張也可提供後續研究者一些指引。因此，在科學教育上實作教學的安排及實施要如何反應上述的科學活動真實性，對科學教師來說是嚴酷的挑戰之一。

(4)價值主張

所謂價值主張是涉及價值及品質的指示或倫理維度 (ethical dimensions) 之宣稱。通常科學家所宣示的價值主張一定會和知識主張一致。因此，科學家的研究，大概很少不涉及價值判斷 (value judgment) 的議題，就如生殖科技中複製的研究等。

在圖 9-9 中把科學家的探究活動分為概念領域（左邊）、及方法領域（右邊）。但科學家在實際的科學探究活動上，敏慈認為科學家的心智操作時：概念（思考）邊和方法（操作）邊是主動地交互作用。因此，科學家的先前知識、概念、原理原則、學說、哲學觀影響到方法邊的觀察（記錄）、轉換記錄、組織結論、及知識與價值主張的提出。作者認為 V- 圖對科學實作教學或學習的最大啟示，以及反思目前學校科學實驗實施成效的地方，可能就是概念邊和方法邊是否能緊密地結合並交互作用的問題。

(二)學生學習 V- 圖的製作

基本上，郭文的 V- 圖是一種處理知識本質及學習本質的啟發性工具。作者認為 V- 圖可以提升學生在實作活動工作的挑戰及興趣，並可以培養學生對科學本質的認知、科學研究的真實面向的瞭解、科學活動和價值面向的關係等等。因此，如何幫助學生學會 V- 圖的製作並應用於學習活動是科學教師重要的教學工作之一。同時，對學習者而言，是適應於科學涵化無可或缺的學習策略之一。

本文特別介紹郭文所發展的 V- 圖的教學步驟，他的教學對象是七年級及八年級的學生，發現兩個年級的學生在 V- 圖的製作及應用的學習上一樣地成功。他的教學策略如下：

1. 由概念、物件、事件開始

郭文和同僚們認為概念圖製作 (concept mapping) 應先於 V- 圖的學習。本文作者也認為概念是組織成知識系統的最基本的知識單元，例如：命題性知識就是利用連接的語詞把兩個概念作有意義的連結 (meaningful connection)，所以我們可說：「水受熱會蒸發」是一命題性知識。同時，概念也是概念領域的最基層單位，以知識組織結構階層來論，概念也是僅次於科學事實的知識組織階層。本文以「冰水受熱現象」來說明概念及事件及物件，如圖 9-10。

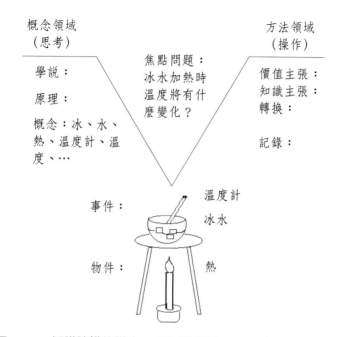

圖 9-10　知識建構的樣本 V- 圖（修正自 Novak 與 Gowin, 1984）

2. 介紹記錄的觀念與焦點問題

　　當我們於建構知識時，會利用已知的概念來觀察物件或事件，以及作一些不同形式的觀察紀錄。這些紀錄的操作也受到焦點問題的引導，不同的焦點問題引導我們聚焦於不同面向的物件或事件的觀察，就以「冰水加熱」為例，可以問：冰水加熱溫度有什們變化？也可以問：當冰變為水蒸氣時，其外型有何變化？以圖 9-10 為例，我們選擇第一問題為焦點問題。因此，此例的紀錄的重點在溫度、時間及冰和水量的變化。於學生學習的過程中，老師要求學生提出他／她們的建議，以及如何來組織及轉換自己的紀錄，並要每一位同學實作一張組織紀錄的表，同時可以拿幾張組織不同的紀錄表貼於黑板上供全班

學生討論，藉以達成社會建構的同儕學習效果。

3. 記錄轉換與知識主張

轉換紀錄的目的，在於組織自己的觀察記錄，成為一種容易使自己解答焦點問題的形式。因此，教學的過程中，要給學生充分的時間討論如何來轉換紀錄，以「冰水加熱」的例子中，可以把記錄組織成表再轉換為圖，並根據表、圖來決定自己的知識主張。其過程及結果以圖 9-11 來表示及說明。

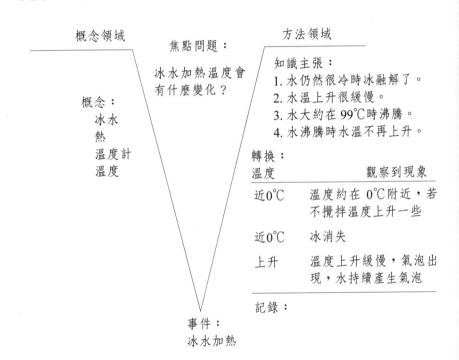

圖 9-11　V- 圖，表示概念、紀錄、轉換記錄，以及知識主張

4. 原理與學說

原理是由兩個或多個概念所組成的，他可以幫助我們瞭解事件的特別作用。就圖 9-12 的例子來說，「純水於海平面時 100℃開始沸騰」就是原理，此一原理包含多個概念：純水、海平面、沸騰，它描述純水在一大氣壓時的沸點之特殊關係。事實上，原理是過去科學家於科學探究時的知識主張，並可引導後續事件或物件、及記錄的轉換。學說是包含更多的概念及原理，例如：生物學上的細胞學說、理化科學上的分子動力論，他們在個別的學門都有廣泛的解釋力量，而且作為探究活動的引導。由於學說對自然的解釋有強大的理解作用，因此，創造不易，通常都是科學天才的心智結晶，科學史上，如牛頓、達爾文、愛因斯坦正是創造學說的天才型人物。

5. 價值主張

知識主張和價值主張是有相互依存的關係，就如高文所言：「他們同搭一條船，但不是同一乘客」，它們之間的關係至為密切，但也有可區辨的性質。以圖 9-12 為例，涉及能源利用的價值判斷，則價值主張可以為：日常生活上避免非必須的冷凍或解凍是好的、浪費熱水是能源的亂用……等等。若把價值主張和原理、學說加入於圖 9-11 之中，可以把圖 9-11 修正成圖 9-12，使其更符合認知 V- 圖，使學生更進一步瞭解 V- 圖的意義及學習上的應用。

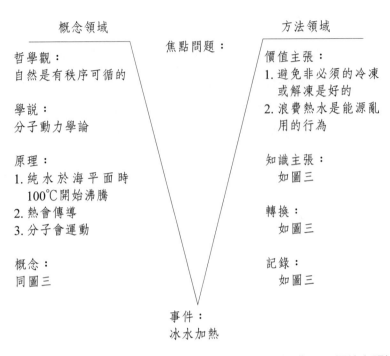

概念領域　　　　　焦點問題：　　　　方法領域

哲學觀：
自然是有秩序可循的

學說：
分子動力學論

原理：
1. 純水於海平面時
　 100℃開始沸騰
2. 熱會傳導
3. 分子會運動

概念：
同圖三

價值主張：
1. 避免非必須的冷凍
　 或解凍是好的
2. 浪費熱水是能源亂
　 用的行為

知識主張：
如圖三

轉換：
如圖三

記錄：
如圖三

事件：
冰水加熱

圖 9-12　　完整版的認知 V- 圖（包含原理、學說、哲學觀、及價值主張）

(三)V- 圖在教與學上的應用

科學的教學目標在於引導學生能理解科學，也就是具有多元的科學素養，所謂一個人具有科學素養，可以從六個維度來評量，這六個維度就是科學概念知識、科學態度、科學方法與過程、科學本質、科學思考智能、科學應用智能等，為了達到培養學生上述的科學素養，科學教師可以運用多元的教學策略，協助學生建構這些科學學習成果。就理論層面來說，高文的認知 V- 圖是一項可應用的策略。以下對 V- 圖的應用於教與學的研究做些介紹。

　　首先提到高文及其研究小組，對美國七年級及八年級學生的認知 V- 圖的建構學習，他們發現七年級學生常使用 V- 圖及概念圖，所建構的 V- 圖比八年級學生來得完整，因此他們認為 V- 圖的應用可向下延伸到國小高年級的學生。圖 9-13 是一位七年級學生於生物學實作課探討酵素作用的認知 V- 圖。

　　在大學生物學的教學也有學者要求學生以建構 V- 圖的方式，來評量學生對巴斯德的自然發生說或無生源論 (spontaneous generation) 之研究論文的瞭解，圖 9-14 就是一位準備進入醫學院就讀的學生美樂蒂（Melodie，假名）所建構的認知 V- 圖。

　　由美樂蒂所建構的認知 V- 圖，可以詮釋出來下列的特徵：

　　1. 哲學理論上，「因果關係」是屬於科學實證論的範疇，「自然發生」及「演化」並不適合作為本探索研究的哲學理念，只能作為生物學的學說而已。

　　2. 學說的部份，實驗研究中，有關學說的背景應為「細胞學說」及「演化論」。它所列的兩項論述只能作為原理而已。

　　3. 原理的知識層面上，則應列「細胞是生命的基本單位」、「所有的生物是由細胞組成」、「細胞來自原有的細胞分裂而來」；另外，「生物會發生變異」、「有些生物適應環境的能力比其他生物好」、「適應良好的個體會留下有活力的後代」。但美樂蒂所列的原理是不適合的。

　　4. 概念的部份，美樂蒂所列概念雖多，但是和探索主題相關性較少。有關的概念應為「生命」、「細胞」、「有機改變」、「生命的特徵」（新陳代謝等）。

概念領域　　　　　　焦點問題：　　　　　　方法領域

學說：　　　　　　唾液中的酵素如　　　　主張：
　　分子動力學說　　何作用？　　　　　　知識：唾液把澱粉轉變為
　　　　　　　　　　　　　　　　　　　　單醣；熱破壞酵素
概念系統：　　　　　　　　　　　　　　　價值：細嚼食物是有利消
　　酵素化學　　　　　　主動　　　　　　化；加熱酵素是有害的

　　　　　　　　　　交互作用
概念：　　　　　　　　　　　　　轉換：　　　　指示劑顏色
　　酵素　　　　　　　　　　　　　　　　　加熱前　加熱後
　　懸浮
　　熱
　　澱粉
　　糖
　　指示劑反應

	加熱前	加熱後
麥牙糖溶液	淡藍	橙色
澱粉＋水	淡藍	淡藍
澱粉＋水＋唾液	淡藍	橙色
澱粉＋水＋唾液＋加熱	淡藍	淡藍

記錄：
唾液＋澱粉＋H_2O→澄清液＋指示
劑＋加熱、橙色；
澱粉＋H_2O→混濁液→＋指示劑→
淡藍色；
麥芽糖＋H_2O→澄清→＋指示劑＋
加熱→橙色；
唾液＋澱粉＋H_2O＋加熱→混濁＋
指示劑＋加熱→淡藍

事件：
唾液＋澱粉溶液
（冷的和加熱的）

圖 9-13　　一個七年級學生於生物實驗課探討酵素作用所建構的 V- 圖

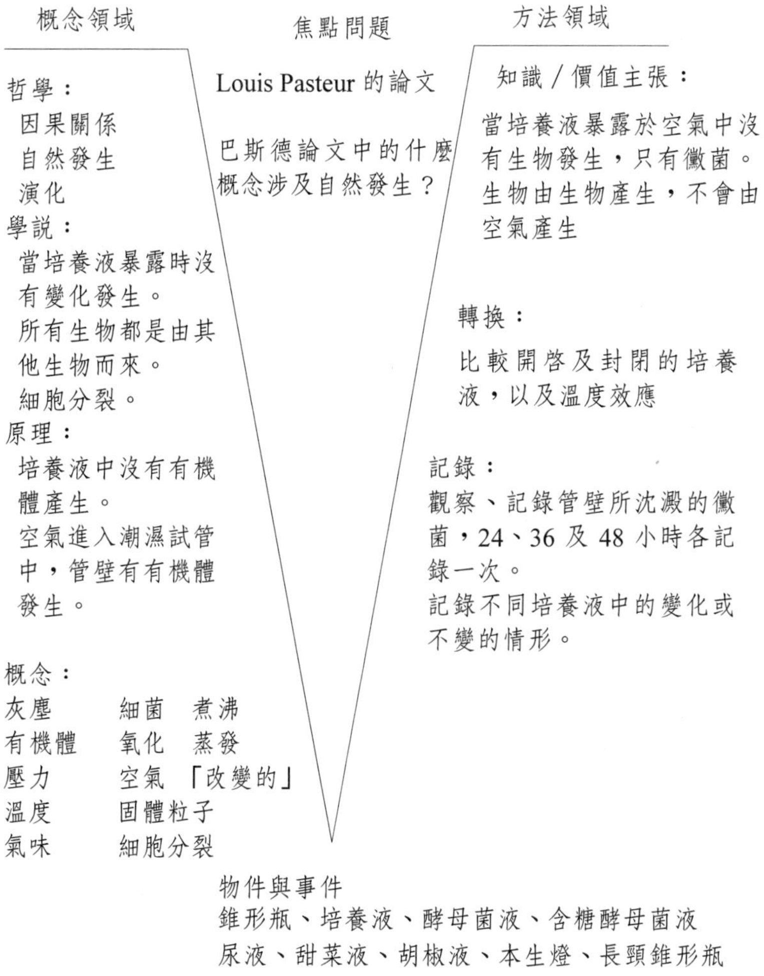

概念領域　　　　焦點問題　　　　方法領域

哲學：　　　　　　Louis Pasteur 的論文　　知識／價值主張：

因果關係　　　　巴斯德論文中的什麼　　當培養液暴露於空氣中沒
自然發生　　　　概念涉及自然發生？　　有生物發生，只有黴菌。
演化　　　　　　　　　　　　　　　　　　生物由生物產生，不會由
學說：　　　　　　　　　　　　　　　　　空氣產生

當培養液暴露時沒
有變化發生。
所有生物都是由其
他生物而來。　　　　　　　　　　　　轉換：
細胞分裂。　　　　　　　　　　　　　比較開啟及封閉的培養
原理：　　　　　　　　　　　　　　　液，以及溫度效應

培養液中沒有有機
體產生。　　　　　　　　　　　　　　記錄：
空氣進入潮濕試管　　　　　　　　　　觀察、記錄管壁所沈澱的黴
中，管壁有有機體　　　　　　　　　　菌，24、36 及 48 小時各記
發生。　　　　　　　　　　　　　　　錄一次。
　　　　　　　　　　　　　　　　　　記錄不同培養液中的變化或
　　　　　　　　　　　　　　　　　　不變的情形。

概念：
灰塵　　　細菌　煮沸
有機體　　氧化　蒸發
壓力　　　空氣　「改變的」
溫度　　　固體粒子
氣味　　　細胞分裂

物件與事件
錐形瓶、培養液、酵母菌液、含糖酵母菌液
尿液、甜菜液、胡椒液、本生燈、長頸錐形瓶

圖 9-14　Melodie 所建構的認知 V- 圖

5. 在焦點問題上，美樂蒂所提出的問題也是模糊而不具體，不能作為整個探索研究的引導。

6. 轉換及紀錄，雖然不十分具體，但是和她所列的「物件與事

件」內涵一致。

7. 知識主張和紀錄及轉換不一致，價值主張則未提出任何理念。

就整體來論，美樂蒂的 V- 圖在概念領域列出來有階層性的概念知識系統，雖然有階層性分野不適宜的地方，若加以指導學習應可建立她自己的概念知識系統，即由事實→概念→原理原則→學說→哲學理念。同樣的情形，焦點問題以及方法領域經由指導學習，也可以改進她在這兩方面的表現。根據高文的多年研究，他認為學生建構認知 V- 圖的品質，和教師的指導及學生練習有關，越是常利用 V- 圖的學生，其所建構的 V- 圖，則越接近於完整。

(三)認知 V- 圖在實作學習上應用的原則

就以上各節的論述，作者認為認知 V- 圖是可以達成學習者能建構多面向科學素養的最好的策略之一。同時，此策略也非常符合科學研究方法是學說依賴 (theory-dependent) 的科學哲學典範的新趨勢，例如，科思洛斯基 (Koslowski) 就抱持此一科學哲學的理念。至於，V- 圖在教與學上的應用上，作者就個人的認知建議作為教學和學習的策略，其應用的原則如下。

1. 共同改寫實驗手冊

常見的實作手冊都是食譜式撰寫方式，這種操作手冊，只注重依一定的程序及已知結果的重現，學生按手冊的步驟操作，得到既定的結果就算完成整個實作，這和真實的科學的探究活動差距極大，根本不能反映真實的科學活動。因此，實作手冊內容應予改寫。作者就高中二年級生物學有關「細胞滲透作用」的實作活動加以改寫（圖9-15），以及國小五年級自然科有關「黴菌的觀察」的實作活動加以

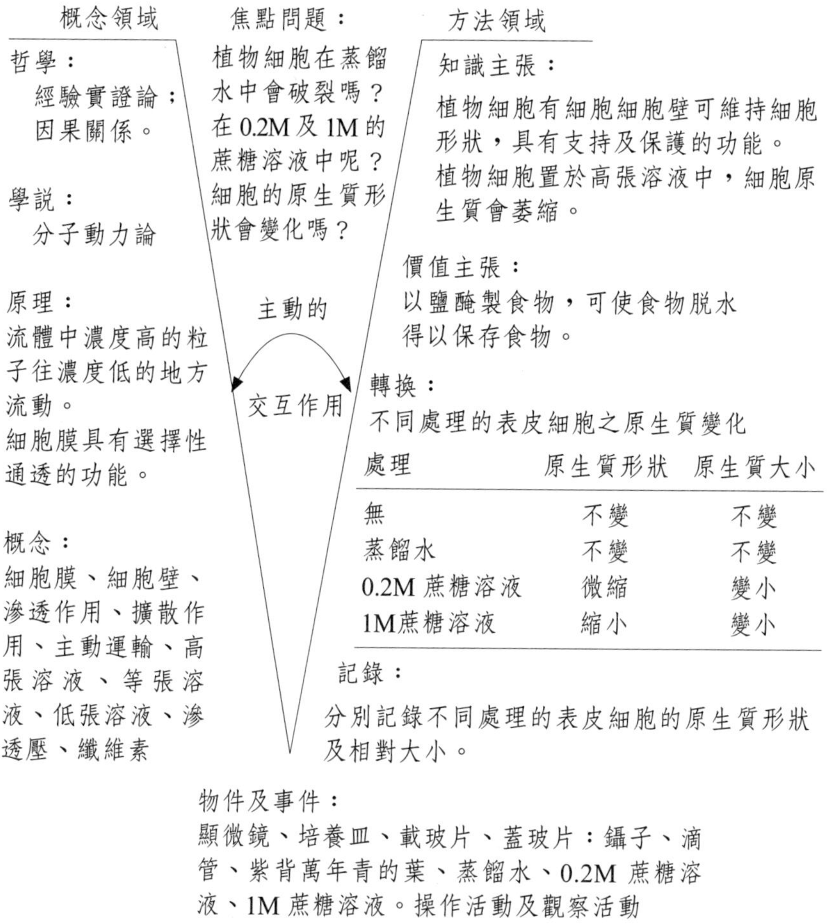

概念領域　　　　焦點問題：　　　　方法領域

哲學：
　經驗實證論：
　　因果關係。

學說：
　分子動力論

原理：
流體中濃度高的粒
子往濃度低的地方
流動。
細胞膜具有選擇性
通透的功能。

概念：
細胞膜、細胞壁、
滲透作用、擴散作
用、主動運輸、高
張溶液、等張溶
液、低張溶液、滲
透壓、纖維素

焦點問題：
植物細胞在蒸餾
水中會破裂嗎？
在 0.2M 及 1M 的
蔗糖溶液中呢？
細胞的原生質形
狀會變化嗎？

主動的

交互作用

方法領域

知識主張：
植物細胞有細胞細胞壁可維持細胞
形狀，具有支持及保護的功能。
植物細胞置於高張溶液中，細胞原
生質會萎縮。

價值主張：
以鹽醃製食物，可使食物脫水
得以保存食物。

轉換：
不同處理的表皮細胞之原生質變化

處理	原生質形狀	原生質大小
無	不變	不變
蒸餾水	不變	不變
0.2M 蔗糖溶液	微縮	變小
1M 蔗糖溶液	縮小	變小

記錄：
分別記錄不同處理的表皮細胞的原生質形狀
及相對大小。

物件及事件：
顯微鏡、培養皿、載玻片、蓋玻片：鑷子、滴
管、紫背萬年青的葉、蒸餾水、0.2M 蔗糖溶
液、1M 蔗糖溶液。操作活動及觀察活動

圖 9-15　高中二年級生物科細胞滲透作用的認知 V- 圖

改寫（圖 9-16）。當然，這種改寫活動若能引導學生積極參與改寫
活動，並要求每一個學生自己製作一份，將能得到事半功倍之效。教
師第一次要求學生共同參與認知 V- 圖的製作，一定會遭遇學生學習
意願的問題，但是只要教師耐心地引導，大部分學生都可能順利地完

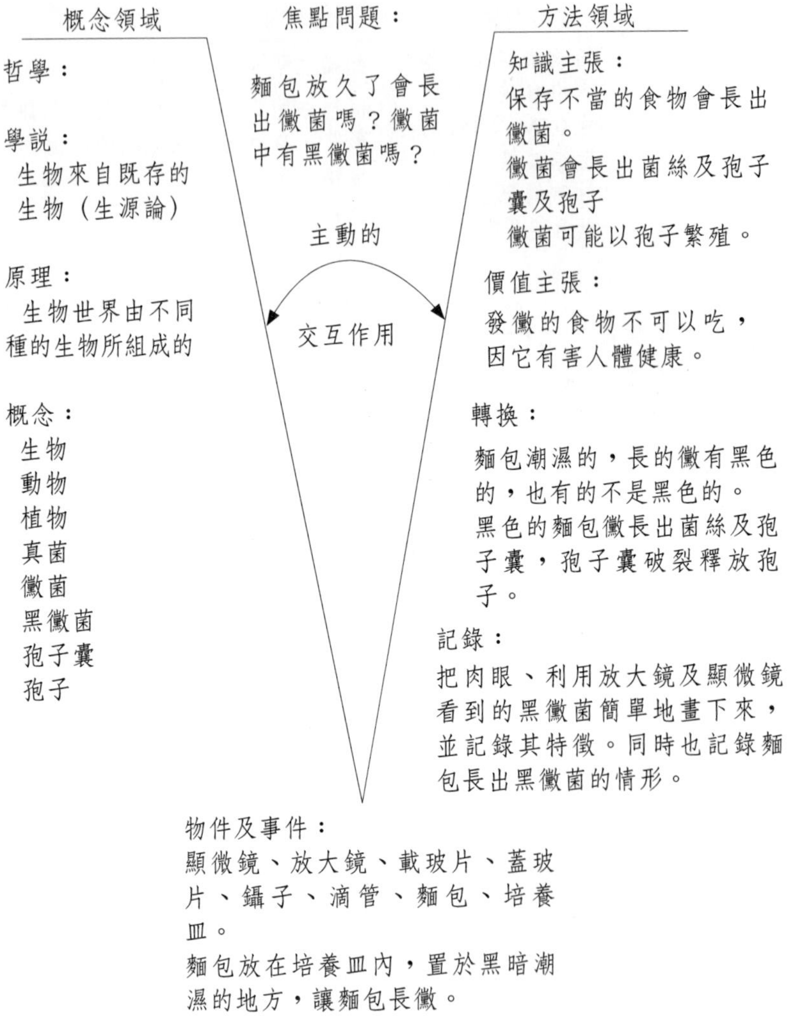

<u>概念領域</u>　　　焦點問題：　　　<u>方法領域</u>

哲學：　　　　　　麵包放久了會長　　知識主張：
　　　　　　　　　出黴菌嗎？黴菌　　保存不當的食物會長出
學說：　　　　　　中有黑黴菌嗎？　　黴菌。
　生物來自既存的　　　　　　　　　　黴菌會長出菌絲及孢子
　生物（生源論）　　　　　　　　　　囊及孢子
　　　　　　　　　　主動的　　　　　黴菌可能以孢子繁殖。
原理：
　生物世界由不同　　　交互作用　　價值主張：
　種的生物所組成的　　　　　　　　發黴的食物不可以吃，
　　　　　　　　　　　　　　　　　因它有害人體健康。

概念：　　　　　　　　　　　　　轉換：
　生物
　動物　　　　　　　　　　　　　麵包潮濕的，長的黴有黑色
　植物　　　　　　　　　　　　　的，也有的不是黑色的。
　真菌　　　　　　　　　　　　　黑色的麵包黴長出菌絲及孢
　黴菌　　　　　　　　　　　　　子囊，孢子囊破裂釋放孢
　黑黴菌　　　　　　　　　　　　子。
　孢子囊
　孢子　　　　　　　　　　　　記錄：
　　　　　　　　　　　　　　　　把肉眼、利用放大鏡及顯微鏡
　　　　　　　　　　　　　　　　看到的黑黴菌簡單地畫下來，
　　　　　　　　　　　　　　　　並記錄其特徵。同時也記錄麵
　　　　　　　　　　　　　　　　包長出黑黴菌的情形。

物件及事件：
顯微鏡、放大鏡、載玻片、蓋玻
片、鑷子、滴管、麵包、培養
皿。
麵包放在培養皿內，置於黑暗潮
濕的地方，讓麵包長黴。

圖 9-16　國小五年級自然科黴菌觀察的認知 V- 圖

成。同樣地，學習者欲應用認知 V- 圖於實作的學習時，也會面臨意
願的問題，總是覺得認知 V- 圖的製作很麻煩耗時，但只要多製作幾

次以後，就能得心應手，順利上道而如魚得水，得到事半功倍的學習成效。作者於利用概念圖於普通生物學教學時，也面臨類似的狀況，但是仍然可以克服這種師生彼此間的挫折感，進而得到不錯的教學改進的效能，協助學生完成學習任務。

2. 安排實作教與學的進程

事實上，此一原則應和第一項原則合起來執行，兩者是互為表裡，但為了凸顯現行實作手冊的編排及活動程序不合於當下科學哲學、科學學習心理學和知識論的基本理念，所以作者先提出第一項 V- 圖應用原則，作為科學教育工作者及學習者的反思。以下就是作者所建議的實作教學的過程。

(1)師生或學習者社群共同討論提出焦點問題。

(2)接下去，是寫出物件及事件的內涵。

(3)提出相關的概念。

(4)提出相關的原理。

(5)提出相關的學說及哲學觀念。

(6)實作的觀察紀錄。

(7)提出觀察紀錄的轉換。

(8)提出知識及價值主張。

以上提到的實作教與學的進程，是根據實作手冊或活動指導內容，以及相關的背景知識所擬定。教學或學習活動的進行可以個人、小組、班級的方式進行，以何種方式進行可依活動的內涵及目的作不同的安排。其選擇的理念為個人建構及社會建構為依歸，作者認為除了第 6 項應小組進行外（節省學校支出為考量），其他各項則以個人、小組、班級為單位進行活動皆無不可。

(四)利用 V- 圖作為評量的工具

教學評量要反應評量結果的多元功用，利用 V- 圖作為評量工具，應該比傳統的紙筆測驗，對學生的學習成就的內涵，提供更多不同面向的訊息，這些訊息可以做為教師指導學生個別學習及學習者進一步學習的第一手依據。要利用 V- 圖來評量，首先教師必須要建立評分的準則 (rubric)，準則的建立可以參考高文以及敏慈和郭文所定的準則，再依標的學生的年級自行訂定，才能符合科學教師的自我需求。例如：對國小高年級的學生來說，則有關「哲學及學說」這一大項可以省略，但對高中二年級及大學的學生來說，則可以作為評量的一個項目，請參閱圖 9-15 及圖 9-16 的內容。

根據郭文的學生陳 (Chen) 的研究應用認知 V- 圖策略於實驗作的教學，可以提升學生對實作活動的興趣，不會覺得實作的單調及無聊。同時，根據實徵的研究也提供應用 V- 圖的另一增進教學效能的支持證據，是傳統食譜式實作所不能達成的，那就是應用 V- 圖可以增進學生對科學概念的瞭解以及擴展學生既有的概念知識。

(五)結語

認知 V- 圖是可以把概念領域和方法領域融合於學習活動的教學策略，也就是能促使學生於科學活動時，必須「手到」及「心到」地進行科學探究的學習活動。對於各級學校的科學課程而言，科學教師若能應用 V- 圖於教學，應可以協助學生建構多維度的科學素養：科學過程技能、科學認知、科學本質、科學態度、思考智能、及科學應用的致能及本質。假設我們參考圖 9-16：國小五年級自然科黴菌觀

察的認知 V-圖，在此一 V-圖中，很清楚包含了科學認知、科學過程技能的學習；知識主張是經由學習者的心智操作而提出，因而也蘊含了科學本質的學習，就是科學知識是由人的探究活動所建構的；學習者提出價值主張則可學習到科學應用致能的層面；記錄的轉換不但應用到科學過程能力，同時學習者也可增進科學思考智能；由實作觀察及記錄歷程，學習者學習到了操作技能，以及忠實記錄的科學態度。因此，認知 V-圖是提升學生學習建構多維度科學素養效能的最好教學或學習的策略之一。

由於實證主義的科學觀主導了過去科學哲學及科學研究的發展，最近四、五十年來屢受挑戰及質疑。同時，對科學知識進展的知識論的解釋，建構理論（個人建構及社會建構或情境建構）也逐漸被學界所接受。但是由於過去師資培育理念及課程所限制，知識建構論所引導的教學及評量理念、方法、策略等，仍然不能深入於各級學校的科學教室。再者，國中、高中所進行的「學力測驗」的題型更加劇了，科學教學著重在科學知識的單一面向的學習及評量，這也是當下改進科學教育，最需著力的兩個困境。雖然，作者前述的是國、高中的科學教學的缺失，盱衡目前臺灣的大學科學的教學意不惶多讓，也存在著只著重科學知識的單一面向的學習及評量之弊病。

雖然，作者認為認知 V-圖對各級學校科學實作活動的改進，具有正向的作用有其理論及實徵研究的支持。但是仍然需要各級學校教師的理念的轉變，社會價值觀的改變、學測的改進、多元入學方案的公平性，家庭教育及家長觀念的變革等因素的配合，V-圖在科學教育應用上才能真正生根並落實於教室之中，也才能使得科學教育符合懷海德 (Whitehead) 所揭示的理念：「教育當始於探索 (research)、終

於探索」，即培育具有終身學習意願及素養的公民。就醫學及醫療相關學系的科學教學而言，才能協助學生建構多元科學素養，為未來的專業生涯的發展奠下深厚的科學根基。

五、結論

作者於本章的開始，就揭示了自己的偏見，個人認為：所有的科學、特別是生命科學及生物醫學、都是人類求生存和繁衍後代的知識。但是科學的「大用」應該是在二十世紀初才「大展鴻圖」，而非常嘲諷的事實，此「大用」是把科技的研究成果用來製造「殺人」的工具-武器。假設人類所發展的科技文明成果，全部拿來解決人類生活的問題，我們就可以優先解決人類貧窮、糧食、能源、水資源、環境、愛滋病蔓延、每年肆虐人類的各型流感等等問題。科學知識作為追求個體生存和種的繁衍的工具，是生物演化的必然；科學知識作為發展殺人武器，是生物演化的偶然（只有人種才演化出來這類型的大規模殘害同類的行為）。前述的科學知識的應用，我們可以把它稱為「生活哲學」的工具主義。作者雖然傾向於支持杜威的工具主義，主張：理論是作為組織有關現象（事件）的描述，以及從過去推論未來的一種工具或計算方法。但是，把科技用來製造殺人武器的工具主義就不是作者所願意支持的了。

建構主義的知識論思潮的興起，雖然有人認為是對實證主義及邏輯實證主義的反動，但建構的思想淵遠流長，有學者認為古希臘的詭辯派哲學家普洛特哥拉斯是啟蒙者。後行者，19 世紀義大利的哲學家吉昂巴蒂斯塔‧維哥、德國哲學家康德，他們的思想都蘊含著建

構主義的神韻。就 1990 年代發展較為成熟的建構主義來論，可以直接連結到瑞士的認知心理學家和發展知識論學家-皮亞傑。在《發展知識論》一書中，皮亞傑揭示自己的科學知識的知識論的主張，他認為：科學知識永續的在演化，顯示出來的是天天都在改變其樣貌。他強調：科學思想不是固定的特例而是過程，而且是一個持續組構和重組織的過程。皮亞傑對知識的產生，重過程輕結果的理念，稱他為現代建構主義的始祖亦不為過。

建構主義雖然有不同的流派，常見的有激進建構主義、社會建構主義、情境建構主義等，但是它們有共同的理念：知識是由人自己主動建構的。因此，建構主義的知識論者，有下列三項共通的主張：

(一)知識是由認知主體（科學家或學習者），自己建構而來的。

(二)認知是認知主體組織其經驗世界，並非發現本體的真實或物理真實。

(三)新知識的建構，必須立基於認知主體的既有知識架構、世界觀 (world view)，而且會受到既有知識架構和世界觀的限制。

以建構主義的知識論為導向的學習觀，和傳統行為主義的學習觀有截然不同的特徵，統整綜合如下：

(一)科學課程目標是在協助學生建構多元的科學素養，不是只習得科學知識-概念、原理原則、定律、學說。

(二)學習者的角色為：知識建構者、溝通協商者、合作學習者；但不是知識的「拷貝」者和同儕的競爭者。

(三)教師的角色為：學習的協助者、媒介的提供者、教材的修正者、診斷者、爭論的調節者。

(四)學習與教學策略：建構詮釋教學設計模式、POE 策略、學習

環、概念圖、認知 V- 圖等，都是常用的建構主義知識論為導向的教與學的策略。而概念圖和認知 V- 圖，是最適合主修生命科學和醫療相關學系學生的學習策略。

綜合來說，對知識論的研究，起源於古希臘的哲學家，經長遠的發展，形成理性主義和經驗主義的知識論兩大學派，他們對於知識的起源和進展有截然相反的詮釋。事實上，這兩大學派各有擅場無法分出優劣，但各自無法完美地詮釋知識的起源和進展。建構主義知識論的興起於 20 世紀末，到 2010 年此一知識起源和發展的理論已經相當地成熟，和理性主義和經驗主義的知識論比較起來，建構主義知識論可以適宜地來解釋科學知識的起源和進展。因此，植基於建構主義知識論的科學學習策略，從 1990 年代起就不斷地被科學教育學者設計出來，作為協助學習者更有效的學習科學，進而建構自己的科學知識的概念架構。目前，建構主義的知識論不但已成為知識論哲學的主流學派，作為科學學習的理論更見其具有廣泛的效能。職是之故，作者建議主修科學和科學相關領域的讀者，一定要儘量地應用概念圖和認知 V- 圖作為自己的學習策略，才可達到「事半功倍」的學習成效。

延伸問題：

(一)作者認為：科學文明的起源是非常的淵遠流長，從人類的遠古的祖先開始，人類的科學就啓蒙了。對此論點，你的想法為何？有何評論？

(二)就你個人所經歷的學校科學教學的實境，你認為你的科學教師所依持的是建構主義的學習理論，或是行為主義學派的學習理論？並提出你的論證。

(三)普洛塔哥拉斯認為：「人是萬物的尺度」。後來的學者把他的這句話解讀成：「人可以隨自己的想法，建構衡量萬物的標準」，因而把建構主義思

想的最早的啓蒙者給了普洛塔哥拉斯。你認為這樣的解讀是否有過度詮釋之嫌？請就自己的觀點論述之。

(四)恩耐斯特認為：「人類的實體」是透過人和他人的互動及個體內在的操作過程而形成。因此，沒有任何基本的隱喻可以支持一個完全單離的個人心智，取而代之的隱喻是，「對話人」，也就是人在有意義的語言及非語言的交互作用與對話之下，才能形成所謂的「人類的實體」。對於恩耐斯特的「人類的實體」說法，你同意嗎？請詳述你自己的論點。

(五)建構主義者知識論的擁護者主張：科學知識是人主動地建構而來，認知主體於建構知識時，受到情境脈絡、人與人的交互作用、語言、文化、信仰、性別、種族、價值觀等外在因素所影響，這和「科學無國界」的理念是否相衝突？請提出你的看法。

(六)作者推薦的科學學習策略：概念圖和認知 V- 圖，你認為可以協助你更有效地學習科學嗎？以及建構多元的科學素養嗎？

延伸閱讀：

[1]　李秀娟 (1998)：*不同教學策略對國中生學習生物的影響*。國立台灣師範大學科學教育研究所碩士論文（未出版）。

[2]　教育部 (1975)：*國民小學課程標準*。台北市：正中。

[3]　教育部 (1993)：*國民小學課程標準*。台北市：台捷國際。

[4]　教育部 (1994)：*國民中學課程標準*。台北市：教育部。

[5]　教育部 (1995)：*國民中學課程標準*。台北市：教育部。

[6]　教育部 (2000)：*國民中小學九年一貫課程（第一學習階）暫行綱要*。台北市：教育部。

[7]　俞懿嫻 (2001)：*機體哲學初探：懷海德自然哲學*。台北市：正中。

[8]　國立台灣師範大學科學教育中心 (1997) *高級中學生物，第一冊*。台北市：國立編譯館。

[9]　國立編譯館 (2001)：*國民小學自然，第十冊*。台北市：國立編譯館。

[10]　黃達三 (1995)：*Concept map as an advance organizer in college biology*

teaching. 84 學年度師範學院教育學術論文發表論文，台灣屏東。

[11] 張春興 (1996)：*教育心理學：三化取向的理論與實踐*。台北市：東華。

[12] Abruscato, J. (1996): *Teaching children science*: A discovery approach. Boston: Allyn & Bacon.

[13] American Association for the Advancement of Science (1993): *Benchmarks for science literacy*. New York: Oxford University Press.

[14] Ausubel, D. P. (1960): The use of advance organizers in learning and retention of meaningful verbal material. *Journal of Educational Psychology*, 51, 267-272.

[15] Ausubel, D. P. (1968): *The psychology of meaningful verbal learning*. New York : Grune & Stratton.

[16] Black, J.B., McClintock, R.O. (1996): An interpretation construction approach to constructivist design. In B. Wilson (ed.), *Constructivist learning environments*. New Jersey: Educational Technology Publications.

[17] Boder, G.M. (1986): Constructivism: A theory of knowledge. *Journal of Chemical Education*, 63 (10), 873-878.

[18] Bruner, J.S. (1960): *The process of education*. New York: Vintage Books.

[19] Buchweit, B. (1981): *An epistemological analysis of curriculum and assessment of concept learning in physics laboratory*. Unpublished PhD dissertation, Cornell University.

[20] Carin, A. A. & Sund, R. B. (1989): *Teaching science through discovery*. Columbus:Merrill.

[21] Chalmers, A. F. (1981): *What is this thing called science*? New York: University of Queensland Press.

[22] Chen, H. H. (1980): *Relevance of Gowin's structure of knowledge and Ausubel's learning theory for a method of improving physics laboratory instructions*. Unpublished MS thesis, Cornell University.

[23] Cobern, W. W. (1991): *World view and science education research*. NARST Monograph, N0. 3, Manhattan, Kansas: National Association for esearch in

Science Teaching.

[24] Cobern, W. W. (1991): Contextual constructivism: Theimpactof culture on the leaning and teachimg science. In K. Tobin (ed.), *The practice of constructivism in science education*. Hillsdale, N.J.: Lawrence Erlbaum Associates.

[25] Collette, A. T. & Chiappetta, E. L. (1989): *Science instruction in the middle and secondary schools*. Columbus:Merrill.

[26] Department of Education and Science and the Welsh Office (1995): *Science in the National Curriculum. Lond*: Her Mafesty's Stationery Office.

[27] Duit, R., Treagust, D.F. (1998): Learning in science-from behaviorism towards social constructivism and beyond. In edited by Barry J. Fraser and Kenneth G. Tobin, *International handbook of scienc education: Part one*. London: Kluwer Academic Publishers.

[28] Education Department of Western Australia (1994): *Science: student outcome statement with pointers and work Samples*. Western Australia: Education Department of Western Australia.

[29] Ernest, P. (1995): The one and the many. In Steffe, L.P., Gale, E.J. (eds.), *Constructivism in education*. Hillsdale N.J.: Lawrence Erlbaum Associates.

[30] Gega, P. C. & Peters, J. M. (1998): *Science in elementary education*. Columbus:Merrill.

[31] Gino,B. (1989): *Vico Revisited: Orthodoxy, Naturalism and Science in the Scienza Nuova*. Oxford: Berg Publishers.

[32] Gowin, C. (1981): *Educating*. Ithaca, NY: Cornell University Press.

[33] Gronlund, V.E. (1998): *Assessment of student achievement*. Boston: Allen & Bacon.

[34] Koslowski, B. (1996): *Theory and evidence: The development of scientific reasoning*. Cambridge, Massachusetts: MIT Press.

[35] Krajcik, J., Czerniak, C. & Berger, C. (1999): Teaching children science: A project-based science. *Elementary School Journal*, 97, 341-358.

[36] Mintzes, J. J. & Novak, J. D. (1999): Assessing science understanding: The

epistemological Vee diagram. In Joel J. Mintzes, James H. Wandersee, & Joseph D. Novak (eds.), *Assessing science understanding: A human constructivist view*. New York: Academic press.

[37] National Research Council (1996): *National science education standards*. Washington, DC: National Academy Press.

[38] National Science Teachers Association (1996): *Scope, sequence, and coordination: A framework for high school science education*. Arlington, VA: NSTA.

[39] Novak, J. D. (1999): *Assessing science understanding: A human constructivist view*, New York: Academic Press.

[40] Novak, J. D. (1990): Concept mapping: A useful tool for science education. *Journal of Research in Science Teaching*, 27 (10) , 937-949.

[41] Novak, J. D. (1995): Concept mapping: A strategy for organizing knowledge. In Shawn M. Glynn & Reinders Duit (eds.). *Learning science in schools : Research reforming practice*, New Jersey: Lawrence Erlbaum Associates.

[42] Novak, J. D. (1996) : Concept mapping: A tool for improving science teaching and learning. In Treagust, D. F., Duit, R. & Fraser, B. J. (eds.). *Improving teaching and learning in science and mathematics*. New York: Teachers College Press.

[43] Novak, J. D. & Gowin, D. B. (1984): *Learning how to learn*. New York：Cambridge.

[44] Novak, J. D., Mintzes, J. J. & Wandersee, J. H. (1999): Learning, teaching, and assessment: A human constructivist perspective. In Novak, J. D., Mintzes, J. J. & Wandersee, J. H. (eds.), *Assessing science understanding: A human constructivist view*. New York: Academic Press.

[45] Piaget, J. (1970): *Genetic epistemology*. New York: Norton.

[46] Piaget, J. (1976): *To understand is to invent*. New York: Penguin Books.

[47] Toulmin, S. (1972): *Human understanding, Vol.1: The collective use and evolution of concepts*. Princeton, NJ: Princeton University Press.

[48] Von Glassersfeld, E. (1995): A constructivist approach to teaching. In Steffe,

L.P., Gale, E.J. (eds.), *Constructivism in education*. Hillsdale N.J.: Lawrence Erlbaum Associates.

[49] White, R., Gunstone, R. (1992): Prediction-Observation-Explanation. In R.White & R. Gunstone (eds.), *Probing understanding*. London: The Falmer Press.

[50] Whitehead, A. N. (1929): *The aims of education and other essays*. New York: Macmillan.

10 結論

　　1543 年德國天文學家哥白尼出版了《天體革命》(*The Revolution
of the Heavenly Bodies*) 引發所謂的哥白尼的革命。他提出「以太陽為
中心」(heliocentrism) 的假設-地球與星球繞著太陽而運動,並不是所
有的天體在一系列的領域裡繞行不動的地球。此一劃時代的學說啟蒙
了人類對科學知識的反思而引發科學革命,給人類最大的啟示就是:
感官給我們的訊息並不一定可靠,我們的經驗很明確地顯示著,太陽
由東邊升起西邊下落。另外,肯定了「想像力」在構思科學理論所扮
演的角色之吃重可見一斑。就連伽利略都忍不住要盛讚哥白尼的豐富
想像力。就科學史的事例對現代科學的貢獻來看,作者也認為哥白尼
是屈指可數的。他在科學發展上的成就,就如牛頓、達爾文、愛因斯
坦等科學天才一樣地傑出。

　　科學,一方面是人類「愛智」(philo-sophia) 的認知產物,也就是
學術上的研究成就以滿足人類認知上的心靈需求;另一方面,它是人
類為爭取個體生存和種族繁衍的「實用的」(pragmatic) 知識。對人類
的先祖來說,後者也許比前者更形重要。若從「愛智」的面向來論,
科學的誕生可溯源自古希臘的科學家和哲學家,從泰利斯 (Thales,
624-546 B.C.) 開始、按照英國哲學家羅素的說法,他是第一個拒絕
以超自然力或神秘主義來解釋自然現象的學者,也是創立一般原則
和假說 (hypothesis) 概念的第一人,所以有人稱他為「科學之父」,
到劉希帕斯 (Leucippus) 提出原子論 (atomism) 起,至今約經歷了

2600 年。若從生存的「實用的」面向來論，科學知識是人類追求適應 (adaption) 環境的生存智能，其起源則可溯及到人類的舊石器時代人類活動遺跡記載，距離至今約有 180 萬年。當然，認知的產物-科學理論，雖然源自人類的求知，但是科學理論發展到極致，最後仍然會應用於技術的發明和改進。例如：牛頓的《自然哲學的數學原理》(Philosophia Naturalis Principia Mathematica)，後來被應用於航海、太空飛行等也是牛頓所始料未及的。生命科學理論的應用更是滲透到人們生活的每一個領域與細節。從人類演化出來至今，並非全然生活在自然界裡，人還生活在超自然 (supernatural) 的不可捉摸的世界中，也就是「精神生活」的領域。諸如神話、占星學、神學、美學、倫理學等。自有人類以來這些領域都佔據我們日常生活的每個部分，就存在人們的「自知或不自知」的曖昧當中。這種超自然界，自有人類以來都把它看作一種真實，就像人們把自然界視為真實一樣，以致兩者之間不易畫出一條清楚的界線 (demarcation)，使得要分辨科學和非科學及偽科學時，就得先為科學進行概念化 (conceptualization)，建構科學的特徵俾以作為界定科學較為客觀的標準。

　　科學是什麼？或者如何詮釋科學？自科學革命以降，一直是哲學家、科學哲學家所關心並深入研究的議題。雖然，各個科學哲學學派對此議題有不同的想法、信念和理論架構，底下就是綜合前面各章的對「科學」論述，科學應有下列的特徵：

(一)科學是人類認知的產物。

　　基本上，認知是人類獲得知識的心智活動。有部分的哲學家認為在一個理想的狀況而言，純粹認知心智活動不受情感、價值觀、希

望和要求等等所左右。事實上，科學家從選擇研究問題、研究假設的設定、研究方法選擇、資料的解讀都是理論負載的。科學家對於理論（各派科學哲學家用詞不一，如典範、研究傳統、研究綱領等等）的選擇，免不了是會受到個人的情感、價值觀等非理性因素所影響，換言之，科學家的科學活動不是完全價值中立的 (value-neutral)。

(二)科學被科學家「發現」的成分極少、被「創造」的成分極大。

由於實証主義和歸納主義的真理觀主導科學哲學界好幾百年，給了人們一個普遍的印象，認為科學知識就存在於自然界，就等著科學家去發現，就如人們發現一處野溪溫泉一樣。事實上，科學概念、定律，原理原則、學說等科學理論都是科學家創造出來的科學產物，以這些科學理論來表徵自然界的同一性、規律性、以及運作的機制等等。

(三)科學是植基於事實、但事實不是真正的科學。

到目前為止，科學探討的對象是自然的物件和事件，這兩者都是實際存在於自然界的事實，但是只把事實集合、陳列及描述並不是真正的科學。例如：生物學家把他所觀察到的每一樣生物的外形巨細靡遺地描述得一清二楚，若不再進一步區辨其異同作有系統的分類，那麼，所描述後的龐大資料只是數據而已，並不是所謂的系統生物學 (biosystematics)。科學家必須要再創造系統化的歸類規則把這些資料加以分類，系統化的歸類規則不是存在於自然界，而是由科學家所創建的。如亞里斯多德把動物分成兩大類，水生和陸生動物；瑞典的生

物學林奈 (Carolus Linnaeus, 1707-1778) 創建了現存的分類系統：界、門、綱、目、科、屬、種和二名法，把生物分類推向系統分類學的坦途，這種分類系統就是生物學界現有的林奈系統 (Linnaean system)。顯然地，若無林奈的分類系統和二名法的創建出來作為系統分類學的理論，則科學家對個別生物的描述事實是不可能成為真正的科學。

(四)科學是可以被檢驗的。

既然科學是植基於科學事實，因此，科學理論是可被檢驗的 (tested)。若科學理論和科學事實不符，則此一科學理論是不會被接受的。例如：$P_1V_1 = P_2V_2$ 是氣體定律，若經 P_1 改變為 P_2，經測量後其體積為 V_2，若 P_1V_1 和 P_2V_2 不相等，那麼，$P_1V_1 = P_2V_2$ 此一氣體定律就不會被科學界所相信。

(五)科學是可以被預測的。

就算當下的主流宇宙觀是機率論的宇宙觀。基本上，自然界的運作是有規律可循的，因此科學家依科學事實所建構的理論是可以預測自然現象的發生。例如：以孟德爾的遺傳定律就可以預測兩對性狀的雜交，F_1 的外型特徵只會表現顯性的性狀，F_2 則會表現四種外型特徵、且其個體數之比為 9：3：3：1。

(六)科學是可以被解釋的。

同樣地，自然界所表現出來的現象（或稱事件）是可以運用科學理論來解釋的。例如：我們可用氣體動力論來解釋氣體定律，$P_1V_1 = P_2V_2$、$P_1V_1/T_1 = P_2V_2/T_2$、$PV = nRT$。又如基因學說 (gene theory) 可

以解釋孟德爾的遺傳定律、連鎖與互換、色盲遺傳、血友病遺傳、鐮型紅血球等遺傳現象。

(七)科學是可以被修正的。

科學的知識-概念、定律、原理原則、學說等都是科學家所創造出來的，人所創造的產物就不可能是 100% 的真，也就是不可能完全反映自然運作的規律性或物件的本質。因此，科學的本質之一就是暫時性 (tentativeness)，當有新的科學事實出現而理論不能合理的解釋或科學的預測失準時，科學的理論就可能被修正，也可能被他人新創的理論所取代。因此，科學理論的改變和達爾文演化論的天擇說所揭櫫的生物物種的演化神似，也就是任何一個學門的科學理論都是在持續地演化中。而且，集全人類的智慧都不可能建構完美無誤的、可以合理解釋所有科學現象的理論。

(八)科學是經可循的科學方法所產生。

事實上，任何科學理論都是科學家創造活動的產物。任何創造性的活動，都是心智上「冒險」的操作。既然是冒險的心智活動，似乎就無規則可依循。那麼，科學活動之創造性本質和藝術的創造性活動一樣，也就無成規可循的，就好像法伊爾阿本德所主張的「沒有規則」(Anything goes) 的科學觀一樣。但是，就如常言所說的「不以規矩，不能成方圓」，科學家的科學事業的冒險的心智活動，又需要一些科學方法作為認知活動的基本依據。因此，不論歸納推理、演繹推理或假設-演繹 (hypothetico-deductive) 推理都是科學家常用、而且會混合使用於同一個科學活動的進程中。由此可見，科學活動的方法論

上，是沒有所謂的「行之天下皆準」的一套科學方法，而是隨學門、研究目的、研究問題、理論架構，由科學家自己尋求一套最可能解決問題的方法。換言之，科學家於從事科學活動時，因應問題解決的需要而運用不同的科學方法。例如，於資訊不足的情況下，會大膽地以假設-演繹法先提出假說來試探自然界的「真相」為何？例如：達爾文就是在資料稀少的情況下，大膽地提出物種演化的天擇理論，作為進一步研究物種演化的工具。

(九)科學是問題解決 (problem-solving) 導向的。

就科學本質上來說，科學家向自然界提出問題，並設計適宜而可行的研究方法，蒐集有關資料以尋求問題的答案。所以，科學家所進行的科學活動，基本上是解決問題的活動。按勞登的主張，科學活動所要解決的問題分為：經驗性問題和概念性問題兩大類。就此，科學的進步是在於科學家所構思的理論可以解決先存理論所不能解決的問題，科學的進步是取決於進步的科學理論，而且是比較性的，是沒有絕對的判準。

(十)科學理論的「真理」成分少、作為「工具」的成分大。

既然，集合全人類的智慧都不可能建構完美無誤的、可以合理解釋所有科學現象的理論，也就是所謂的科學「真理」(truth)。那麼，科學家所進行的科學理論的建構活動的認知意義又何在呢？若從工具主義的觀點來思考理論建構的意義，是當作科學家進科學探險的工具，引導科學家的研究目的與問題的設定、方法的選擇、數據的

蒐集與解讀等認知的心智操作 (epistemological operation)，那麼，科學家創造科學理論的認知意義就可以彰顯出來。雖然說科學理論不可能達到所謂「真理」的階層，但有志於科學事業的讀者們則不必沮喪而失志，科學研究可以讓我們提出的科學理論逐漸達成科學的逼真性 (verisimilitude)。追尋科學的逼真性，是從古到今的科學家終其一生，致力於科學志業的強烈動機。

　　知識論的發展與理論的更迭，因科學自 17 世紀以降快速地發展，從古希臘的理性主義開始，到實證主義出現，以致引起兩者之間的攻防與論戰。後因科學極速地發展，研究知識論的學者幾乎都以科學知識為研究的對象。事實上，理性主義或實證主義並不能合理的解釋人類科學知識的起源和發展，致使建構主義的知識論逐漸於 1980 年代發展出來，到了 1990 年代建構主義的知識論的形上學的預設和自身的理論架構已經相當成熟。作者寫作本書極重要的目的之一，是協助讀者於學習科學時能得到「事半功倍」地有效的學習。因此，作者提出並詳論植基於建構主義的知識論的兩種教學與學習的策略，供讀者於學習科學作為增進學習效能的的工具或策略。

　　其一是，諾瓦克的概念圖，讀者可以運用概念圖把主要的科學概念建構自己的概念架構系統成為完整的概念綱領，整個概念綱領就如自然界的生態系 (ecosystem) 一樣，從上層概念到最底層的實例之間形成一種類似可「有機演化」(organic evolution) 的「概念生態系」(conceptual ecological system)。作者把「科學概念發展」的機制類比於「有機演化」的機制，是認為概念不是固定的或靜態的 (static)，它的意涵是隨這科學的進展而改變或重構，而有機演化中的「物種」也不是固定的，隨著環境的改變而變異。以遺傳學的基因這個概念

來說，由孟德爾的遺傳因子、操縱子 (operon)、一基因-一酵素 (one gene-one-enzyme)、突變子 (muton)、……到基因組 (genome) 等不一而足，由此我門可以知道「基因」的概念意涵的演化是隨著生命科學的發展而改變。若讀者於學習有關基因的學科知識時，若能自己建構基因的概念綱領的概念圖，就可以整合各種基因和相關概念的意涵於此概念圖中，這樣應該可以比較完整的建構基因的概念，而不是零碎地記憶各種基因的意涵而已。

另外一個學習策略就是，郭文的認知 V- 圖。對科學的教學來說，安排實作活動供學習者學習是必要的，但實作不是實驗 (experiment)。有鑑於此，郭文發展出來認知 V- 圖，來協助學習者於增進實作的學習成效，使實作接近於科學家的實驗情境。通常，科學課程所安排的實作活動，都是食譜式的操作，和實驗的實境相差極大，充其量只是「手到」(hands-on) 而已。實作活動應讓學習者不但要「手到」，更要「心到」(minds-on) 才能發揮實作的教學效能。同時，作者根據自己和其他學者的研究，認為郭文的認知 V- 圖可以幫助學生建構下列的科學素養：

1. 向自然界提出問題的能力。

認知 V- 圖的製作，首先就要提出焦點問題，這和勞登主張一致：科學事業的本質就是一種解決問題的活動。學習者在製作 V- 圖時，就如科學家在進行的科學探究活動的實境類似，向自然界提出問題，再根據焦點問題設計解決此問題的方法與步驟。

2. 科學概念知識。

認知 V- 圖的概念領域，是符合科學知識的結構的主張。概念為組織知識命題的基本單元，相關概念相連結成為原理、原則。再往上

的知識階層為學說，例如：原子說、細胞學說、演化論等。而探索者的哲學觀、世界觀雖隱含於探索者的心智中，但左右了探索者的學說取向、以及知識和價值主張的內涵。因此，以認知 V- 圖為學習策略可以幫助學習者，建構比較完整的科學知識架構應是可以肯定的。

3. 科學方法與過程。

製作認知 V- 圖的要項之一，就是記錄的轉換與知識主張的提出。轉換紀錄的目的，在於組織自己的觀察記錄，成為一種容易使自己解答焦點問題的形式。觀察記錄的轉換就是科學方法的一種，例如：將觀察紀律的數據製作成曲線圖，就容易解讀兩個變項間的關係，進而為焦點問題找出答案。同時，在尋求焦點問題答案的心智操作歷程，就會應用到科學方法上的推論 (inference) 等科學方法與過程。

4. 科學本質。

知識主張的提出是應用認知 V- 圖進行實作學習的策略時，是學習者的重要心智操作，而提出知識主張是學習者根據觀察紀錄和數據轉換，所進行的高級心智操作的創造活動。我們可以把此一心智操作的認知活動當作是科學家提出（創造）科學理論的認知活動的心智歷程 (mental process)。因此，認知 V- 圖的實作學習可以提供學習者類似科學家的創造科學理論的實境，也就是感知到科學是人類認知的產物、智慧的創建。既然是科學理論是人的創建，就不可能是 100% 的真實，它是隨時可被修正或取代的。就此而論，認知 V- 圖進行實作學習，是可以幫助學生建構了科學暫時性的科學本質之一。

5. 科學態度。

由於科學知識主張的提出，學習者必須植基於實作觀察所紀錄下

來的數據，不論數據經歷何種形式或多少次的轉換，科學的數據仍然是原來所記錄的數據。學習自己解讀數據或轉換而成的資料，再提出自己的知識主張，這些主張都是有所本的，這就是「有多少證據、說多少話」的科學態度。

6. 科學思考智能。

應用認知 V- 圖進行實作學習的策略時，可以提供學習者把科學知識，由概念到原理、定律到學說、甚至哲學觀、世界觀連結成為整體知識架構的認知學習；再者，觀察紀錄的轉換和知識主張的提出，這些認知活動都需要高階的心智運作才有可能達成。所以，認知 V-圖的學習策略可以幫助學習者的科學思考智能的成長。這是食譜式的實作活動所無法提供的學習機會。

7. 科學應用智能。

以認知 V- 圖作為實作學習策略時，在方法領域的認知的高層次心智操作上，不但要求學習者自行建構個人的知識主張，同時，也要求學生建構自己的價值主張，作為評鑑自己的知識主張，以及提出應用知識主張的想法。「科學應用智能」是一般科學知識為主要導向的科學教學，幾乎完全忽略的科學素養。在當下科技滲透人類生活的每一領域和層面的社會運作，不論在專業或非專業的範疇，更顯示個人的「科學應用智能」素養的重要性。

附錄一　醫學院學生的科學態度量表

(Scientific Attitudes Scale for Medical College Students)

1. 作答說明

這個量表共 30 題和科學態度有關的題目，所謂科學態度，是指科學家在從事科學研究時，例如：生物學、物理學、化學、地球科學、醫學等，所應該保持的態度。請你／妳詳細閱讀每一道題目後，用筆在題目後面圈出一個數字，用這個數字來代表你／妳的想法。

2. 作答方法：

(1)如果你／妳「很不同意」題目裡寫的，請把「1」圈起來。

(2)如果你／妳「不同意」題目裡寫的，請把「2」圈起來。

(3)如果你／妳「不知道或是不同意」題目裡寫的，請把「3」圈起來。

(4)如果你／妳「同意」題目裡寫的，請把「4」圈起來。

(5)如果你／妳「很同意」題目裡寫的，請把「5」圈起來。

試試看：

	很不同意	不同意	不知道	同意	很同意

1. 我很喜歡科學。　　　　　　　　　　　1　2　3　4　5

※如果你很不喜歡科學，表示你／妳「很不同意」題目裡寫的，應該把「1」圈起來。

※如果你／妳不喜歡科學，表示你／妳「不同意」題目裡寫的，應該把「2」圈起來。

※如果你／妳不知道自己喜不喜歡科學，表示你／妳「不知道或是不同意」題目裡寫的，應該把「3」圈起來。

※如果你／妳喜歡科學，表示你／妳「同意」題目裡寫的，應該把「4」圈起來。

※如果你／妳很喜歡科學，表示你／妳「很同意」題目裡寫的，應該把「5」圈起來。

2. 每一題都沒有「標準答案」，你／妳只要仔細讀一讀每一題題目，只圈出「一個」代表你／妳的想法之數字。

3. 這個量表中有一些題目看起來很相似，但是不完全相同，因此每一題題目都要回答，不要漏掉任何一題。

＊等老師說「開始」，才能開始作答＊

	很不同意	不同意	不知道	同意	很同意
1. 細心的觀察一定可以得到所要觀察的事實。	1	2	3	4	5
以下 2-6 題，是科學家在做研究時，對科學學說所採取的作法：					
2. 若學說不能解釋自然現象時，則修正或拋棄該學說。	1	2	3	4	5
3. 若不斷有許多數據的支持，則學說不會改變。	1	2	3	4	5
4. 當有新的觀察發現時，則學說應加以改變。	1	2	3	4	5
5. 時常改變學說，以因應快速變化的世界。	1	2	3	4	5
6. 通常不隨便地因某幾次數據不符，而改變或修正學說。	1	2	3	4	5
以下 7-10 題，是科學家的觀察結果和他／她相信的學說不符時，所採取的做法：					
7. 設法調整觀察以符合學說。	1	2	3	4	5
8. 仍然保持原有學說，因新的觀察不能用來改變學說。	1	2	3	4	5
9. 設法改變學說，俾能解釋新的觀察。	1	2	3	4	5
10. 拋棄學說，再發展新學說以解釋這些現象。	1	2	3	4	5
以下 11-14 題，請根據下列敘述加以思考作答：假若某一分子遺傳學的期刊報導，有一位科學家製造出一個能在 100℃ 生存的生物。另一位科學家看了此一報告可能會：					
11. 相信，假使這一篇報告是一位非常有聲譽的科學家所發表的。	1	2	3	4	5
12. 不相信，因為他／她知道沒有酵素能在 100℃ 時，仍然能有生物活性。	1	2	3	4	5
13. 依照報告的方法，做實驗以驗證這種說法是錯誤的。	1	2	3	4	5
14. 不貿然相信與排斥，直到更多的科學家的研究結果，清楚地釐清此說法，才會下最後的決定。	1	2	3	4	5
以下 15-20 題，假設科學家，必須在兩種學說中選擇其一，那麼他／她可能會選擇：					
15. 大多數當代的科學家認為是可以相信的那一種學說。	1	2	3	4	5
16. 基於許多觀察才提出者。	1	2	3	4	5

17. 能圓滿地解釋所觀察的自然現象者。	1	2	3	4	5
18. 具有較大的實用價值者。	1	2	3	4	5
19. 能預測更多自然現象者。	1	2	3	4	5
20. 能讓自己申請到更多研究經費者。	1	2	3	4	5
以下 21-24 題是對一位科學家顯示其虛心的描述如下：					
21. 願意和同行的科學家，討論他／她的想法。	1	2	3	4	5
22. 仔細評鑑和自己的學說不符的想法。	1	2	3	4	5
23. 同意其他科學家的想法。	1	2	3	4	5
24. 要求其他同行科學家，提出證據以支持他們的立論。	1	2	3	4	5
以下 25-29 題，是對所謂科學家的描述：					
25. 通常科學家避免根據有限的數據做出通則 (generalization) 的命題。	1	2	3	4	5
26. 科學家會謹慎的報導，他們的觀察結果。	1	2	3	4	5
27. 科學家會搜集大量的數據，以揭示自然界的規律性。	1	2	3	4	5
28. 科學家通常會忽視與他們學說不相符合的觀察。	1	2	3	4	5
29. 假設在生化實驗中，自己的實驗結果和原來預期的不符合，你／妳會報告實際得到的結果。	1	2	3	4	5
30. 媒體報導某國的科學家，在做幹細胞研究時，造假數據並寫成研究論文，發表於國際知名的學術期刊，你／妳是否認為：這種造假的行為在科學研究中是常有的事？	1	2	3	4	5

附錄二：醫學院學生的科學過程量表

(Scientific Processes Scale for Medical College Students)

1. 作答說明

這個量表共 30 題和科學過程技能有關的題目，所謂科學過程技能，是指科學家在從事科學研究時，例如：生物學、物理學、化學、地球科學、醫學等，所應該用的科學過程與技能。請你／妳詳細閱讀每一道題目後，用筆在題目後面圈出一個數字，用這個數字來代表你／妳的想法。

2. 作答方法：

(1)如果你／妳「很不同意」題目裡寫的，請把「1」圈起來。

(2)如果你／妳「不同意」題目裡寫的，請把「2」圈起來。

(3)如果你／妳「不知道或是不同意」題目裡寫的，請把「3」圈起來。

(4)如果你／妳「同意」題目裡寫的，請把「4」圈起來。

(5)如果你／妳「很同意」題目裡寫的，請把「5」圈起來。

試試看：

很　不　不　同　很
不　同　知　意　同
同　意　道　　　意
意

1. 我很喜歡科學。　　　　　　　　　　1　2　3　4　5

※ 如果你很不喜歡科學，表示你／妳「很不同意」題目裡寫的，應該把「1」圈起來。

※ 如果你／妳不喜歡科學，表示你／妳「不同意」題目裡寫的，應該把「2」圈起來。

※ 如果你／妳不知道自己喜不喜歡科學，表示你／妳「不知道或是不同意」題目裡寫的，應該把「3」圈起來。

※ 如果你／妳喜歡科學，表示你／妳「同意」題目裡寫的，應該把「4」圈起來。

※ 如果你／妳很喜歡科學，表示你／妳「很同意」題目裡寫的，應該把「5」圈起來。

2. 每一題都沒有「標準答案」，你／妳只要仔細讀一讀每一題題目，只圈出「一個」代表你／妳的想法之數字。

3. 這個量表中有一些題目看起來很相似，但是不完全相同，因此每一題題目都要回答，不漏掉任何一題。

＊等老師説「開始」，才能開始作答＊

	很不同意	不同意	不知道	同意	很同意
1. 科學研究的假說是根據舊經驗來臆想的。	1	2	3	4	5
2. 科學的觀察，常受到個人經驗的影響。	1	2	3	4	5
3. 科學實驗，是指在科學家設定的特定條件所做的觀察。	1	2	3	4	5
4. 科學是一連串追求絕對真理的活動。	1	2	3	4	5
5. 科學家通常藉觀察大自然的變化，以解答某一問題。	1	2	3	4	5
6. 假如科學家完全依照既定的方法，他們的結論就不會有錯。	1	2	3	4	5
7. 實驗設計中的「控制組」，是用來檢測某一特定問題時，所未涉及的變因。	1	2	3	4	5
8. 科學定律是意指大自然的必然地，按此定律來運作。	1	2	3	4	5
9. 「假說」是對觀察結果，所提出的解釋，它是提出者的臆測或預感而來的。	1	2	3	4	5
10. 兩個人觀察同一個顯微切片，可能看到不同事物。	1	2	3	4	5
* 回答第 11～15 時，請參考有關 1953 年 Watson 和 Crick 所設計的 DNA 模型，認為：「DNA 是反平行的雙螺旋結構，兩螺線間以氫鍵鍵結起來。」					
11. 這個「模型」所顯示的 DNA，就如我確實知道它存在一樣。	1	2	3	4	5
12. 這個「模型」是為了使人類了解 DNA 結構而提出的。	1	2	3	4	5
13. 這個「模型」可以解釋細胞內所有的活動。	1	2	3	4	5
14. DNA 的模型是可以變更的。	1	2	3	4	5
15. 科學的模型都是人創造的。	1	2	3	4	5
16. 對事物的「歸類」，對組織觀察結果很有幫助。	1	2	3	4	5
17. 「歸納」是經由觀察某一組事物的所有成員後，再綜合該事物共同特徵的過程。	1	2	3	4	5
18. 「事物的分類系統」是自然事物所固有，不是科學加諸於大自然的。	1	2	3	4	5

19.「所有的人都是動物,David 是人,因此 David 是動物」是一種演繹推理。	1	2	3	4	5
20. 科學上的模型多少都有些缺點。	1	2	3	4	5
21. 試圖在實驗室製造生命,這種研究不能算是科學的範疇。	1	2	3	4	5
22. 科學的結論應以事實為基礎,而非以看法做基礎。	1	2	3	4	5
23. 解決科學問題的方法有許多種。	1	2	3	4	5
24. 科學研究不但是科學家個人的行為,且和社會情境有密切關連。	1	2	3	4	5
25. 自然界中所有的「果」皆有其因。	1	2	3	4	5
26.「元素週期表」對預測未發現的化學元素很有幫助。	1	2	3	4	5
27.「所有的生命都是細胞組成的」,是歸納推理所得到的學說。	1	2	3	4	5
28. 能傾聽別人的報告,及清楚地表達自己的觀點,也是科學方法。	1	2	3	4	5
29. 科學家經常利用圖表、方程式或數學式來表達研究結果。	1	2	3	4	5
30. 科學的研究上,定量的觀察比定性觀察精確。	1	2	3	4	5

附錄三：醫學院學生的科學思考智能的本質量表

(Scale of Scientific Thinking for Medical College Students)

1. 作答說明

　　這個量表共 30 題和科學思考智能有關的題目，題目所謂的科學思考智能，是指在學習上、生活上會應用創造性、批判性、推論性、綜合性等的思考智能與習慣。請你／妳詳細閱讀每一道題目後，用筆在題目後面圈出一個數字，用這個數字來代表你／妳的想法。

2. 作答的方法

(1)如果你／妳「很不同意」題目裡寫的，請把「1」圈起來。

(2)如果你／妳「不同意」題目裡寫的，請把「2」圈起來。

(3)如果你／妳「不知道或是不同意」題目裡寫的，請把「3」圈起來。

(4)如果你／妳「同意」題目裡寫的，請把「4」圈起來。

(5)如果你／妳「很同意」題目裡寫的，請把「5」圈起來。

試試看：

	很不同意	不同意	不知道	同意	很同意

1. 我很喜歡科學。 　　　　　　　　　　　　　　　 1　2　3　4　5

※如果你很不喜歡科學，表示你／妳「很不同意」題目裡寫的，應該把「1」圈起來。

※如果你／妳不喜歡科學，表示你／妳「不同意」題目裡寫的，應該把「2」圈起來。

※如果你／妳不知道自己喜不喜歡科學，表示你／妳「不知道或是不同意」題目裡寫的，應該把「3」圈起來。

※如果你／妳喜歡科學，表示你／妳「同意」題目裡寫的，應該把「4」圈起來。

※如果你／妳很喜歡科學，表示你／妳「很同意」題目裡寫的，應該把「5」圈起來。

2. 每一題都沒有「標準答案」，你／妳只要仔細讀一讀每一題題目，只圈出「一個」代表你／妳的想法之數字。

3. 這個量表中有一些題目看起來很相似，但是不完全相同，因此每一題題目都要回答，不要漏掉任何一題。

＊等老師説「開始」，才能開始作答＊

	很不同意	不同意	不知道	同意	很同意
1. 學習科學課程時,我會利用類比的推理方式,來推測可能發生的自然現象或事件 (events)。	1	2	3	4	5
2. 我覺得在學習科學時,有自己的想法,可使自己的學習成效更好。	1	2	3	4	5
3. 在科學教室中,我經常會提出和老師不同意見來解釋自然現象。	1	2	3	4	5
4. 學習科學時,我會對他人(包括老師)的資訊或報告提出合理性的證據或質疑。	1	2	3	4	5
5. 學習科學遭遇困難時,我樂於自己思考不同的解決方案。	1	2	3	4	5
6. 於學習科學的情境中,我會由同一類事件的不同來源的資料中,統整出通則 (generalization)。	1	2	3	4	5
7. 面對科學問題時,我能多元思考,自己提出解決的方案。	1	2	3	4	5
8. 學習科學時,我會依現有的學科理論,合理地解釋自己的實驗結果。	1	2	3	4	5
9. 當遇到科學問題時,我會在不違背科學原理下,思考可能達成目的之任何方法 (approaches)。	1	2	3	4	5
10. 做科學實驗時,我經常會自問「怎麼會這樣?」的問題,並試著解答它。	1	2	3	4	5
11. 上科學課程時,我經常會質疑老師或同學們的說法。	1	2	3	4	5
12. 做科學實驗時,若進行不順利,我會思考有否可替代的操作方法。	1	2	3	4	5
13. 閱讀科學的教科書時,我會對書上所敘述的理論發生質疑,並求證其他版本的教科書。	1	2	3	4	5
14. 做科學實驗時,就算實驗過程順利並得到預期結果,但我仍然會對過程及方法提出理性的批判意見。	1	2	3	4	5
15. 學習科學時,我有自信可以獨立思考解決科學的問題。	1	2	3	4	5

16. 我認為：在科學實驗時，用不同的方法與過程會得到相似的結果。	1	2	3	4	5
17. 對科學教師在教室的授課內容，我會提出和教師不同的說法。	1	2	3	4	5
18. 在科學教室的討論課時，對他人的發言內容，我會根據現存的學科理論提出不同的看法。	1	2	3	4	5
19. 他人作專題報告時，我能對報告的主題提出適當的意見或建議。	1	2	3	4	5
20. 做科學實驗時，我能根據多組同類的數據進行歸納推理，而得到合理的通則。	1	2	3	4	5
21. 在學習科學時，對理論轉換，我能思考其關鍵性的因素。例如：細胞膜的構造模型，由三明治 (Sandwich) 模型轉換成流體鑲嵌 (Fluid Mosaic) 模型。	1	2	3	4	5
22. 在作科學的問題（習題）時，我會根據學科的理論，進行演繹推理，進而解決問題（習題）。	1	2	3	4	5
23. 我認為：科學課程的評量，例如：期中考／期末考，採取開放參考書 (open-book) 的考試方式，有助培養學生的科學思考智能。	1	2	3	4	5
24. 做科學實驗時，我會看出研究問題和操作方法間的關連性。	1	2	3	4	5
25. 做科學實驗時，若有需要我會參考或回想相關的科學理論，和指導老師討論修正操作的方法。	1	2	3	4	5
26. 做科學實驗時，我會判斷實驗操作的方法可否蒐集到解決實驗問題的數據。	1	2	3	4	5
27. 做科學實驗時，我會根據實驗紀錄，經轉換判讀思考後，提供合理的解釋-即知識主張 (knowledge claims)。	1	2	3	4	5
28. 閱讀他人的實驗報告時，我會詳細地檢驗其論證 (argement) 的邏輯一致性。	1	2	3	4	5
29. 通常在閱讀他人的科學解釋，我自認能判斷其解釋是否合理。	1	2	3	4	5
30. 日常生活上，遇到問題我會詳細分析問題背景，確定問題性質，進而詳細思考、規劃解決問題的詳細步驟，並加以執行以解決問題。	1	2	3	4	5

附錄四：醫學院學生的科學本質量表

(Nature of Science Scale for Medical College Students)

1. 作答說明

這個量表共 30 題和科學過程技能有關的題目，所謂科學本質，是指科學家在從事科學研究時，例如：生物學、物理學、化學、地球科學、醫學等，對什麼是科學 (What is science?) 的看法。請你／妳詳細閱讀每一道題目後，用筆在題目後面圈出一個數字，用這個數字來代表你／妳的想法。

2. 作答的方法

(1)如果你／妳「很不同意」題目裡寫的，請把「1」圈起來。

(2)如果你／妳「不同意」題目裡寫的，請把「2」圈起來。

(3)如果你／妳「不知道或是不同意」題目裡寫的，請把「3」圈起來。

(4)如果你／妳「同意」題目裡寫的，請把「4」圈起來。

(5)如果你／妳「很同意」題目裡寫的，請把「5」圈起來。

試試看：

	很不同意	不同意	不知道	同意	很同意

1. 我很喜歡科學。　　　　　　　　　　　　　　　　1　2　3　4　5

※如果你很不喜歡科學，表示你／妳「很不同意」題目裡寫的，應該把「1」圈起來。

※如果你／妳不喜歡科學，表示你／妳「不同意」題目裡寫的，應該把「2」圈起來。

※如果你／妳不知道自己喜不喜歡科學，表示你／妳「不知道或是不同意」題目裡寫的，應該把「3」圈起來。

※如果你／妳喜歡科學，表示你／妳「同意」題目裡寫的，應該把「4」圈起來。

※如果你／妳很喜歡科學，表示你／妳「很同意」題目裡寫的，應該把「5」圈起來。

2. 每一題都沒有『標準答案』，你／妳只要仔細讀一讀每一題題目，只圈出『一個』代表你／妳的想法之數字。

3. 這個量表中有一些題目看起來很相似，但是不完全相同，因此每一題題目都要回答，不要漏掉任何一題。

＊等老師說「開始」，才能開始作答＊

	很不同意	不同意	不知道	同意	很同意
1. 科學知識是經由探究、驗證所得到。	1	2	3	4	5
2. 科學理論不是由驗證而來的。	1	2	3	4	5
3. 科學知識是人所創造的。	1	2	3	4	5
4. 科學模型,例如:DNA 模型、原子結構模型是暫時的。	1	2	3	4	5
5. 科學理論可以預測可能發生的自然現象。	1	2	3	4	5
6. 觀察和科學的學說沒有關連。	1	2	3	4	5
7. 目前已被接受的科學理論都是有證據支持的。	1	2	3	4	5
8. 科學知識(觀察的數據、概念、學說)都是暫時性的。	1	2	3	4	5
9. 達爾文演化論不是科學,因為是不可重複的 (non-repeatible)。	1	2	3	4	5
10. 科學通常是具有重複性 (repeatability)。	1	2	3	4	5
11. 解釋若沒有觀察的證據為基礎,是不能稱之為科學。	1	2	3	4	5
12. 任何不以已被接受的科學理論為基礎的解釋,都不能稱之為科學。	1	2	3	4	5
13. 有人說:達爾文發現了演化的天擇理論,你 / 妳認為這種說法對嗎?	1	2	3	4	5
14. 科學家不會引用超自然力 (supernatural) 來解釋自然現象。	1	2	3	4	5
15. 占星學 (Astrology) 也可以算是科學,因占星學家也提出學說來解釋現象。	1	2	3	4	5
16. 科學問題的解決經常不具有永恆性。	1	2	3	4	5
17. 在科學上,一種被認可解決問題的標準,是隨時間而演化的。	1	2	3	4	5
18. 在科學發展的過程上,科學理論經常因異例的出現而被放棄。	1	2	3	4	5
19. 科學研究是人類產生知識的一種「工業」。	1	2	3	4	5
20. 衡量科學的進步,是由解決問題的多少而定。	1	2	3	4	5

21. 科學家認為自然世界是可以被理解的。	1	2	3	4	5
22. 科學不能提供所有問題完美的答案。	1	2	3	4	5
23. 科學是融合了邏輯與想像。	1	2	3	4	5
24. 科學是不訴之於權威的。	1	2	3	4	5
25. 科學是一種複雜的社會性活動。	1	2	3	4	5
26. 科學上的解釋，是要依據科學理論才是有效的。	1	2	3	4	5
27. 科學研究不受社會因素的影響。	1	2	3	4	5
28. 科學知識是科學家心智理性操作的成品。	1	2	3	4	5
29. 現存的科學知識是值得我們信賴。	1	2	3	4	5
30. 科學的理論都是由科學家的想像力構思而來的。	1	2	3	4	5

附錄五：醫學院學生的科學應用的本質量表

(Scale of Scientific Application for Medical College Students)

1. 作答說明

這個量表共 30 題和科學應用有關的題目，所謂科學應用，是指應用科學知識、方法於問題的解決上。所謂的問題是指生活上、學習上、和科學相關的社會議題上的問題。請你／妳詳細閱讀每一道題目後，用筆在題目後面圈出一個數字，用這個數字來代表你／妳的想法。

2. 作答的方法

(1)如果你／妳「很不同意」題目裡寫的，請把「1」圈起來。

(2)如果你／妳「不同意」題目裡寫的，請把「2」圈起來。

(3)如果你／妳「不知道或是不同意」題目裡寫的，請把「3」圈起來。

(4)如果你／妳「同意」題目裡寫的，請把「4」圈起來。

(5)如果你／妳「很同意」題目裡寫的，請把「5」圈起來。

試試看：	很不同意	不同意	不知道	同意	很同意
1. 我很喜歡科學。	1	2	3	4	5

※如果你/妳很不喜歡科學，表示你/妳「很不同意」題目裡寫的，應該把「1」圈起來。

※如果你/妳不喜歡科學，表示你/妳「不同意」題目裡寫的，應該把「2」圈起來。

※如果你/妳不知道自己喜不喜歡科學，表示你/妳「不知道或是不同意」題目裡寫的，應該把「3」圈起來。

※如果你/妳喜歡科學，表示你/妳「同意」題目裡寫的，應該把「4」圈起來。

※如果你/妳很喜歡科學，表示你/妳「很同意」題目裡寫的，應該把「5」圈起來。

2. 每一題都沒有「標準答案」，你/妳只要仔細讀一讀每一題題目，只圈出「一個」代表你/妳的想法之數字。

3. 這個量表中有一些題目看起來很相似，但是不完全相同，因此每一題題目都要回答，不要漏掉任何一題。

＊等老師說「開始」，才能開始作答＊

	很不同意	不同意	不知道	同意	很同意
1. 我認為人類只要生活上的需要，任何科技都可以拿來應用。	1	2	3	4	5
2. 通常我會按時地就寢，因為我知道人體的生理運作是有晝夜週期 (circadian) 的變化。	1	2	3	4	5
3. 我不吃垃圾食物，因為我知道垃圾食物中，只含有熱量而已，吃多了有害健康。	1	2	3	4	5
4. 我覺得自己學到的科學，在日常生活上是很有應用的價值。	1	2	3	4	5
5. 人類的日常生活，有許多事物和科學息息相關。	1	2	3	4	5
6. 科學的發展對國家社會的發展只有好處。	1	2	3	4	5
7. 我覺得自己的日常生活，一天都離不開科學。	1	2	3	4	5
8. 我認為沒有科學，人類便不能延續地生存下去。	1	2	3	4	5
9. 我自己覺得，我會應用科學原理於日常生活器具的使用上。	1	2	3	4	5
10. 當自己覺得課業有壓力時，我會應用科學的知識，做自我調適以消弭壓力。	1	2	3	4	5
以下 11-15 題是有關基因改造作物（gene modified organisms，簡稱 GMO）的題目。所謂 GMO 就是在作物的 DNA 上，人工插入其他物種的基因，藉以增加其抗病力、增加產量、防止快速後熟腐爛等。請根據自己對 GMO 的想法，回答 11-15 題：					
11. 縱使 GMO 通過風險評估，它仍然可能危害人體健康。	1	2	3	4	5
12. 進行 GMO 的研究，是違背達爾文的演化論的天擇理論。	1	2	3	4	5
13. 人工把物種的遺傳物質加以改變、修飾，是不合乎生物倫理 (bioethics) 的。	1	2	3	4	5
14. 進行 GMO 的實驗及應用，將會危害到地球生態系生物多樣性 (biodiversity) 的穩定。	1	2	3	4	5

15. 居於個人健康的理由，我不會食用 GMO 所製成的食物。	1	2	3	4	5
16-20 題是有關胚胎幹細胞（embryonic stem cells，簡稱 ESC）的研究及應用的題目。所謂 ESC 就是胎盤哺乳類的受精卵分裂到囊胚期 (blastocyst)，未分化的內細胞團 (inner mass) 的細胞。ESC 因其未分化的特性，可以分化成身體的任何細胞，因此又稱多潛能 (Pluripotent) 幹細胞。由於要培養人類 ESC 作為治療疾病之醫療用途，必須破壞人類囊胚期的胚胎，所以有相當大的爭議性。16-20 題就要看看你 / 妳對 ESC 的研究及應用的想法：					
16. 科學家研究 ESC，是發展醫療科技造福人群的必要之「惡」。	1	2	3	4	5
17. ESC 的研究與應用是合於醫學倫理規範，拯救生命的行為。	1	2	3	4	5
18. ESC 的研究與應用必須要透過立法來加以規範，否則就不可實施。	1	2	3	4	5
19. 只要不是用 ESC 作為幹細胞的來源，任何醫學上的研究及應用幹細胞，都是應該被接受的。	1	2	3	4	5
20. 當某一個個案不做 ESC 治療時就會危及生命時，就該擁有接受 ESC 治療的權利。	1	2	3	4	5
21. 我認為：「實驗」可以推測可能發生的自然現象，是可以接受的想法。	1	2	3	4	5
22. 我認為：若根據現有的科學知識，是可以預測可能發生的自然現象，是自己在解決學科上的問題時，常常用到的認知策略。	1	2	3	4	5
23. 我認為：當操作實驗時，能應用學科的知識引導自己的操作。	1	2	3	4	5
24. 我認為能應用科學過程與方法，把日常生活安排得條理化。	1	2	3	4	5
25. 我自信能規劃與組織完成很完善的實驗探究活動。	1	2	3	4	5
26. 當遇到科學性的個人議題時，我會應用科學知識作理性的認知與判斷。	1	2	3	4	5

27. 當遇到科學有關的社會議題時，我不會作出偏離科學知識的認知與判斷。	1	2	3	4	5
28. 在科學的學習時，我會應用相關學門的科學知識，來解決問題。例如：化學、物理學上的理論，來解決生命科學的問題。	1	2	3	4	5
29. 在學習同一門科學課程，我會應用已學過的科學知識，來思考解決問題。例如：應用 Watson 與 Crick 的 DNA 模型於遺傳問題的思考與解決上。	1	2	3	4	5
30. 在做實驗時，我能應用科學過程與方法，來辨別自變項 (independent variable) 及因變項 (dependent variable)。	1	2	3	4	5

附錄六、人名索引

第二章

A

Aristotle	亞里斯多德
Albucasis	阿不卡西斯
Avenzoar	阿防若爾
Averroes	阿維羅斯
Avicenna	阿維斯納

B

Bacon	培根

C

Copernicus	哥白尼
Crick	克立克

D

Darwin	達爾文
Descartes	笛卡兒

E

Empedoceles	安匹多希斯

F

Falloppio	法蘿皮歐

G

Galen	嘉倫
Galilei	伽利略

H

Harvey	哈維
Heraclitus	赫拉克利塔斯

Hippocrates	希波克拉帝斯

I

Ibn al-Nafis	伊班・愛爾那費斯

K

Kepler	柯普勒
Koch	郭霍
Kuhn	孔恩

L

Leucippus	劉希帕斯
Leibiniz	萊布尼茲

M

Moore	摩爾

N

Newton	牛頓

P

Ponnamperuma	波南帕魯瑪
Ptolemy	托勒密

R

Renan	雷南
Rhazes	拉濟茲

S

Sutherland	蘇瑟蘭

W

Watson, J. D.	華生

第三章

B		Mayr	麥爾
Banting	班定	McClintock, B.	麥克琳托克
C		Mendel	孟德爾
Columbus	哥倫布	Morgan	摩根
H		Muller	密勒
Hertwig	赫特維希	**P**	
Hooke	虎克	Pasteur	巴斯德
Hume	休姆	**S**	
Huxley	赫胥黎	Schleiden	許萊登
K		Schwann	許旺
Kollmann	柯爾曼	**V**	
L		Virchow	維周
Lister	李斯特	**W**	
M		Warren	華倫
Marshall	馬歇爾		

第四章

C		Hooke	虎克
Carnap	卡納普	Hottinger	霍汀吉
D		**K**	
Darwin	達爾文	Kuhn	孔恩
H		**L**	
Hanson	韓遜	Locke	洛克
Hempel	韓佩爾	**M**	
Heraclitus	赫拉克利帝斯	Medel	孟德爾

第五章

A

Aristotle 亞里斯多德

B

Berkeley 柏克萊

C

Chalmers 查莫斯
Copernicus 伽利略

D

Descartes 笛卡兒

F

Fallopio 法蘿皮歐
Feyerabend 法伊爾阿本德

G

Galilei 伽利略
Golgi 高爾基

H

Hanson 韓遜
Hume 休姆

J

Jenner 金納

Kant 康德
Keküle 凱庫勒
Koch 郭霍
Kuhn 孔恩

L

Lakatos 拉卡透斯
Leibniz 萊布尼茲
Locke 洛克

P

Pasteur 巴斯德
Plato 柏拉圖
Popper 巴柏

R

Ramony Cajal 拉蒙・卡哈
Reichenpach 萊興巴哈

S

Schleiden 許萊登
Schwann 許旺
Snow 史諾
Socrates 蘇格拉底
Spinoza 史賓諾莎

第六章

A

Antaki 安塔奇
Aristotle 亞里斯多德

Lederman 黎德曼

M

Martin 馬丁

B

Bernard	伯納德
Bohr	波爾
Bunge	邦吉

C

| Crick | 克立克 |

D

| Dagher | 達格 |
| Draper | 德瑞普 |

G

| Green | 葛林 |

H

Harre	哈瑞
Hempel	韓佩爾
Hesse	黑斯

I

| Ian Hacking | 以昂・海金 |

K

| Kourany | 庫拉倪 |

L

Mendel	孟德爾
Meux	毛克斯
Morgan	摩根

N

| Negal | 內葛 |

O

| Oguntonade | 歐剛特納德 |
| Oppenheim. | 歐本翰 |

P

| Peter | 皮特 |

S

Salmon	薩蒙
Smith	史密斯
Sutton	蘇頓
Swift	史威福特

W

| Watson, J. D. | 華生 |
| Wallace | 華勒斯 |

Z

| Zeider | 塞德勒 |

第七章

A

| Aristotle | 亞里斯多德 |
| Albucasis | 阿不卡西斯 |

B

| Bacon | 培根 |
| Brown | 布朗 |

Kepler	柯普勒
Koch	郭霍
Kuhn	孔恩

L

| Lakatos | 拉卡透斯 |
| Laudan | 勞登 |

J

J. H. Lee	李卓皓	Watson	華生
Jacob	耶可布	Wheweel	惠威爾

W

K

Y

Keküle	凱庫勒
Kelvin	喀耳文

Yager　葉格

第八章

B

L

Beadle	畢德	Larmack	拉馬克
Borm	佈姆		
Boyle	波義耳	Mayr	麥爾
Bucher	佈許納	Mendel	孟德爾

M

C

Meyerhof　梅耶厚夫

Comte	孔德	Monod	蒙諾
Crick	克立克		

N

D

Newton　牛頓

Darwin	達爾文	Nietzche	尼采
Dewey	杜威		

O

E

Oguntonade　歐剛特納德

Einstein	愛因斯坦	Oppenheim.	歐本翰

G

P

Gell-Mann	傑爾曼	Peirce	培爾斯

H

Ponnamperuma　波南帕魯瑪

Harden	哈登	Prigogine	普利歌金
Hegel	黑格爾		

R

Heraclitus	赫拉克利塔斯	Rusell	羅素
Heisenberg	海森堡		

S

Hooke	虎克	Schrodinger	薛丁格
Hume	休姆	Susumu Tonneawa	利根川進
Huxley	赫胥黎	Sutherland	蘇瑟蘭

I

T

Ian Hacking	以昂・海金	Tamarin	塔馬霖

J

		Tatum	塔騰
James	詹姆士		

W

K

		Watson	華生
Kant	康德		

Y

		Young	楊格

第九章

A

L

Abdera	阿布德拉	Locke	洛克
Ausubel	奧斯貝爾		

M

B

		McClintock, R. O.	麥克靈托克
Black	布拉克	Mendel	孟德爾
Bruner	布魯納	Mintzes	敏慈

C

		Morgan	摩根
Chalmers	查莫斯		

N

Cobern	科本恩	Novak	諾瓦克

D

P

Darwin	達爾文	Pasteur	巴斯德
de Broglie	德布羅意	Pavlov	巴夫洛夫
Dewey	杜威	Piaget	皮亞傑
Duit	杜伊特	Protagoras	普洛特哥拉斯

E

S

Ernest	恩耐斯特	Sutherland	蘇瑟蘭

G

Giambattita Vico	吉昂巴蒂斯塔 · 維歌
Gowin	郭文
Gronlund	郭隆郎特
Gunstone	贛斯頓

K

| Kant | 康德 |
| Krajcik | 克雷捷克 |

T

| Treagust | 崔格斯特 |

V

| von Glasersfeld | 馮 · 格拉瑟菲爾德 |

W

Watson, J. B.	華森
White	懷特
Whitehead	懷海德

第十章

C

| Copernicus | 哥白尼 |

D

| Darwin | 達爾文 |

E

| Eienstein | 愛因斯坦 |

F

| Feyerabend | 法伊爾阿本德 |

G

| Gowin | 郭文 |

L

| Laudan | 勞登 |

| Leucippus | 劉希帕斯 |
| Linnaeus | 林奈 |

M

| Mendel | 孟德爾 |

N

| Newton | 牛頓 |
| Novak | 諾瓦克 |

R

| Rusell | 羅素 |

T

| Thales | 泰利斯 |

附錄七、名詞索引

第一章

A

Arithmatic	數學
Astronomy	天文學

B

Brain science	腦科學

C

Cosmology	宇宙學

E

Epistemology	知識論

G

General literacy education	通識教育
Geometry	幾何

Grammar	文法

L

Liberal arts education	博雅教育
Logic	邏輯

Q

Quadrium	四進路

R

Rhetoric	修辭學

S

Scientific literacy	科學素養

T

Trivium	三進路

第二章

A

Absolute truth	絕對真理
Animism	泛靈論／萬物有靈論
Antibiotics	抗生素
Aristolianism	亞里斯多德主義
Assumption	預設

I

Ideology	意識形態

J

Jaundice	黃膽

K

Kingdom	界（生物分類系統）

B

Bilirubin	膽黃素
Biliverdin	膽綠素

C

Central dogma	中心教條
Chemical origin	化學起源說
Cloning	複製
Conceptualization	概念化
Conformity	順從性
Copernican revolution	哥白尼革命
Cosmogenic theory	宇宙形成學說

D

Duplication	複製

E

Emergence	突現
Evolutionary biology	演化生物學
Evolutionary medicine	演化醫學
Experimental surgery	實驗解剖學

F

Fallopian tube	輸卵管／法蘿皮歐管
Fluid mosaic model	流體鑲嵌模型
Four humors	四體液說
Four Temperaments	四氣質說

G

Gene engineering	基因工程

M

Mathematical-deductive method	數學-演繹法

N

Nature of science	科學本質
Neurosurgery	神經解剖學

O

Opthalmology	眼科學
Organicism	有機生物論／機體論

P

Paradigm	典範／派典
Paradigm shift	典範／派典轉移
Pediatrics	小兒科學

R

Research programme	研究綱領
Reaearch tradition	研究傳統
Receptor	受器

S

Sandwich model	三明治模型
Second messenger	第二傳信者
Shamanism	黃教／薩滿教
Smallpox	天花
Speculum	耳境
Sphyilis	梅毒
Spiritualism	精神主義

T

Gene therapy	基因療法	Turbulence	擾流
Geocentrism	地球中心說	**U**	
H		Ulcers	潰瘍
Heliocentrism	太陽中心說	**V**	
Heme	血色質	Vitalism	生機論
		Vital force	生機力
		Vital principle	生機原理

第三章

A

Advance organizer	前置組織因子	Linkage	連鎖
Alleles	等位基因	Law of dominance	顯性律
Analogical reasoning	類比推理	Law of independent assortment	自由分離律
Anthropology	人類學	Law of segregation	分離律
Attributes	歸因	**M**	
Autopsy	屍體解剖	Meiosis	減數分裂
C		Metabolism	新陳代謝
Craniology	腦顱學	Micrographia	微物誌
Categorization	歸類	Monologue	獨語
Cognitive mechanism	認知機制	**N**	
Concept map	概念圖	Notochord	脊索
Conceptual scheme	概念綱領	**P**	
Confirmation	確證	Pancreatic duct	胰導管
Craniometry	腦顱測量學	Phenotype	外表型
Crossing over	互換	**R**	
E		Reality	真實性
Ethnology	人種學	Reliability	信度

L

Emergence	突現

G

Genotype	基因型
Germ theory	細菌學說
Graded potential	梯度電位

H

Heliobacter pylori	幽門桿菌
Homozygotes	同基因合子

I

Incommensurability	不可共量性
Insecta	昆蟲綱
Islets of Langerhans	蘭氏小島

S

Single proposition	單稱命題
Spontaneous generation	自然發生說
Syllogism	三段論法
Symbolic construction	符號建構

T

Trypsin	胰蛋白酶

V

Validity	效度
Verisimilitude	逼真性

第四章

A

Action potential	動作電位
Anomalies	異例

B

Biodiversity	生物多樣性

E

Excitatory postsynaptic potential(EPSP)	突觸後致活性電位

G

Gaded potential	梯度電位

I

Logic positivism	邏輯實證主義

M

Muton	突變子

N

Neurotransmitters	神經遞質
Normal science	常態科學

O

Operon	操縱子

R

Receptor potential	受器電位

Incommensurable in meaning	意義不可共量的	**S**	
Incomplete dominance	不完全顯性	Synapes potential	突觸電位
Inhibitory postsynaptic potential (IPSP)	突觸後抑制性電位	**T**	
K		Thematic framework	主題架構
Knowledge framework	知識架構	Tabula rasa	白板
L			
Lipid bilayer	脂雙層		

第五章

A		Intuition/deduction thesis	直觀／演繹模式
Agnosticism	不可知主義	**J**	
Albino	白子	Justification	確證
A priori	先驗的	**K**	
A posterior	後驗的	Knowledge claim	知識主張
Auxillilary	輔助假說	**N**	
C		Naïve falsificationism	素樸否證主義
Correspondence	符應	**P**	
Corroboration	確證	Pineal gland	松果腺
E		Protective belt	保護帶
Empiricism	經驗主義	**Q**	
F		Qualitative	質性的
Fallibilism	可誤主義	Quantitative	量化的

H

Hard core	硬核

I

Idea	理型
Idealism	觀念主義
Immunity	免疫
Inductive reasoning	歸納推理
Infallibilism	不可誤主義
Innate thesis	內在模式
Innate concept	內在概念
Inner perception	內在知覺
Intron	內插子

R

Rational reconstruction	合理重建
Rationalism	理性主義
Ratioalist	理性主義者
Relativism	相對主義
Revolutionary science	革命科學

S

Sophisticated falsificationism	精緻否證主義

T

Thalamus	視丘

V

Verisimilitude	逼真性

第六章

A

Astrology	占星學

D

Deductive-nomological explanation	演繹-規範的解釋
Deductive-statistical explanation	演繹-統計的解釋
Double helix	雙螺旋

E

Inductive statistical explanation	歸納統計的解釋

L

Law of nature	自然律

M

Mental process	心智過程

N

Negative feedback mechanism	負回饋機制

Explanandum	被解釋項	**P**	
Explanan	解釋項	Primary structure	一級結構（蛋白質）
F		Prediction-Observation-Explanation (POE)	預測-觀察-解釋S
Four fold structure of causality	四因說	Source model	資源模型
G		**T**	
Gene theory	基因學說	Thyroid stimulating hormone (TSH)	甲狀腺刺激素
General principle	通律／普適原理	Triangulation	三角校正
H		Triplet codon	三連密碼
Homeostasis	恆定性	**U**	
I		Ultimate causes	終極因
Idiosyncracy	癖性		

第七章

C		Multi-dimensional scienctific literacy	多維科學素養
Cognitive progress	認知進步	**N**	
Confirmation theory	驗證學說	Naïve inductionism	素樸歸納主義
Conceptual Problem	概念性問題	**O**	
D		Organicism	機體論
Dualism	二元論	Oxdative phosphorylation	氧化磷酯化反應
E		**P**	
Eletron transport system (chain)	電子傳遞系統（鏈）	Pangenesis	泛生論

Empirical problem　　經驗性問題

External conceptual problem　　外在性概念問題

G

Glycolysis (EM pathway)　　糖解作用（EM 路徑）

H

Holism　　整體論

I

Incommensurability　　不可共量性

Inductive logic　　歸納邏輯

Intra-scientific difficulty　　內在科學難題

Internal conceptual problem　　內在性概念問題

M

Mathematical heuristics　　數學啟發

Metaphysical prejudice　　形上的偏見

Presumption　　預設

R

Rationality　　理性

S

Science/Technology/Society (S/T/S)　　科學／技學／社會

Scienticism　　科學主義

Scientific inquiry　　科學探究

Situational context　　情境脈絡

Substantive entity　　實質物件／科學實體

Syncytium　　細胞融合體

T

Tautological argument　　循環論證

Tricarboxylic acid (TCA) cycle (Kreb's cycle)　　TCA 循環／克氏循環

U

Uniformitarianism　　均變論／漸變論

第八章

A

Abiogenesis　　無生源論

Anchoring　　定錨作用

I

Idealism　　觀念主義

Indeterminism　　非決定論

第九章

Formative assessment	形成性評量	Summative assessment	總結性評量
		V	
		Value judgment	價值判斷

第十章

B

Biosystematics	生物系統學

C

Coceptual ecological system	概念生態系統

E

Epistemological operation	認知操作

G

Genome	基因組

H

Hypothetical-deductive reasoning	假設-演繹推理

L

Linnean system	林奈生物分類系統

O

Organic evolution	有機演化

P

Problem Solving	解決問題

T

Tentativeness	暫時性

國家圖書館出版品預行編目資料

生物醫學的科學哲學／黃達三著. ——初
版. ——臺北市：五南，2010.10
　　面；　公分.

ISBN 978-957-11-6068-9（平裝）

410.35　　　　　　　99015051

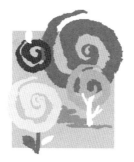

5A78

生物醫學的科學哲學

作　　者 ― 黃達三（301.5）

發 行 人 ― 楊榮川

總 編 輯 ― 龐君豪

主　　編 ― 穆文娟

責任編輯 ― 陳俐穎

封面設計 ― 郭佳慈

出 版 者 ― 五南圖書出版股份有限公司

地　　址：106台北市大安區和平東路二段339號4樓

電　　話：(02)2705-5066　　傳　真：(02)2706-6100

網　　址：http://www.wunan.com.tw

電子郵件：wunan@wunan.com.tw

劃撥帳號：01068953

戶　　名：五南圖書出版股份有限公司

台中市駐區辦公室/台中市中區中山路6號

電　　話：(04)2223-0891　　傳　真：(04)2223-3549

高雄市駐區辦公室/高雄市新興區中山一路290號

電　　話：(07)2358-702　　傳　真：(07)2350-236

法律顧問　元貞聯合法律事務所　張澤平律師

出版日期　2010年10月初版一刷

定　　價　新臺幣380元